Für's Leben gelebt

Dolores Cannon

ins Deutsche übersetzt von Rolf Meyer-Heidenreich

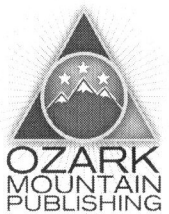

© 2009 by Dolores Cannon; Zuerst Auflage 2009 (engl.)
Erste deutsche Übersetzung - 2021

Alle Rechte vorbehalten. Kein Teil dieses Buches, weder ganz noch teilweise, darf in irgendeiner Form oder mit irgendwelchen Mitteln, elektronisch, fotografisch oder mechanisch, einschließlich Fotokopieren, Aufzeichnen oder durch ein Informationsspeicherungs- und Abrufsystem ohne schriftliche Genehmigung von Ozark Mountain Publishing, Inc. reproduziert, übertragen oder verwendet werden, außer für kurze Zitate, die in literarischen Artikeln und Rezensionen enthalten sind.

Für Erlaubnis, Serialisierung, Verdichtung, Anpassungen oder für unseren Katalog anderer Publikationen schreiben Sie an Ozark Mountain Publishing, Inc., P.O. box 754 Huntsville, AR 72740, ATTN: Permissions-Department.

Bibliothek der Kongresskatalogisierung in der Publikationsdatenbank

Cannon, Dolores, 1931- 2014
 Fünf Leben gelebt, von Dolores Cannon
Die Geschichte der Hypnotherapeutin Dolores Cannon, die auf dem Gebiet der Regression und der Erkundung vergangener Leben begann.

1. Hypnose   2. Reinkarnation   3. Göttliche Quelle   4. Walk-ins
I. Cannon, Dolores, 1931-2014   II. Reinkarnation   III. Metaphysisches
IV. Titel

Bibliothek des Kongresskatalogs Kartennummer: 2021935104

ISBN: 978-1-950608-40-9

Cover Art und Layout: Victoria Cooper Art
Buch eingestellt: Times New Roman, Harrington
Buchgestaltung: Julia Degan
Übersetzung: Rolf Meyer-Heidenreich

Herausgeber:

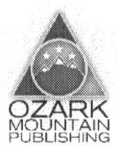

PO Box 754
Huntsville, AR 72740

WWW.OZARKMT.COM
Gedruckt in den Vereinigten Staaten von Amerika

Inhaltsverzeichnis

Einführung		i
Kapitel 1	Vorbereiten der Bühne	1
Kapitel 2	Der Vorhang hebt sich	9
Kapitel 3	Die Vergleichs-Aufnahme	23
Kapitel 4	Das Leben von June/Carol	43
Kapitel 5	Der Tod von June/Carol	76
Kapitel 6	Wir treffen Jane	92
Kapitel 7	Sarah in Boston	125
Kapitel 8	Mary in England	142
Kapitel 9	Starkes Gretchen	151
Kapitel 10	Ein Geist wurde geschaffen	178
Kapitel 11	Leben als Geist	188
Kapitel 12	Ein Geist schaut sich die Zukunft an	205
Kapitel 13	Kennedy und Skorpion	220
Kapitel 14	Der Vorhang fällt	233
Nachwort		243
Autorenseite		249

Der Autor dieses Buches gibt keine medizinischen Ratschläge und verschreibt auch nicht die Verwendung von Techniken als Behandlungsform bei körperlichen oder medizinischen Problemen. Die in diesem Buch enthaltenen medizinischen Informationen stammen aus Dolores Cannons individuellen Beratungen und Sitzungen mit ihren Klienten. Es ist nicht für medizinische Diagnosen jeglicher Art oder als Ersatz für medizinische Beratung oder Behandlung durch Ihren Arzt gedacht. Daher übernehmen der Autor und der Herausgeber keine Verantwortung für die Interpretation oder Verwendung der Informationen durch eine Person.

Es wurden alle Anstrengungen unternommen, um die Identität und die Privatsphäre der an diesen Sitzungen beteiligten Klienten zu schützen. Der Ort, an dem die Sitzungen abgehalten wurden, ist übereinstimmend, aber es wurden nur Vornamen verwendet, und diese wurden geändert.

Einführung

Seit 1979 arbeite ich fleißig auf dem Gebiet der Reinkarnation, der Vergangenheitstherapie und der Vergangenheitsforschung. In den ersten Tagen wurde dies von den Profis oft verspottet. Aber in den letzten Jahren hat es sich zu einem wertvollen Instrument bei der Behandlung von Gesundheitsproblemen, Phobien, Allergien, familiären Beziehungsproblemen usw. entwickelt, besonders bei denen, die auf konventionelle Therapieformen nicht ansprechen. Viele Psychologen verwenden es heute und geben zu, dass es keine Rolle spielt, ob sie oder der Klient an vergangene Existenzen glauben. Das Wichtigste ist, dass es dem Klienten hilft, und als solches ist es ein lohnendes Werkzeug zur Erforschung des Unterbewusstseins. Die Wurzeln vieler Probleme liegen in einem Trauma aus einem anderen Leben. Oftmals wurden sie nicht durch ein vergangenes Leben verursacht, sondern durch ein sich wiederholendes Muster, das etabliert wurde und so stark ist, dass es bis in die Gegenwart übergeht.

Das ist die Art von Arbeit, die ich seit 1979 mache. Viele von denen, die ihr früheres Leben erforschen wollten, suchten jedoch nicht nach Antworten auf Komplikationen in diesem Leben. Viele von ihnen kamen aus Neugierde zu mir. Sie wollten nur sehen, ob sie tatsächlich vorher gelebt hatten. Oft in Fällen, in denen es kein wirkliches Ziel gab, bekam der Klient vergangene Leben zu sehen, die alltäglich und gewöhnlich waren. Dort, wo es einen triftigen Grund gab, die unbekannten Teile ihres Geistes zu erforschen, konnten die Ergebnisse und Informationen oft recht überraschend sein. Das Erstaunliche ist, dass die meisten Personen Informationen erhalten, die darauf hindeuten, dass sie schon einmal gelebt haben. Je tiefer die Ebene der hypnotischen Trance des Klienten, desto mehr Informationen werden freigegeben. Ich habe entdeckt, dass die besten Probanden für die Reinkarnationsforschung die schlafwandelnden Probanden sind. Diese Menschen können ganz einfach die tiefste Ebene betreten und werden dabei buchstäblich zur Persönlichkeit des vergangenen Lebens bis in jedes Detail. Während meiner jahrelangen Therapie und Forschung bin ich auf jedes mögliche Beispiel gestoßen, aber gelegentlich habe ich jemanden entdeckt, der in einer interessanten Zeitspanne lebte oder mit einer bedeutenden Person vertraut war. So schrieb ich meine Bücher über diese faszinierenden Fälle. Daraus sind die *Conversations With Nostradamus* Trilogie, *Jesus and the Essenes, They Walked With Jesus, Between Death and Life,* und *A Soul Remembers Hiroshima* entstanden. Dann erweiterte sich meine Arbeit auf UFO/Extraterrestrische Fälle: *Keepers of the Garden, The Legend of Starcrash, Legacy From the Stars, The Custodians* und schließlich die fortgeschrittene metaphysische Serie: *The Convoluted Universe*. Im Laufe der Zeit habe ich meine Arbeit mit der Hypnose ausgeweitet, und meine eigene spezialisierte Technik entwickelt, die Menschen hilft zu heilen, durch den Einsatz ihres Geistes und den Kontakt mit ihrem Höheren Selbst (Unterbewusstsein). Ich unterrichte diese Methode jetzt auf der ganzen Welt. Ich schreibe immer noch mehr Bücher über meine Abenteuer jenseits der Portale von Zeit und Raum.

Gelegentlich werden während meiner Radio- und Fernsehinterviews und meiner Vorträge die Fragen gestellt: "Wie bist du überhaupt dazu gekommen? Warum hast du angefangen, Hypnose zu machen?" Wenn genügend Zeit vorhanden ist, versuche ich, die Anfänge zu erklären. Ansonsten, erzähle ich ihnen, dass es eine lange Geschichte ist, und sie in dem ersten Buch erzählt wird, das ich je geschrieben habe: *Fünf Leben gelebt.* Die Leute sind verwirrt, weil sie meine anderen Bücher kennen, und sie fragen: "Warum wurde das erste nicht veröffentlicht?" Die Antwort ist: "Ich *habe es versucht!*" Oft sind Bücher ihrer Zeit voraus, und das war bei diesem Fall der Fall. Als ich es schrieb, gab es keine New Age-Buchhandlungen, und die "normalen" Buchhandlungen hatten nur ein Regal oder weniger, das für metaphysische Bücher reserviert war. Es war ein Genre, dessen Zeit damals noch nicht gekommen war. Ich habe es immer wieder verschickt und nur Ablehnungsschreiben erhalten. Ein Verlag sagte: "Nun, wir könnten es in Betracht ziehen, wenn Sie einen berühmten Filmstar zurückgeführt hätten. Dann wäre vielleicht jemand interessiert."

Nachdem ich es jahrelang versucht und nur Herzschmerz erhalten hatte, legte ich das Manuskript in meinem Aktenschrank beiseite und machte mit meiner Arbeit weiter. Das bedeutete nicht, dass ich mit dem Schreiben aufgehört habe. Im Gegenteil, als ich meine Regressionstherapiearbeit ernsthaft begann, flossen die

Informationen von verschiedenen Klienten ein, und ich begann, andere Bücher zu schreiben, während *Fünf Leben gelebt* vergessen wurde. Es dauerte schließlich *neun Jahre* und viele weitere Herzschmerzen und Enttäuschungen, bevor ich meinen ersten Verleger fand. Zu diesem Zeitpunkt hatte ich fünf weitere Bücher fertiggestellt. Unterwegs erlebte ich jede mögliche Enttäuschung, die einem Autor passieren kann. Oftmals wollte ich schreien: "Das kann ich nicht! Es tut zu sehr weh!" Jedes Mal, wenn ich die Tiefen der Verzweiflung erreichte und dachte, ich sollte einfach aufgeben, das Manuskript gegen die Wand werfen und zum "normalen" Leben zurückkehren, kam der Gedanke: "In Ordnung. Wenn du aufhören willst, was wirst du mit deinem Leben machen?" Die Antwort kam immer: "Ich will nichts anderes tun, als schreiben." So habe ich die Tränen weggewischt und ein neues Buch begonnen, ohne zu wissen, ob eines von ihnen jemals veröffentlicht werden würde.

Wenn ich jetzt auf Schriftstellerkonferenzen rede, sage ich den angehenden Schriftstellern: "Du hast also ein Buch geschrieben, was jetzt? Dieses erste Buch wird vielleicht nie veröffentlicht. Du musst weiter schreiben. Es kann das zweite oder vierte sein, das veröffentlicht wird. Wenn du ein echter Schriftsteller bist, kannst du nicht *nicht* schreiben. Es wird zu einem solchen Zwang, dass du lieber schreiben als essen würdest. Wenn du diesen Punkt erreicht hast, kennst du deine Mission." Die Energie dahinter wird so groß geworden sein, dass sich die Bücher materialisieren werden, weil es ein Gesetz des Universums ist.

Wie sich herausstellte, waren es meine vierten, fünften und sechsten Bücher, die zuerst veröffentlicht wurden (die Nostradamus-Trilogie), und die anderen folgten dann. Ich weiß jetzt, dass diese dunkle Zeit meines Lebens ein Test war. Mir wurde die Chance gegeben, auszusteigen, wenn ich wollte. Eine Chance auf ein normales Leben, wenn es gewählt hätte. Ich weiß jetzt, dass es kein Zurück mehr gibt, sobald eine Person eine Verpflichtung eingeht, ansonsten wird die Person Ihr Glück nie finden. Deshalb sage ich den Menschen, dass sie ihren Traum nie aufgeben sollen. Meine Testzeit verstrich, ich ging meine Verpflichtung ein, und jetzt werden meine Bücher in mindestens zwanzig Sprachen übersetzt. Sie sind zu Lebewesen geworden. Sie haben sich ein eigenes Leben erschaffen. Das wäre nie passiert, wenn ich aufgegeben hätte.

In den vierzig Jahren seit meinem Anfang in diesem Bereich haben mich meine Kinder und meine Leser oft gefragt: "Warum veröffentlichst du nicht das erste Buch? Du weißt, dass das Interesse da ist, denn die Leute fragen immer nach deinen Anfängen." Seit ich dieses Buch 1980 geschrieben habe, ist so viel passiert, dass ich dachte, es würde als eine einfache und naive Geschichte erscheinen, besonders im Vergleich zu den Fortschritten, die ich seitdem gemacht habe. So lag das Manuskript bis Anfang 2009 in meinem Aktenschrank. Ich fand es wieder, als ich mein Haus umbaute und meine alten Akten ausräumte. Als ich es in der Hand hielt, schien es zu mir zu sprechen: "Es ist Zeit!" Ich gab es meiner Tochter Julia und bat sie, es zu lesen und mir zu sagen, was sie dachte. "Ist es zu alt? Ist es veraltet? Ist es zu einfach und naiv?"

Ihre Antwort, nachdem sie es gelesen hatte, lautete: "Nein, Mom, es ist ein Brücken-Buch. Es ist eine Zeitkapsel, ein Stück Geschichte. Die Leute müssen auf jeden Fall wissen, wie du angefangen hast, dass es kein einfacher Weg war." Hier ist es also, die Einführung des Prozesses, der mich zu dieser ungewöhnlichen Karriere gebracht hat.

Ja, es ist einfach und naiv. Denn so waren ich und mein Mann, als wir die Regression des vergangenen Lebens entdeckten. Wir stolperten buchstäblich darüber, während er 1968 eine Routine-Hypnose durchführte. Es gibt keine Möglichkeit, dass ich die Geschichte erzähle und das Wunder und die Ehrfurcht, die wir damals empfanden, auslassen könnte. Wir entdeckten und hörten Konzepte, die uns völlig unbekannt waren. Es gab damals nur eine kleine Menge an populärer Literatur über Reinkarnation und wenig oder gar nichts über hypnotische vergangene Lebensregressionen. Metaphysik war ein unbekanntes Wort, und der Begriff "New Age" war noch nicht geprägt. Der Gedanke, mit Menschen zu sprechen, nachdem sie gestorben waren und bevor sie geboren wurden, waren unfassbare Konzepte. Die Geschichte ist in der einfachen und naiven Weise erzählt, in der sie entstanden ist. Dies ist die Geschichte meines Anfangs, obwohl sie sich mehr auf meinen Mann als auf mich konzentriert. So geschehen die Dinge oft, durch Zufälle und Begegnungen, die unser Leben und unsere Denkweise für alle Zeiten verändern. Ich frage mich oft, welchen Weg ich für diese Phase meines Lebens gewählt hätte, wenn es nicht unser Abenteuer in der Reinkarnation 1968 gegeben hätte. Es öffnete eine Tür, die nie geschlossen werden kann, und dafür bin ich dankbar. Das Erstaunliche ist, dass in meiner weiteren Forschung im Laufe der Jahre keine der in diesem Buch vorgestellten Erkenntnisse jemals widerlegt wurden. Damals waren sie neu, überraschend und ungewöhnlich, aber mit der Zeit wurden sie durch die Validierung tausender Fälle verstärkt, in denen dieselben Informationen mit anderen Worten wiederholt wurden.

Willkommen zu unserem Einstieg in die Welt des Unbekannten.

Kapitel 1

Vorbereiten der Bühne

Dieses Buch ist die Geschichte eines hypnotischen Experiments über das Phänomen der Reinkarnation. Sie fand 1968 statt und wurde von einer Gruppe gewöhnlicher Menschen durchgeführt. Es war ein Abenteuer, das für alle Zeiten einen tiefen Einfluss auf ihr Leben und ihr Denken haben würde. Ich dachte, wir würden sehr viel Gutes damit tun, das, was wir entdeckt haben, mit anderen zu teilen. Das für andere, die wie wir damals, nach Antworten suchen, die in einer chaotischen Welt, die oberflächlich betrachtet keine wirklichen Antworten zu haben scheint, Sinn machen würden. Was wir gefunden haben, hat einigen Menschen geholfen und andere erschreckt. Was wir fanden, veränderte unsere Einstellung zu Leben und Tod für immer. Wir können den Tod nicht mehr fürchten, weil er nicht mehr das schreckliche Unbekannte ist.

Es ist ein Abenteuer für die gewöhnlichen Menschen. Aber wer ist wirklich gewöhnlich? Jedes Geschöpf wird von Gott erschaffen, hat einige einzigartige Eigenschaften, die es von allen anderen unterscheidet und wird auf diesen verwirrten Planeten gebracht. Sicherlich gab es viel an Johnny Cannon, das nicht gewöhnlich war.

Wenn unsere Geschichte die Glaubwürdigkeit haben soll, die sie verdient, muss man etwas über die beteiligten Personen wissen und wie das Ganze zustande kam. Aber wie kann man das Leben einer Person in ein paar kurzen Absätzen festhalten? Ich werde es versuchen müssen.

Johnny Cannon wurde 1931 in Kansas City, Missouri, geboren und trat als junger Mann im Alter von 17 Jahren in die U.S. Navy ein. Selbst in diesem zarten Alter hatte er eine besondere Qualität, strahlte Wärme und freundlicher Fürsorge für andere aus, die bei fast jedem, den er traf, Vertrauen und

Zuneigung weckten. Seine dunklere Hautfarbe ist ein Vermächtnis vom indianischen Blut in seiner Abstammung, es bildete einen markanten Kontrast zu seinen überraschend leuchtend blauen Augen. Kein Bild von Johnny Cannon wäre vollständig ohne die unvermeidliche Tasse Kaffee in der einen Hand und eine Pfeife in der anderen. Johnny und ich waren 1951 verheiratet, während er in St. Louis, Missouri, stationiert war. Während seiner 21 Jahre bei der Marine sahen wir beide einen großen Teil der Welt. Ich ging so oft wie möglich mit ihm mit und brachte dabei vier Kinder zur Welt. Als Fluglotse war es seine Aufgabe, das Radarsichtgerät zu überwachen und mit den Piloten von landenden und startenden Flugzeugen zu sprechen, sowohl auf Flugplätzen als auch auf Flugzeugträgern.

Wir waren 1960 in Sangley Point auf den Philippinischen Inseln stationiert, als er sich für Hypnose interessierte. In jenen Tagen, bevor wir in den Vietnamkrieg verwickelt wurden und bevor Präsident Marcos das Land übernahm, war es ein wunderbar glücklicher Ort, was die Marine selbst eine "gute Dienstbasis" nennt. Es gab viel Freizeit, gelegentliche Abstecher zu vielen unvergesslichen Orten und ein Haus voller Diener. Es war wie ein zweijähriger Urlaub. Rückblickend waren das einige der glücklichsten Tage unseres Lebens.

Es gab dort zufällig einen anderen Mann, der ein professioneller Hypnotiseur war, der am New York Institute of Hypnology ausgebildet wurde. Mit so viel Freizeit beschloss der Mann, Unterricht in Hypnose zu geben, und Johnny dachte, dass es Spaß machen würde, den Kurs zu besuchen. Aber es wurde ein langer, aufwändiger Prozess, der sich über etwa sechs Monate erstreckte. Viele der anderen Schüler verloren das Interesse und schieden aus. Der Instruktor konzentrierte sich nicht nur auf die Technik, sondern auch auf alle anderen Facetten des Hypnotismus und des Unterbewusstseins. Wenn man also den Kurs abgeschlossen hat, ist man sich der Gefahren bewusst, die sich daraus ergeben können, und wie man die Fallstricke vermeidet. Das Hauptanliegen war der Schutz des Klienten und nicht der Versuch, die Methode zur Unterhaltung zu nutzen. Johnny beendete den Kurs und stellte sich als sehr geschickt in der Hypnose heraus, obwohl er wenig oder gar keine Gelegenheit hatte, sie für mehrere Jahre anzuwenden. Andere Dinge kamen dem in die Quere, wie der Vietnamkrieg. Wir waren in die Staaten zurückgekehrt und hatten versucht, vier kleine Kinder ohne die Hilfe der Diener, an die wir uns gewöhnt hatten, zu versorgen. Dann erhielt Johnny 1963 unerwartet den Befehl, sich auf der U.S.S. Midway einzufinden, einem Flugzeugträger, der sich im Hafen von San Francisco befand und sich auf die Abfahrt in den Pazifik vorbereitete. Die Einbestellung kam so plötzlich, dass wir nur zwei Tage Zeit hatten, um unser Haus zu ordnen, unsere Sachen zu verpacken und zu gehen. Ich war noch nicht vollständig von der Totgeburt eines kleinen Mädchens einen Monat zuvor erholt, und das war ein doppelter Schock. Als Johnny in San Francisco ankam, hatte das Schiff bereits den Hafen verlassen und er musste zu ihm ausgeflogen werden. Es war bereits auf dem Weg nach Vietnam.

So begannen drei Jahre Einsamkeit und scheinbar endloses Warten, als ich versuchte, vier Kinder mit einem begrenzten Einkommen ohne Vater großzuziehen. Das ist eine Geschichte, die allen bekannt ist, die im Dienst waren. Der Träger war der erste, der vor Vietnam ankam, als der Krieg sich anfing zu beschleunigen, und der erste, der Bomben abwarf. Das Schiff erhielt die Anweisung, den ersten MIG-Jet des Krieges abzuschießen.

Nach einer scheinbaren Ewigkeit war Johnny wieder zu Hause und wir waren auf einer Jet-Trainingsbasis in Beeville, Texas, stationiert. An diesem heißen, trockenen Ort versuchten wir, die verlorenen Jahre und ihre Auswirkungen auf die Kinder wieder gutzumachen. Hier begann unser Abenteuer 1968.

Seltsamerweise begann es mit dem großen Zigarettenschreck. Es wurden viele Methoden ausprobiert, um "die Gewohnheit zu überwinden", und eine, die sich als sehr effektiv erwies, war die Hypnose. Es dauerte nicht lange, bis die Leute entdeckten, dass Johnny hypnotisieren konnte, und er fing an, sehr gefragt zu sein. Es gab viele, die mit dem Rauchen aufhören, abnehmen, an Gewicht zunehmen, mit Lastern aufhören oder lernen wollten, sich zu entspannen. Wir sind auf alle normalen Fälle gestoßen, in denen Hypnose angewendet wird. Es gab einen Mann, der den Befehl hatte, nach Vietnam zu gehen und so verärgert war, dass er nicht schlafen konnte. Johnny versuchte, ihnen allen zu helfen. Einige boten an, für seine Zeit zu bezahlen, aber er weigerte sich immer. Ich war bei allen seinen Sitzungen anwesend, und es war faszinierend, ihm bei der Arbeit zuzusehen. Die Dinge liefen mehrere Monate lang reibungslos und dann trafen wir Anita Martin (Pseudonym).

Anita war eine Marine-Frau, in den 30ern, mit drei Kindern. Wir hatten sie über soziale Kontakte kennengelernt und sie und ich waren im Navy Wives' Club aktiv, aber wir waren nie enge Freunde gewesen. Anita hatte deutsche Vorfahren, war blond und schön, katholisch und generell ein freundlicher Mensch. Sie war zur Behandlung von Nierenproblemen und Bluthochdruck zum Arzt der Navy-Basis gegangen, die beide noch zusätzlich durch ihr Übergewicht verschlimmert wurden. Sie konnte einfach nicht abnehmen, und der Arzt hatte Schwierigkeiten, ihren Blutdruck zu senken. All dies, kombiniert mit mehreren persönlichen Problemen, hatte sie in eine nervöse Esserin verwandelt. Sie fragte uns, ob wir glaubten, dass Hypnose ihr helfen könnte, sich zu entspannen, die Anspannung zu lösen und sie davon abzuhalten, so viel zu essen.

Normalerweise würde Johnny nichts medizinischer Art handhaben, weil er wusste, dass er in dieser Hinsicht nicht qualifiziert war. Aber der Arzt kannte uns, und als Anita mit ihm besprach, was sie tun wollte, stimmte er zu, dass es keinen Schaden anrichten könne und sogar helfen könnte. Er würde die Ergebnisse überwachen.

Als wir zum ersten Mal zu Anitas Haus gingen, war Johnny überrascht, dass sie so schnell in Trance ging. Er führte mehrere Tests durch, aber sie erwies sich als eine dieser ungewöhnlichen Personen, die sofort in eine tiefe Trance gehen können. Sie sagte später, dass sie immer gedacht habe, dass sie keine Schwierigkeiten damit haben würde, hypnotisiert zu werden; daher hatte sie keine Vorbehalte. Dies wird als Somnambulist bezeichnet.

Johnny arbeitete viele Wochen lang mit ihr zusammen und gab ihr Vorschläge zur Entspannung. Er machte Vorschläge, dass sie, wenn sie in Versuchung geriet, zu viel zu essen, ein mentales Bild von der Frau nehmen sollte, wie sie aussehen wollte, und das würde sie davon abhalten, zum Kühlschrank zu gehen. Es schien alles zu funktionieren, denn der Arzt berichtete, dass zum ersten Mal ihr Blutdruck gesunken sei und sich ihre Nieren verbesserten. Auch ihr Gewicht sank erheblich. Schließlich, während Johnny mit ihr arbeitete, erreichte ihre Gesundheit den Punkt, an dem sie ganz normal war.

In seinen Versuchen, die Gültigkeit ihrer Trance zu überprüfen, hat Johnny sie oft in die Kindheit zurückversetzt. Bei solchen Gelegenheiten waren wir beide tief beeindruckt von der Vollständigkeit ihrer Regression. Sie wurde sehr deutlich, sprach und sprach, ging sehr ins Detail. Im Gegensatz zu den meisten hypnotischen Probanden, denen man eine Menge Fragen stellen muss, um ihre Reaktionen hervorzuheben, schien sie buchstäblich das Kind zu werden, das sie gewesen war, sowohl in der Sprache als auch in den Verhaltensweisen.

Eines Tages bemerkte sie, dass sie von angeblichen Rückführungen in vergangene Leben gehört hatte, und fragte sich, ob die Idee der Reinkarnation etwas damit zu tun hatte. Wir hatten auch von solchen Dingen gehört, obwohl es in den 60er Jahren nicht so viele Berichte Davon gab wie heute. Die Idee war noch neu und verblüffend. Die einzigen Bücher, die wir damals gelesen hatten und die sich mit Reinkarnation und hypnotischen Regressionen in vergangene Leben beschäftigten, waren Morey Bernsteins *Search for Bridey Murphy* und *The Enigma of Reincarnation* von Brad Steiger. Jess Stern's *Suche nach dem Mädchen mit den blauen Augen* kam heraus, nachdem wir unser Experiment beendet hatten. Die vielen anderen Bücher zu diesem Thema sollten erst in den 1970er Jahren erscheinen. So war es 1968 äußerst schwierig, etwas in Buchform zu finden, das als Leitfaden dienen konnte.

Wir sagten ihr, wir hielten die Idee für sehr interessant, hatten aber vorher niemanden gefunden, der bereit wäre, ein solches Experiment durchzuführen. Sie war neugierig zu sehen, was, wenn überhaupt, passieren würde; wir alle würden im Dunkeln tappen. Es wäre ein erster Versuch für uns alle. Johnny hatte keine Anweisungen, wie er vorgehen sollte oder welche Ergebnisse zu erwarten waren. Wir bewegten uns hinein, in das völlig Unbekannte.

Wir hatten ein ausgezeichnetes Tonbandgerät, ein großes, schwerfälliges Ding, das große 8 Zoll-Bänder verwendete. Es galt als tragbar, aber es war schwierig zu transportieren. So wurde diese Phase der Arbeit bei uns im Haus durchgeführt.

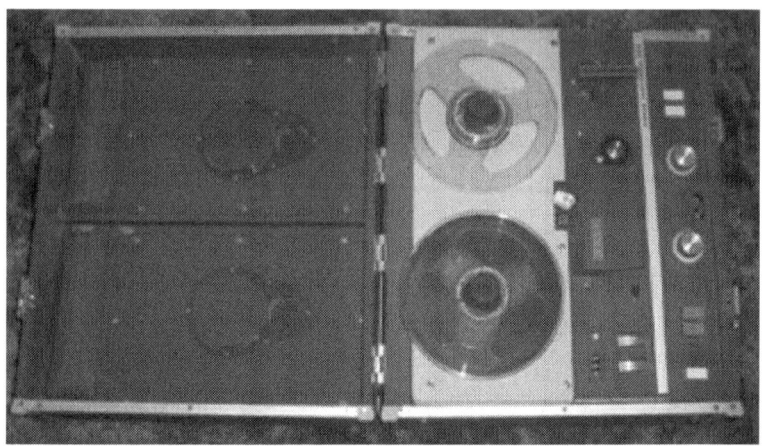

Als der Tag für das Experiment kam, waren wir alle begeistert und voller Erwartung. Johnny sagte, es sei wichtig, dass er Anita keine Ideen in den Kopf setze, also würde er extrem vorsichtig sein mit dem, was er ihr sagte. Wir hatten keine Ahnung, was uns erwartet.

So begann es, als Neugierde, eine einmalige Sache, die man später durchgehen und diskutieren konnte. Wir wussten nicht, dass wir die Büchse der Pandora öffnen würden. Das Tonbandgerät war fertig, als Anita sich in den Sessel setzte und leicht und schnell in eine tiefe Trance ging, so, wie sie es schon oft zuvor getan hatte. Johnny führte sie langsam durch die Jahre ihrer Kindheit in der Zeit zurück. Fast zu langsam, bewusst, als hätte er Angst, den Sprung über das Bekannte hinaus zu wagen.

Zuerst sahen wir sie als kleines Mädchen von zehn Jahren und sprachen über ihr neues, verwinkeltes Zuhause, und über ein neues Wort: "Apostroph", das sie an diesem Tag in der Schule gelernt hatte.

Als nächstes war sie ein kleines Mädchen von sechs Jahren, das einige ihrer Geschenke unter dem Weihnachtsbaum ausgepackt hatte, bevor sie es sollte, und sich nun Gedanken darüber machte, wie man sie wieder einpackt. Dann, als sie als kleines Mädchen mit zwei Kindern, das in der Badewanne spielt. Dann war sie ein Baby von nur einem Monat.

"Ich sehe ein Baby in einer weißen Krippe", sagte sie. "Bin ich das?"

Johnny atmete tief durch und sagte: "Ich werde bis fünf zählen, und wenn ich fünf sage, wirst du zurück gegangen sein, bevor du geboren wurdest. Eins, zwei, drei, drei, vier, fünf. Was siehst du?"

"Es ist alles schwarz!"

"Weißt du, wo du bist?", fragte er. Anita sagte, dass sie es nicht tat.

Er fuhr fort: "Wenn ich bis zehn zähle, werden wir noch weiter zurückkreisen.... Was siehst du jetzt?"

"Ich bin in einem Auto", antwortete sie.

Was? Das war eine große emotionale Enttäuschung. Wir hatten gedacht, wenn sie in ein vergangenes Leben zurückkehren würde, würde es sicherlich weit vor den Zeiten des Automobils sein. Aber ein Auto? Das klang zu modern. Sicher hatten wir versagt!

"Es ist ein großes, schwarzes, glänzendes Auto", rief sie. "Ein Packard, und ich habe ihn gerade gekauft."

"Das hast du? In welcher Stadt sind wir?"

"Wir sind in Illinois. In Chicago."

"Ich verstehe. Und welches Jahr haben wir?"

Anita bewegte sich auf dem Stuhl herum und *wurde* buchstäblich zu jemand anderem. "Du weißt nicht, welches Jahr wir haben?" Sie lachte: "Nun, Dummerchen, es ist 1922!"
    Wir hatten es doch geschafft! Wir wussten, dass sie 1936 in dieses heutige Leben hineingeboren wurde. Also, anscheinend hatte sie sich in ein anderes Leben zurückgezogen, wenn auch ein ziemlich neues. Johnny und ich starrten uns verblüfft an. Er grinste leicht, als er eilig versuchte, sich auszudenken, was er als nächstes tun sollte. Nun, da die Tür geöffnet war, wie sollte er vorgehen? In den folgenden Monaten sollten wir unsere eigene Technik und Vorgehensweise erfinden, während wir einen Weg in unerforschtes Gebiet bahnten.

Kapitel 2

Der Vorhang hebt sich

Ich werde nicht versuchen, eine Erklärung für das Folgende zu geben, denn wer sind wir schon, in Anbetracht dessen, was passiert ist? Ich werde keine Theorien über die Reinkarnation anbieten. Es gibt viele Bücher auf dem Markt, die das so viel besser machen können. Was ich Ihnen in den folgenden Kapiteln vorstellen werde, ist ein Phänomen, und ich werde seine Auswirkungen auf alle Beteiligten darlegen.

Wir haben als Skeptiker angefangen, aber nun glauben wir. Durch unser Experiment glauben wir, dass der Tod nicht das Ende, sondern nur der Anfang ist. Unsere Erkenntnisse bedeuten, dass wir durch Zeit und Raum gehen und viele Existenzen erleben, unsterblich für immer. Wir glauben es, weil uns dieses Abenteuer passiert ist. Wir können nicht erwarten, dass andere auch so reagieren. Aber viele, die die Tonbandaufnahmen gehört haben, haben gesagt, dass es tief im Inneren bei ihnen etwas bewegt hat. Das, was sie hörten, war wunderbar und ehrfurchtgebietend. Viele dieser Menschen haben keine Angst mehr vor Leben, Tod oder dem Jenseits. Wenn es das auch nur für wenige schaffen kann, dann ist es das Erzählen wert.

Zwischen Frühjahr und Herbst 1968 fanden regelmäßige Sitzungen statt, in denen Anita eine Reihe von offensichtlichen Reinkarnationen durchlebte. Ich versuchte, durch das Schreiben vieler Briefe und vieler anderer Recherchen einige ihrer Aussagen zu überprüfen. Aber auch wenn ihr letztes Leben 1927, in einer ziemlich jungen Zeit, endete, war es eine schwierige, wenn auch nicht unmögliche Aufgabe. Manchmal war ich begeistert von den Ergebnissen, aber allzu oft war ich frustriert. Wo ich etwas überprüfen konnte, ist es in der Erzählung enthalten. Vielleicht weiß jemand irgendwo mehr als wir und könnte mehr Beweise liefern, als ich je erhoffen könnte. Aber, wie Johnny sagte, "Es gibt diese Leute, die natürlich annehmen werden, dass die ganze

Sache nicht wahr ist, weil diese Leute uns nicht kennen. Für sie wird keine Menge an Beweisen ausreichen, und für diejenigen, die glauben, ist kein Beweis erforderlich. Das wissen wir, weil wir da waren."

Während der Sitzungen gab es viele Überprüfungen und Gegenkontrollen, wie sie sich in Johnnys Fragen widerspiegeln, um zu sehen, ob Anita an die gleichen Orte zurückkehren und sich jedes Mal auf die gleichen Personen beziehen würde. Es gab auch Versuche, sie zu verwirren; keiner davon war erfolgreich. Sie wusste immer, wer und wo sie war. So entstanden die Sitzungen auf vielen Bändern. Einige waren wie die Teile eines Puzzles, sie erklärten etwas, das zuvor aufgenommen worden war. Aus Gründen der Klarheit und der Leichtigkeit, den Geschichten zu folgen, habe ich die Informationen über die verschiedenen Leben zusammengefasst und jedem ein eigenes Kapitel gewidmet. Es ist wichtig, sich daran zu erinnern, dass sie nicht in dieser geordneten Weise stattgefunden haben, aber sie ergeben vollkommen Sinn, wenn sie so verbunden werden. Ich habe nichts außer unseren Kommentaren hinzugefügt. Eine Person müsste sich die Bänder anhören, um die Emotionen wirklich zu spüren und die verschiedenen Dialekte und Stimmveränderungen zu hören, aber ich werde versuchen, so gut ich kann zu interpretieren.

Also lasst den Vorhang für unser Abenteuer hochgehen.

Wie in Kapitel I vorgestellt, war die erste Persönlichkeit, der wir auf dieser Reise zurück in die Zeit begegnet sind, eine Frau, die in den 1920er Jahren in Chicago lebte. Der Tonfall ihrer Stimme und die Eigenheiten deuteten auf einen ganz anderen Typ von Person hin als diejenige, die in tiefer Trance vor uns saß. Das Folgende ist Teil dieser ersten Sitzung, damit Sie lieber Leser diesen unterhaltsamen Charakter ebenfalls wie wir treffen können. Andere Teile der ersten Sitzung werden in den folgenden Kapiteln wiedergegeben, da ich ihr buntes Leben in chronologischer Reihenfolge darstelle.

Die Buchstaben "J" und "A" stehen für Johnny und Anita, und von Zeit zu Zeit lasse ich das Zählen und andere Routineaussagen während der Regression weg, um ein reibungsloses Lesen zu ermöglichen.

A: Ich bin in einem großen, schwarz glänzenden Auto. Ich habe es gerade gekauft! Ein Packard!
J: Ist das nicht schön, ein großes, schwarzes Auto zu besitzen.
A: (Ihre Stimme wurde sexy) Ich habe viele schöne Dinge.
J: Welches Jahr haben wir?
A: (Lacht) Du weißt nicht, welches Jahr wir haben? Nun, Dummerchen, es ist 1922. Jeder weiß das.
J: Nun, ich verliere so leicht das Zeitgefühl. Wie alt bist du?
A: Ich sage es nicht allen.
J: Ja, ich weiß; aber mir kannst du es sagen.
A: Nun, ich bin fast 50... aber ich sehe viel jünger aus.
J: Das tust du wirklich. In welcher Stadt sind wir?
A: Chicago.
J: Und wie heißt du?
A: Jeder nennt mich June, aber das ist nur ein Spitzname, weil er nicht wollte, dass jeder meinen richtigen Namen kennt.
J: Wer wollte nicht, dass es jeder weiß?
A: Mein Freund. Ich glaube nicht, dass er will, dass seine Frau es erfährt.

Diese Bemerkung war ein wenig überraschend, für Anita sehr untypisch. Welche Art von Person hatten wir hier?

J: Wie ist dein richtiger Name?
A: Carolyn Lambert.
J: Und du hast gerade dieses neue Auto gekauft.
A: Nun, tatsächlich hat er es für mich gekauft und er wird mir das Fahren beibringen, aber im Moment habe ich einen Fahrer.
J: Du musst eine Menge Geld haben?
A: Mein Freund hat es. Er gibt mir alles, worum ich bitte.
J: Er klingt nach einem ziemlich guten Freund. Wie ist sein Name?
A: Du wirst es nicht verraten?
J: Nein, ich werde es niemandem sagen.
A: Nun, sein Name ist Al, und er hat einen italienischen Namen,

der für mich schwer auszusprechen ist. Aber ich nenne ihn Cutie. Es bringt ihn zum Lachen, und er gibt mir mehr Geld.
J: *Wo wohnt Al?*
A: Er hat ein großes Backsteinhaus und lebt mit seiner Frau und 3 Söhnen zusammen.
J: *Warst du jemals verheiratet?*
A: Einmal, als ich noch so jung war. Ich wusste nicht, was ich tat. Ich war ungefähr 16 Jahre alt, glaube ich.
J: *Bist du dort in Chicago aufgewachsen?*
A: Nein, auf einer Farm unweit von Springfield.
J: *Wann warst du in Chicago?*
A: Als ich Al traf.
J: *Hast du dich von deinem Mann scheiden lassen?*
A: Nein, ich habe ihn gerade verlassen. Er ist dumm.
J: *Welche Art von Arbeit hat er gemacht?*
A: (Widerwärtig) Landwirt.
J: *Hattest du Kinder?*
A: Nein. Ich mag keine Kinder. Sie fesseln dich.

Anita stammt aus Deutschland und hat sehr blondes Haar mit hellem Teint. Johnnys nächste Frage war: "Welche Farbe hat dein Haar?"

A: Brünett. Ich bin jetzt ein wenig grau, aber ich lasse es nicht erkennen. Al mag es, wenn ich jung aussehe.
J: *Wie alt ist Al?*
A: Er wird es nicht sagen, aber ich glaube, er ist älter als ich. Wenn wir irgendwohin ausgehen, sagen die Leute ihm, dass ich schön bin, und das gefällt ihm.
J: *Oh? An welche Art von Orten gehst du denn mit ihm?*
A: Wir gehen an alle möglichen Orte, an Orte, an die man nicht einmal gehen sollte.
J: *Warst du in letzter Zeit auf einer wirklich großen Party?*
A: Nun, wir waren auf dieser großen Party im Haus des Bürgermeisters.
J: *Des Bürgermeisters?*
A: Das ist es, was sie mir gesagt haben. Er hat ein großes Haus auf dem Land. Alle waren da, viele Leute. Al kennt jeden.
J: *(Anscheinend unter Hinweis darauf, dass dies während der*

Prohibition geschehen wäre.) Was hattest du auf der Party zu trinken?
A: Sie haben mir nicht gesagt, was es war, aber Junge, es schmeckte schrecklich. Es war das lustigste Geschmackserlebnis jemals.
J: *Glaubst du, es war das, was man "Badezimmer-Gin" nennt? (Anscheinend meinte er "Badewannen" Gin.)*
A: (Großes Lachen) Nun, Al sagte, dass jemand da hinein gepinkelt haben muss, also könnte es das sein! (Lachen)
J: *Ja. Du musst eine Menge Zeug aus Kanada runterholen.*
A: Hast du das? Al weiß von sowas.
J: *Was für ein Geschäft betreibt Al? Hat er nebenbei noch eine Kleinigkeit am Laufen?*
A: Ich denke schon. Er sagt es mir nicht, denn er sagt, wenn ich etwas weiß, können sie mich dazu bringen, es zu sagen. Also sagt er mir nicht viel, weil er nicht will, dass mir etwas passiert.
J: *Nun, jetzt zähle ich bis fünf, und wenn ich zähle, wirst du dahin zurückkehren, als du in Springfield warst. Sechzehn Jahre alt, dies ist der Tag, an dem du heiraten wirst. Wie ist der Tag heute für dich?*

Die Verschiebung war augenblicklich.

A: Winter. Es ist wirklich kalt. Ich kann mich kaum warm halten. Da ist ein großes Feuer. Junge, der Wind heult. Du kannst dich einfach nicht warm halten.

Ihre Stimme hatte sich von der sexy Frau zu einem jüngeren, ländlichen Mädchen gewandelt.

J: *Wo bist du?*
A: Im Wohnzimmer.
J: *Um wie viel Uhr heiratet ihr?*
A: Kurz nach dem Mittagessen.
J: *Und wie lange müssen wir jetzt noch warten?*
A: Ich warte nur auf den Prediger. Ich glaube, er kommt aus der Stadt. Das Pferd ist langsam und wird alt, schätze ich.
J: *Und der Mann, den du heiratest, wie heißt er?*

A: Carl. Carl Steiner.
J: *Du bist also Mrs. Carol Steiner?*
A: (Ekelhaft) Nicht mehr lange, hoffe ich.
J: *(Offensichtlich überrascht) Oh, du wolltest nicht.... Warum heiratet ihr?*
A: Daddy hat gesagt, dass ich es muss. Kann keine alte Jungfer sein. Mein Vater sagte, er sei ein guter Fang. Carl ist reich, er muss viel Land haben.
J: *In der Nähe von Springfield?*
A: Ja, nicht weit draußen.
J: *Warst du auf der High School?*
A: Nein, ich war nicht in der Schule.
J: *Überhaupt nicht?*
A: Nun, ich war in einer oder zwei Klassen, aber mein Vater sagte, dass Mädchen nichts lernen müssen. Alles, was du tun musst, ist, Babys zu bekommen und zu kochen.
J: *Und welches Jahr ist es, in dem du heiratest?*
A: Aw, es ist ungefähr 1909, 1907. Das macht sowieso keinen Unterschied. Ich werde nicht länger verheiratet bleiben, als ich es kann!
J: *Hast du in der Stadt gearbeitet?*
A: Nein, ich arbeite auf der verdammten Farm. (Angewidert) Arbeit, Arbeit, Arbeit, Arbeit, Kochen, Bauernhof, Hilfe bei der Betreuung der Kinder.
J: *Hast du viele Brüder und Schwestern?*
A: Junge… viele. Sieben Brüder und vier Schwestern.
J: *Mit all diesen Brüdern sollten sie doch die Landarbeit machen.*
A: Nun, einige von ihnen sind noch zu klein. Sie sind noch nicht wirklich groß. Sie versuchen zu helfen. Ich glaube, sie sind faul.
J: *Mal sehen, dein Name ist Lambert? Welche Nationalität hast du?*
A: Nun, ich glaube, es ist Engländerin.
J: *Und wie heißt dein Vater?*
A: Paw's Name? Edward.
J: *Und der Name deiner Mutter?*
A: Mary.
J: *Haben sie schon immer auf der Farm gelebt?*

A: Nun, ich bin hier geboren, aber ich glaube, sie kamen von woanders her, vor langer Zeit. Ich bin in diesem Haus geboren.
J: *Wie viele Zimmer gibt es in deinem Haus?*
A: Drei.
J: *Ist das nicht voll mit so vielen von euch?*
A: Oh, wir haben einen Dachboden und ein Loft. Junge, der Wind heult! Ich hoffe, dass dieser Mann nicht auftaucht.
J: *Der Prediger oder Carl?*
A: Keiner von beiden.
J: *Carl ist noch nicht da?*
A: Oh, ich glaube, er redet mit Daddy in der Scheune. (Leider) Er gibt ihm Geld für mich. Ich weiß, dass er das tut.
J: *Du meinst, er kauft dich?*
A: Ich denke, das ist so. Eines ist sicher, ich würde ihn sicher nicht heiraten, wenn es keinen Vater gäbe.
J: *Ist dein Daddy ein sehr strenger Mann?*
A: Nun, du machst einfach besser, was er sagt.
J: *Wo ist deine Mutter? Ist sie bereit?*
A: Ja, sie ist bereit. Sie sagt mir immer wieder: "Weine nicht. Jeder muss heiraten. Das ist es, was du tun sollst."
J: *Oh, sie ist glücklich zu sehen, dass du heiratest?*
A: Ich glaube nicht, dass sie glücklich ist. Ich glaube nicht, dass sie überhaupt irgendetwas ist.

Zu diesem Zeitpunkt wurde Anita in die Zeit gebracht, als Carol 22 Jahre alt war, und gefragt wurde, was sie tat.

A: Ich mache mich bereit, um von der verdammten alten Farm wegzulaufen.
J: *Hat Carl immer noch sein ganzes Geld?*
A: Muss so sein. Er hat *mir* nichts davon gegeben.
J: *Hat er nicht? Hat er es irgendwo hinter der Scheune vergraben?*
A: (Sie fand das absolut nicht lustig.) Wenn ich wüsste, wo es ist, würde ich es mir holen!
J: *Mal sehen. Du bist jetzt seit... sechs Jahren verheiratet?*
A: Fast. Bald sechs Jahre, diesen Herbst, diesen Winter.
J: *Hast du irgendwelche Kinder?*
A: (Angewidert) Ich lasse nicht zu, dass dieser Mann mich

anfasst.
J: *Was hast du gearbeitet, nur landwirtschaftlich?*
A: Ich muss einen Teil der Arbeit erledigen. Es gibt ein paar angeheuerte Leute, aber sie machen nicht alles. Ich muss für sie kochen.
J: *Wohin willst du gehen, wenn du wegläufst?*
A: (Stolz) Ich gehe in eine Großstadt. Ich gehe nach Chicago.
J: *Gehst du alleine?*
A: Nein. Ich gehe mit Al.
J: *Wo hast du Al denn getroffen?*
A: In einem Laden in Springfield. Einem Gemischtwarenladen.
J: *Während du da drin warst und deine Einkäufe gemacht hast?*
A: Hauptsächlich umschauend.
J: *Was hat Al gemacht?*
A: (Kichert) Er schaute mich an. Dann ging er einfach direkt zur mir und sagte, ich sei hübsch und fragte nach meinem Namen.
J: *Klingt, als würde Al dich wirklich mögen. Er wird dich nach Chicago mitnehmen?*
A: Ja. Ich werde mich amüsieren.

Als Anita später erwachte, sagte sie, sie habe ein Gefühl von der Szene gehabt. Es war wie die Überreste eines Traums, die ein Mensch beim Erwachen hat, wenn man sich noch an Teile Davon erinnern kann, bevor sie verblassen. Sie sagte, sie habe lange schwarze Haare und sei barfuß. Sie sah diesen Mann dort stehen, dunkel und gutaussehend, ein wenig klein, in einem Anzug mit Nadelstreifen und *Gamaschen*. Er war der Typ Mann, der bei diesem einfachen Mädchen vom Land einen ziemlichen Eindruck hinterlassen würde. Anscheinend war die Anziehungskraft gegenseitig.

J: *Wie schnell wirst du weglaufen?*
A: Ich gehe heute Abend, wenn es dunkel wird.
J: *Kommt Al auf die Farm, um dich abzuholen?*
A: Ja, er wird mich am Tor treffen.
J: *Hat er ein Auto?*
A: Ja. Nicht sehr viele Leute besitzen Autos. So wusste ich sofort, dass er Geld hat. Er zieht sich schick an. Er wird bald hier sein. Es ist schrecklich dunkel.

J: *Ich frage mich, was Carl wohl macht?*
A: Er schläft in seinem Zimmer.
J: *Er wird überrascht sein, wenn er aufwacht und du nicht da bist, oder?*
A: (Kurzes Lachen) Verdammter alter Narr.
J: *Hast du alle deine Kleider fertig gepackt?*
A: (Sarkastisch) Ja, *beide* Kleider. Ha!
J: *Ist das alles, was Carl dir gekauft hat, zwei Kleider?*
A: (Wütend) Er hat sie nicht gekauft. Ich habe sie selbst gemacht.
J: *Oh. Kannst du gut nähen?*
A: Nicht besonders, aber es ist besser, als sich auszuziehen. Dieser Mann gibt nichts aus. (Lange Pause) Ich kann es kaum erwarten!
J: *Nun, ziemlich bald wirst du oben in Chicago sein und eine großartige Zeit haben.*
A: Ja. (Pause. Ein wenig traurig.) Ich weiß, dass er verheiratet ist. Es ist mir egal. Er sagte mir, er sei verheiratet… kann mich nicht heiraten, weil er bereits verheiratet ist.
J: *Wie lange kennst du ihn schon?*
A: Ich habe ihn erst neulich kennengelernt. Wir wussten sofort, dass wir einfach nur weglaufen wollten. (Pause, dann wurde sie so aufgeregt, dass sie fast aus dem Stuhl kam.) Da kommt er! (Sie winkte mit ihrem Arm wild in die Luft.) Hier bin ich! Hier bin ich!
J: *Hat er seine Scheinwerfer an?*
A: Ja, die Laternen.
J: *Weißt du, was für ein Auto dein Al hat?*
A: (Stolz) Es ist ein Stanley Steamer. Er würde nichts anderes als das Beste besitzen.
J: *Er hat wahrscheinlich eine Menge Geld für das Auto bezahlt.*
A: Er hat es, und er gibt es aus.

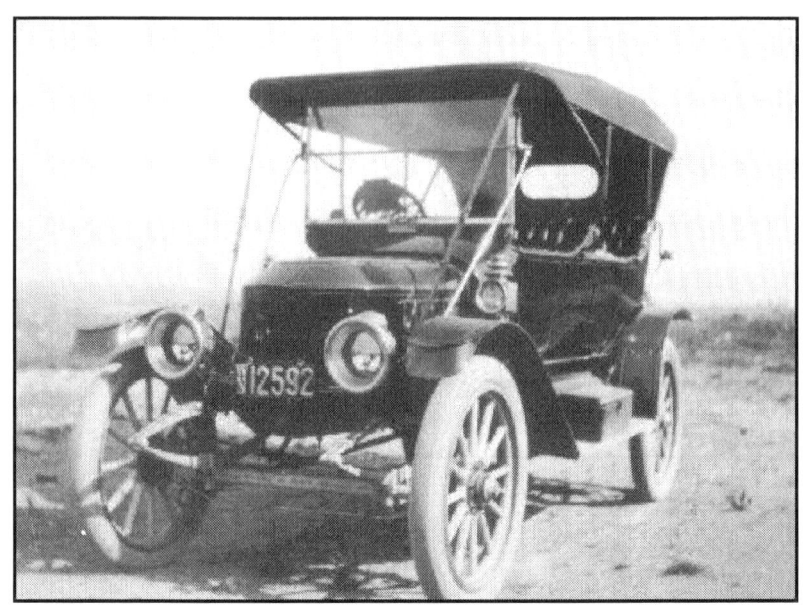

Zu dieser Zeit hatte keiner von uns die geringste Ahnung, was ein Stanley Steamer ist. Bei der Recherche zeigen die Bilder, dass das alte Auto tatsächlich sowohl Laternen als auch Scheinwerfer hatte. Da sie mit Dampf betrieben wurden, waren sie ruhig, und es wäre einfach gewesen, ohne viel Lärm zum Bauernhof zu fahren.

J: *Nun, bist du jetzt auf dem Weg?*
A: Ja, es ist noch ein langer Weg. Ich weiß, dass wir nach Norden gehen müssen. Wir machen ein paar Nächte Pause. Er wird auf dem Weg dorthin einige Geschäfte machen. Er muss ein paar Leute treffen.
J: *Wo?*
A: Ich weiß nicht. Ich warte solange in einem Wohnheim. Eine sehr kleine Stadt, heißt Upton oder Updike, so etwas in der Art, ein winziger kleiner Ort. Ein lustiger Ort, um Geschäfte zu machen. Wir werden hier übernachten. Er sagte mir, ich solle einfach auf ihn warten und meinen Mund halten. Erzähl' niemandem etwas.
J: *Dann gehst du morgen nach Chicago?*
A: Sobald wir dort ankommen. Al sagte, er wird mir alles Mögliche beibringen, hübsch reden, gut gehen. Ich werde

sogar ein Korsett haben!
J: *(Überrascht) Ein Korsett? Brauchst du ein Korsett?*
A: Das dachte ich nicht, denn ich bin wirklich dünn, aber alle feinen Damen tragen Korsetts unter ihrer Kleidung. Ich werde alles haben.
J: *Glaubst du, Al wird sich gut um dich kümmern?*
A: Ich bin sein Mädchen. Ich werde nie nach etwas verlangen.

An diesem Punkt, nach einer Pause, schien sie in der Zeit vorwärts zu springen, ohne dazu aufgefordert worden zu sein. Nach einer kleinen Verwirrung konnten wir feststellen, wo sie war.

A: Ich muss nicht kochen. Ich muss nichts tun. Ich habe Nigger im ganzen Haus. Wir leben in einem großen Haus. Er kann nicht die ganze Zeit bei mir bleiben, aber er ist die meiste Zeit hier.
J: *Oh? Wie groß ist dein Haus?*
A: Achtzehn Zimmer.
J: *Wie lautet deine Adresse?*
A: Es ist an einer Straße. Es ist ein wenig außerhalb der Stadt. Sehr privat, so dass niemand sieht, wer kommt und geht. Das ist das Einzige, was mir nicht gefällt. Ich mochte es, als wir in der Stadt wohnten. Dann konnte ich einfach jederzeit in die Innenstadt gehen, wann immer ich wollte. Aber Al sagt, es ist besser, nicht zu viel gesehen zu werden.
J: *Wo hast du in der Stadt gewohnt?*
A: Als wir in dem Hotel wohnten, es war das ′Gibson House′. Es war direkt in der Innenstadt.

Später, als ich recherchierte, fand ich heraus, dass das Chicago City Directory für 1917 das Hotel Gibson, 665 West 63rd Street, aufführte.

A: Aber wir gehen jetzt auf private Partys; wir können nicht immer in die Innenstadt gehen.
J: *Private Partys in den Häusern?*
A: Und ich schmeiße hier auch ein paar die richtig schwingend sind, Junge!
J: *Welches Jahr haben wir jetzt?*

A: Nun, ich glaube 1925.
J: *Und du hast dieses Haus gekauft....*
A: (Unterbrochen) Wir haben das Haus nicht gekauft. Er hat es für mich gebaut!
J: *Oh, hat er das? Während du im Hotel gewohnt hast?*
A: Deshalb blieb ich im Hotel, während er das Haus baute.
J: *Hast du es gesehen, als es gebaut wurde?*
A: Ich ging immer raus und sah es mir an. Er sagte mir, es gäbe nur Gutes für mich. Sie haben sogar Marmorbäder für uns eingebaut, auch innen, Junge! Es ist das schönste an der Lake Road.
J: *Kannst du von deinem Haus aus den See sehen?*
A: Ja, von der Terrasse aus kannst du das. Wir essen viel da draußen. Es ist alles verglast. Wir können sogar im Winter dort draußen essen.
J: *Die Terrasse hat einen Blick auf den See?*
A: Es ist ein wenig weit weg, aber man kann ihn deutlich sehen.
J: *Wie alt bist du jetzt, Carol?*
A: Ich möchte den Leuten nicht sagen, wie alt ich bin. Ich bemühe mich sehr, jung zu bleiben. Weil ich nicht will, dass Al mich für jemand anderen fallen lässt.
J: *Oh, ich glaube nicht, dass Al dich abservieren würde. Ist er irgendwo in der Nähe?*
A: Er sagt das nicht, aber ich denke schon. Er kommt nicht mehr so oft wie früher. Er ist immer noch gut zu mir, gibt mir viele Dinge. Schöne Kleidung. Ich kann in jeden Laden gehen und alles kaufen, was ich will. Sie kennen mich.
J: *Und er bezahlt dafür?*
A: Ich schätze, das tut er. Ich sage ihnen einfach, was ich will. Manchmal rufe ich sie einfach an und sage ihnen, was sie mitbringen sollen. Ich wähle aus, und was ich nicht will, das nehmen sie zurück. Das ist ein Leben. Das ist ein Leben! Auf der Farm war es nicht so, das kann ich dir sagen.
J: *Nein, ich schätze nicht. Hat sich Carl jemals auf die Suche nach dir begeben?*
A: Ich glaube nicht. Al und ich fanden ihn sowieso zu dumm. Er war alt. Er wollte nur, dass ich für ihn arbeite, und zum ansehen, mich berühren und mich ansehen. Er war schrecklich alt.... 60, 65, ein kahlköpfiger alter Mann.

J: Dann ist er vielleicht schon längst gestorben.
A: Aw, das ist er wahrscheinlich.
J: Glaubst du, deine Eltern sind jemals in die Stadt gekommen?
A: Ha! Es war ein großer Tag für sie, um nach Springfield zum Einkaufen zu gehen. Ha! Sie würden es nicht glauben, wenn sie mich sehen könnten. Meine arme Mutter hat sich zu Tode gearbeitet. Aber, Junge, das habe ich sicher nicht. Ich kümmere mich um mich selbst.

Der Rest dieser Sitzung wird an verschiedenen Stellen in den folgenden Kapiteln behandelt. Nachdem Anita geweckt worden war, war sie sehr überrascht über diese Geschichte, die sie erzählt hatte. Bei einer Tasse Kaffee in der Küche diskutierten wir die Details, als sie uns leer anstarrte. Dies war das erste Mal, dass wir entdeckten, dass die schlafwandlerische Art des Subjekts (Klient) so tief in Trance ging, dass sie beim Erwachen keine Erinnerung mehr daran hatte. Für sie ist es ähnlich wie ein kurzes Nickerchen. Sie hatte kein bewusstes Wissen davon, eine andere Persönlichkeit zu werden. Wir hatten Angst, dass sie verlegen oder sogar beleidigt sein könnte, weil June/Carol ihrem eigenen Charakter so fremd war. Aber sie sagte, dass sie das nicht so empfindet. Sie konnte die Motive hinter Carols Handlungen verstehen, die sie dazu brachten, sich so zu verhalten, wie sie es tat. Carol war ein verwirrtes und unglückliches Mädchen gewesen, das auf dieser Farm lebte. Kein Wunder, dass sie bei der ersten Gelegenheit mit Al weggelaufen war. Anita tat sie leid und verurteilte sie nicht.

    Etwas anderes störte sie jedoch: die Zeitspanne. Sie hatte absolut kein Interesse an der Ära der zwanziger Jahre und wusste sehr wenig darüber. Was sie störte, war die Gewalt in jener Zeit, als die Banden in Chicago grassierten. Anita hatte eine schreckliche Abneigung gegen Gewalt in jeglicher Form. Diese unerklärliche Angst hatte sie ihr ganzes Leben lang verfolgt, doch sie schien keinen Grund zu haben. Wegen dieses unangemessenen Unbehagens wollte sie nur Situationskomödien im Fernsehen sehen. Die beliebte TV-Show "Untouchables" wurde zu dieser Zeit noch 1968 auf den Heimbildschirmen gezeigt. Es ging um die Zeit, in die sie sich zurückgezogen hatte, aber genau das war diese Art von Show, die sie nicht sehen wollte. Sie sagte, wenn ihre Familie diese Programme sah, fand sie ganz plötzlich immer etwas anderes, was auf einmal in der Küche erledigt werden musste. Wurde ihre Abneigung gegen Gewalt durch etwas aus einem früheren Leben verursacht? Sie war in diesem Leben keiner übermäßigen Gewalt ausgesetzt gewesen und war eine sehr ruhige und bescheidene Person. Diese Möglichkeit würde es erfordern, dieses in weiteren Sitzungen zu untersuchen, nachdem wir in die Vergangenheit durchgedrungen waren.

Außerdem war Anita noch nie in Chicago gewesen. Sie wurde in Missouri geboren und aufgewachsen.

In dieser Nacht, als Anita nach Hause kam, holte sie alle Bücher heraus, die sie im Haus hatte, sogar die, die sie weggepackt hatte. Sie suchte nach etwas, das sie vielleicht gelesen hatte, das in diesem Zeitraum ein Leben oder eine Fantasie ausgelöst haben könnte. Sie konnte nichts finden. Sie sagte, wenn wir diesen Zeitraum genauer erforschen, wollte sie daran nicht Teilhaben. Sie wollte sich nichts in den Kopf setzen lassen, was die nächsten Sitzungen irgendwie beeinflussen könnte. Obwohl sie verwirrt war, war sie neugierig und wollte weitermachen.

Kapitel 3

Die Vergleichs-Aufnahme

Bei der nächsten Sitzung wollte Johnny sehen, ob Anita tatsächlich zu der gleichen Persönlichkeit zurückkehren würde, die wir in der Woche zuvor getroffen hatten. Wenn sie zurückkehren würde, wollte er Fragen über den Zeitraum stellen und versuchen, sie zu verwirren, um zu sehen, ob sie bei ihren Antworten konsequent bleiben würde. Auch die Jahresdaten auf dem ersten Band stimmten nicht überein. Carol hätte 1907 nicht 16 Jahre alt werden können, wenn sie 1922 fast 50 Jahre alt gewesen wäre. In dieser Sitzung würden wir also versuchen, das Zeitelement zu klären. Ich sollte Jahre später erfahren, dass dies ein häufiges Problem im Umgang mit Regressionen ist. Die Subjekte sind oft verwirrt was die Zeit angeht, so wie wir sie kennen, vor allem beim ersten Mal, wenn sie zurückversetzt werden. Es wurde von anderen Autoren vorgeschlagen, dass wir es vielleicht mit einem Teil des Gehirns zu tun haben, der die Zeit nicht so erkennt.

Wir dachten, es wäre auch interessant, wenn wir einige Informationen finden könnten, die überprüft und dokumentiert werden könnten. Schließlich lebte June/Carol erst vor 40 Jahren. Sicherlich gab es Aufzeichnungen aus einer so jungen Zeit. Aber dabei standen wir vor einigen Überraschungen.

Anita setzte sich in ihren Stuhl und war bereit für die zweite Aufnahme, und wir waren gespannt, ob June/Carol noch einmal auftreten würde.

Anita wurde wieder durch ihr gegenwärtiges Leben zurückversetzt und dann aufgefordert, in das Jahr 1926 zu gehen.

J: Was siehst du jetzt?

A: Ich bin in meinem Garten.
J: *Und wo wohnst du?*
A: Ich lebe in diesem roten Backsteinhaus. Es hat weiße Fensterläden, und eine Terrasse. Und alles ist rot und weiß.
J: *In welcher Stadt ist das?*
A: Es ist in Chicago.
J: *Und wie ist dein Name?*
A: Nur ein oder zwei Leute kennen meinen richtigen Namen. Alle nennen mich June.
J: *June? Das ist hübsch.*
A: Hübsch wie ein Sommertag. Juni ist im Sommer. Dann haben wir im Juni diesen Namen gewählt. Es war ein schöner Tag, ich bin ein hübsches Mädchen, also haben wir June ausgewählt.
J: *Wie ist dein Nachname?*
A: Ich habe keinen Nachnamen mehr. Einfach nur June.

Es schien, als ob die gleiche Persönlichkeit zurückgekehrt wäre.

J: *Sag mir deinen richtigen Namen.*
A: Carol Steiner.
J: *Und du lebst hier in diesem roten Backsteinhaus mit weißen Fensterläden. Wie lautet die Adresse?*
A: Es hat keine Nummer, es liegt an der Lake Road. Es ist wunderschön. Dort gibt es Bäume. Von der Terrasse aus kann man den See sehen.
J: *Wie lange lebst du schon in Chicago?*
A: Ich bin hierher gekommen in äh... lass mich sehen, es ist schon sehr lange her. Ich bin seit etwa 15 Jahren hier, denke ich, oder 16 Jahre, vielleicht 16 Jahre in diesem Herbst.
J: *Das ist eine lange Zeit. Du bist von woanders nach Chicago gezogen?*
A: Ich komme von der Farm.
J: *Wo war die Farm in Chicago? (Er versuchte, sie zu verwirren.)*
A: Oh, nein. Chicago ist eine große Stadt.
J: *Oh, ist sie das? Wo war die Farm?*
A: In der Nähe von Springfield.

J: Ist das in Illinois?
A: Ja.
J: Nun, ich dachte, es gibt auch ein Springfield in Missouri. Es scheint, als hätte ich das irgendwo gehört.
A: (Lachen) Ich habe noch nie davon gehört. Ich habe noch nie in meinem Leben davon gehört.
J: Hast du jemals von Missouri gehört?
A: Nun, jemand sagte mir, dass es direkt neben Illinois liegt, aber ich konnte es nie sehen.

Anita ist in diesem Leben im Staat Missouri aufgewachsen.

J: Was machst du die ganze Zeit? Arbeitest du?
A: Oh, nein! Ich habe dieses Haus und habe eine Menge zu tun. Ich habe Blumen, um die ich mich kümmere.
J: Hast du viele Partys bei dir zu Hause?
A: Oh, ja, ich habe viele Partys. Und ich gehe einfach an schöne Orte und beschäftige mich, wenn ich es möchte.
J: Wer kommt zu deinen Partys?
A: Freunde von Al. Seine Geschäftsfreunde.
J: Wer ist Al?
A: Al lebt hier bei mir.
J: Ist das Al Steiner? (Er spielte ihr wieder einen Streich.)
A: (Lacht) Nein, sein Name ist nicht Steiner.
J: Wie ist sein Name?
A: Es ist ein italienischer Name. Ich darf es niemandem sagen.
J: Al's Nachname ist nicht Capone, oder?

Johnny dachte an den berühmten Chicagoer Gangster aus den 1920er Jahren. June ging schnell in die Defensive.

A: Nenn ihn niemals bei seinem Nachnamen. Er sagte mir, ich solle mir keine Sorgen machen, sondern einfach meinen Mund halten. Ich stelle keine Fragen und ich tue, was er mir sagt, und es wird mir gut gehen.
J: Oh, es ist alles in Ordnung. Du kannst es mir sagen.
A: Nun, (zögerlich) Wirst du es nicht weitersagen?
J: Nein, ich werde es nicht weitersagen.

A: Es ist Gagiliano (phonetisch).
J: *Gugliano. Sage ich das richtig?*
A: GA - Gagiliano. Das ist ein lustiger Name, nicht wahr? Ich konnte es anfangs kaum sagen. Du musst eine Spinnerin sein, sagte er mir, aber (kichert) das bin ich nicht.
J: *Ist Al ein gutaussehender Mann?*
A: Er ist sehr attraktiv.
J: *Wie alt ist Al?*
A: Er sagt es mir nie. Wenn ich ihn frage, lacht er und sagt, er sei alt genug.
J: *Und wie alt bist du?*
A: Nun, ich glaube, ich bin ungefähr in Al's Alter. (Sie wurde wütend.) Ich bin nicht sehr alt, ich glaube nicht - aber ich sehe älter aus, und – es scheint wie – (ihre Stimme war schmerzhaft).... Muss ich es dir sagen?
J: *Nun, wenn es dich stört, musst du das nicht.*
A: Ich will ganz sicher nicht, dass Al es weiß.
J: *Oh, nun, ich werde es Al nicht sagen. Das ist nur eine Sache zwischen dir und mir.*
A: Nun, ich bin sehr nah an 40 dran. Ich will nicht älter werden, aber ich schätze, es ist so. (Das klang wie eine offensichtliche Lüge, aber aus offensichtlichen Gründen.) Ich lüge darüber. Ich sage ihm nie, wann mein Geburtstag ist.
J: *Soll das Alter bei 29 stoppen?*
A: Ja, ich denke, ich werde immer 27 sein, für immer.
J: *Mal sehen, würdest du es vorziehen, dass ich dich June oder Carol nenne?*
A: Du solltest mich besser June nennen. Al würde wütend werden, wenn er hören würde, dass du mich Carol nennst.
J: *Okay, June.*

Er versuchte, zu einem anderen Thema überzugehen und etwas zu finden, das verifiziert werden konnte.

J: *Gehst du auch ins Kino?*
A: Nein, ich darf nicht sehr oft am Tag ausgehen.
J: *Wie wäre es am Abend? Gehst du ins Theater oder*

vielleicht in eine Show?
A: Wir gehen, um Shows zu sehen – Varieté. Das gefällt mir am besten. Ich habe letzten Monat Al Jolson gesehen.
J: *In welchem Theater war das?*
A: Im Palast.

Das wurde überprüft. Das Palast Theater war und ist in der 159 W. Randolph Street in Chicago untergebracht.

J: *Kostet es viel, in so eine Show hereinzukommen?*
A: Ich weiß nicht, was es kostet. Ich frage Al nur, ob ich gehen kann, und er nimmt mich mit, wenn er es kann. Manchmal ist er sehr beschäftigt, aber normalerweise bekomme ich, was ich will.
J: *Gibt es irgendwelche Filmvorführungen in Chicago?*
A: Ich habe gehört, dass sie jetzt zwei oder drei haben. Ich bin einmal zu einer gegangen. Die Leute scherzen herum; sie sehen nicht richtig aus auf dem Film. (Lacht) Sie bewegen sich einfach nicht so sanft wie Leute es tun.
J: *Sprechen sie im Film?*
A: Oh, das ist neu, nur die letzten paar Jahre – sie reden jetzt. Früher gab es da oben Wort-Einblendungen, aber jetzt reden sie.
J: *Warst du in einem dieser Filme?*
A: Ja, ich bin hingegangen. Es war neu und ich wollte sehen, wie es ist.
J: *Mal sehen.... hast du ein Grammophon in deinem Zimmer?*
A: Sicher, ich habe alle Platten.
J: *Was ist dein Favorit?*
A: Ich mag die Sprechenden.
J: *Die Sprechenden? Worüber reden sie?*
A: Du weißt schon, die über die beiden Niggerjungen, sie reden auf dem Band und sagen: "Wie viel kostet Butter?" Und er sagt es ihm, und er sagt: "Lawd, das kann ich mir nicht leisten. Schick mir einfach Achsfett." (Das wurde mit einem betroffenen Neger-Akzent gesagt.)
J: *(Großes Lachen) Hey, das klingt so, als wäre es direkt aus dem Varieté.*

A: Ja, das ist es, was sie sind. Und Jolson hat einige Platten gemacht. Ich habe seine.
J: *Magst du Al Jolson?*
A: Ja, bis er.... Ich mag das schwarze Zeug auf seinem Gesicht nicht wirklich. Ich weiß nicht, warum ein Weißer so aussehen will. Wenn er das weglässt, sieht er ziemlich gut aus.
J: *Hast du ein Radio?*
A: Ja, ich habe eines. Ich höre Musik darauf.
J: *Welche Station gefällt dir am besten?*
A: Ich kenne den Namen der Station nicht. Ich habe es auf 65 eingestellt, und es kommt alles rein. (Hier hob Anita ihre Hand und machte die Bewegungen, um eine große Skala zu drehen.) Es gibt verschiedene, aber man dreht ein kleines Ding. Sechs fünf ist am besten.

Das wurde auch überprüft. Der 1922 gegründete Chicagoer Radiosender WMAQ befindet sich bei 67 Megahertz auf dem Zifferblatt.

J: *Spielen sie die ganze Zeit über Musik?*
A: Die meiste Zeit.
J: *Welche Art von Musik magst du am liebsten?*
A: Ich mag Charleston. Es ist neu und es macht viel Spaß.
J: *Was ist das?*
A: Es ist ein süßer kleiner Tanz. Schnell. Fröhliche Musik. Ich tanze viel. Wenn ich anfange zu tanzen, stehen alle herum und schauen zu. Ich bin ziemlich gut, ja genau!
J: *Welche Tänze kannst du tanzen?*
A: Oh, ich kann den Charleston tanzen, und.... Ich kann das Hoochy-Cooch tanzen, wo du ganz nach unten gehst. Es macht mir mehr Spaß als Dinge wie der Foxtrott. Der Walzer – der ist so langsam. Ich mag schnelle Musik.
J: *Hast du jemals von einem Tanz namens The Black Bottom gehört?*
A: Ja, das ist der, von dem ich dir erzählt habe. Ich nenne ihn einfach nur den Hoochy-Cooch-Tanz. Du gehst ganz nach unten auf den Boden, und du wackelst den ganzen Weg

nach unten und den ganzen Weg nach oben.

Ich wusste nicht, ob sie Recht hatte oder nicht, aber diese Beschreibung würde sicher auf den Namen Black Bottom passen.

J: *Wie geht der Charleston? Kannst du mir etwas summen?*
A: (Sie summte die traditionelle Melodie, zu der der Charleston normalerweise getanzt wird.) ... und du kannst zu Charley Boy tanzen, Charley My Boy. Das ist ein guter Tanz. Du stehst an einer Stelle und setzt einen Fuß vor und den anderen zurück.... einen Fuß vor und den anderen Fuß zurück. Du kannst alles Mögliche dabei machen. Ich lerne ihn gerade, aber ich bin ziemlich gut darin. Ich werde ihn noch besser lernen.
J: *Ich glaube nicht, dass ich das je gesehen habe.*
A: Hast du nicht? Gehst du nie aus?
J: *Sicher, ab und zu.*
A: Und sie tanzten ihn nie auf einer der Partys, auf denen du warst?
J: *Nein. Nun, du hast gesagt, er sei neu.*
A: Nun, *jeder* hat schon mal davon gehört! Das ist das Neueste! Bist du *sicher,* dass du es nicht gehört hast?
J: *Vielleicht habe ich es gehört und wusste einfach nicht, was es war.*
A: Mann! Du lebst nicht!
J: *(Großes Lachen. Man konnte erkennen, dass er sie nur neckte.) Also tanzt du gerne. Singst du auch?*
A: Nein! Al neckt mich. Er sagt, ich rede nicht mal sehr hübsch. (Lacht) Manchmal sage ich Dinge, die nicht richtig sind, sagt er. Ich sollte besser reden. Aber ich lache nur. Es ist sowieso kein italienischer Akzent. (Lacht) Ich komme zurück, niemand bekommt das Beste von mir.
J: *Welche Art von Kleidern trägst du, wenn du Charleston tanzt?*
A: Ich könnte dir von meinem Favoriten erzählen. Es ist goldfarben, und es hat Reihen und Reihen von Fransen darauf, und wenn ich tanze, zittern und schimmern sie alle.

Es ist so schön. Und ich trage goldene Pantoffeln.
J: *Wie lang ist das Kleid?*
A: Nun, es ist nicht sehr lang, das kann ich dir sagen! Ich mag sie nicht mehr lang. Wenn du gut aussehende Beine hast, kannst du sie genauso gut zeigen. Ich trage es, damit du das Rouge auf meinen Knien sehen kannst.
J: *Was ist das? Rouge auf den Knien?*
A: Sicher! Jeder macht das. Das ist *die* Sache!
J: *Hast du Make-up im Gesicht?*
A: Sicher, einiges. Ich trage ein wenig Rouge, weil ich nicht zu blass aussehen will.
J: *Welche Farbe hat dein Haar?*
A: Nun, ich bin eine Brünette.
J: *Ist das natürlich, oder....*
A: (Empört) Ich war schon immer eine Brünette!
J: *Nun, du weißt, dass einige dieser Mädchen irgendein Zeug auf ihr Haar gelegt haben und sie die Farbe ändern.*
A: Ich ändere die Farbe nicht. Ich decke nur hier und da ein wenig ab. Ein bisschen Grau sieht nicht sehr hübsch aus. Ich decke *das* ab. Das ist alles! Die Haare waren schon immer dunkel.
J: *Ich habe irgendwo gelesen, dass, wenn man ab und zu ein rohes Ei isst, macht es dein Haar wirklich hübsch. Hast du jemals davon gehört?*
A: Yeeyukk! Tu Eier in dein Shampoo.
J: *Oh, ist es das, was man tun soll?*
A: Schlag ein Ei und leg es einfach in das Shampoo.
J: *Und das macht dein Haar hübsch?*
A: Glänzend. Weich und glänzend.
J: *Wie ist dein Haar befestigt?*
A: Nun, es ist sehr kurz geschnitten, und ich kämme es in meinen Pony herunter. – Du kannst es sehen. – Und es kräuselt sich ein wenig vor meinen Ohren. Ich mache es ganz kurz. Als ich es schneiden ließ, mochte Al es nicht besonders. Früher hatten alle lange Haare, und als sie anfingen, sie zu schneiden, Junge, war ich eine der ersten. Junge, ist das cool!
J: *Hast du Schmuck?*

A: Ich habe eine Menge Schmuck. Aber mein Favorit ist ein Smaragdring. Es ist ein großer. Ich habe ihn gerade an. Siehst du? (Anita hebt ihre linke Hand.)
J: *Nein, ich habe ihn nicht einmal bemerkt. Ich muss halb blind sein.*
A: Nun, er hebt sich eindeutig hervor. Du kannst ihn nicht übersehen haben!
J: *(Mit verstecktem Humor) Du hast Recht. Ich habe nur nicht danach gesucht. Hast du keine Angst, den zu verlieren?*
A: Nein, er ist eng. Siehst du? (Sie machte Bewegungen mit ihrer Hand, als ob sie einen Ring zeigte (für uns unsichtbar), und bewegte ihn mit ihren anderen Fingern dieser Hand.) Ich trage ihn die ganze Zeit. Wenn ich ein rotes Kleid trage und Al sagt, dass es nicht geht, dann lache ich einfach. Ich sage ihm, dass er mein ist und ich trage ihn. Aber im Moment bin ich nur hier, um meine Blumen und Rosen zu schneiden. Ich werde sie auf das Klavier legen.
J: *Was für ein Klavier hast du denn?*
A: Ein weißes. Ich mag alles weiße.
J: *Kannst du Klavier spielen?*
A: Ich kann spielen. Wir waren einmal in einem Club und ich bat sie, mich ein wenig spielen zu lassen. Alle lachten. Sie wussten, dass ich es nicht schaffen würde, aber ich konnte die Melodie ziemlich gut treffen. Ich habe ein Lied über... oh, es ist ein altes Lied über Monde und Rosen. Es war, als wir das erste Mal dort ankamen. Und Al mochte es so sehr, dass er mir ein Klavier kaufte und mir sagte, ich solle es üben. Ich wollte keine von denen, die du pumpst, und sie spielen von selbst. Ich mag die nicht. Sie machen nicht so viel Spaß. Ich will lernen, es selbst zu spielen.
J: *Das ist gut. Erzähl mir von deinem Haus.*
A: Es ist ein großes Haus mit 18 Zimmern. Ich liebe dieses Haus. Sie werden mich nie von hier wegbringen. Ich mag es nicht, auch nur über Nacht von hier weg zu sein. Al hat dieses Haus für mich gebaut. Wir haben Leute, die manchmal kommen und eine Weile bleiben. Mein Schlafzimmer ist oben, der erste Raum, der sich auf die Sonnenterrasse öffnet.

J: *Würdest du mir dein Zimmer beschreiben? Ich habe es noch nie gesehen.*
A: Ich habe Satin an den Wänden – man nennt es nicht Satin. Du nennst es Damast. Es leuchtet wie Satin, gemustert. Es ist wie eine Tapete, aber es ist echt. Und die Vorhänge passen zusammen. Und mein Teppich ist weiß. Es ist ein wunderschönes Zimmer; es ist alles in rosa und blau und weiß. Ich habe ein großes Bett mit großen, großen Pfosten darauf und eine Satindecke.

Das Wörterbuch definiert Damast als einen reichen, gemusterten Stoff aus Baumwolle, Seide oder Wolle.

J: *Ich schätze, es wurde genau so gebaut, wie du es wolltest, und du wolltest nie etwas ändern?*
A: Oh, manchmal ändere ich die Farbe der Wand, oder, du weißt schon… lege neue Sachen hinein. Al kauft manchmal gerne neue Möbel. Ich mag es meistens so, wie es ist. Ich mag es nicht einmal, meine Möbel herumzutragen. Ich will mein Bett genau da, wo es ist. Ich habe es genau so, wie ich es will, wie ein Traum.
J: *Hast du ein Badezimmer in deinem Zimmer?*
A: Direkt neben meinem Zimmer. Es ist aus weißem Marmor gefertigt. Ich habe sogar silberne Griffe auf der Toilette. Und die Wanne ist auch aus Marmor. Ich nehme Milchbäder und Schaumbäder, und heiße Bäder und kalte Bäder.
J: *Milchbäder? Du meinst, du nimmst ein Bad in Milch?*
A: Es ist nicht wirklich Milch. Sie nennen es ein Milchbad. Es lässt das Wasser irgendwie komisch aussehen. Es soll sehr gut für meine Haut sein.
J: *(Versuchte einen weiteren Trick.) Von wem hast du das Haus gekauft?*
A: Das Haus wurde für mich gebaut. Al ließ es von einem Mann bauen. Es musste einfach perfekt gemacht werden. Es dauerte über ein Jahr, bis sie es gebaut hatten. Ich konnte nicht sofort einziehen.
J: *In welchem Jahr wurde es gebaut, wann waren sie fertig?*

A: Oh, weißt du, es ist schon einige Jahre her. Ich bin in dieses Haus eingezogen, als wir hier nur einen Möbelraum hatten. Ich wollte sofort einziehen. Ich konnte den ganzen Rest für ein paar Tage nicht rausholen. Und ich sagte Al, bring mich einfach da raus. Ich bleibe im Haus, so wie es ist. Er lachte mich aus und sagte, wir würden nicht auf dieser Couch schlafen. (Lachen) Wir haben auf dem Boden geschlafen.

J: *Welches Zimmer war das erste Möbelzimmer?*

A: Nun, wir benutzen es jetzt nicht mehr oft. Es ist das Vorderzimmer dort bei der Haustür. Gleich neben dem Flur.

J: *Der Salon?*

A: Ja. Ich habe einen größeren auf der anderen Seite.

J: *Was waren die ersten Dinge, die du bekommen hast?*

A: Oh, ein paar Stühle und ein Ding namens Chaiselongue. Ich sah das und lachte. Ich sagte, der Mann, der das gemacht hat, sei verrückt. Er wusste nicht, ob er ein Bett oder einen Stuhl machte. Al hat es jetzt in eines der Schlafzimmer gestellt. Wir haben gerade ein paar neue Möbel gekauft.

J: *Ich wette, das kostet eine Menge Geld.*

A: Wir haben es geschafft. Wir haben einige Stühle gekauft, die kleine winzige Beine und gestreifte Sitze haben. Ich denke, sie sollen antik sein. Und ich lache nur darüber, weil ich wirklich nicht glaube, dass sie antik sind. Aber jeder soll ausgefallene Möbel haben, also wollte Al, dass ich sie bekomme. Ich mag nicht alles, aber Al wollte es. Es ist alles der Stil, diese Art von Sachen zu haben. Ich sagte ihm, er solle mein Schlafzimmer in Ruhe lassen. Es ist genau so, wie ich es will. Und er lachte und sagte, okay.

J: *Er will die Teile des Hauses verändern, in dem die Menschen hereinkommen?*

A: Ja, all diese kleinen Stühle und Sofas. Sie sehen nicht sehr bequem aus. Also haben wir viele Räume. Wenn man zählt, wo die Dienstmädchen wohnen und so, gibt es über 20.

J: *Nun, ich schätze, du hast eine Menge im Haus zu erledigen mit 18 Zimmern. Wie hält man es sauber?*

A: Ich habe all diese Niggermädchen. Einige davon gibt es oben und unten, und sie kochen und alles. Eine Menge

Hilfe. Einige Dinge tue ich selbst, aber nicht viel.
J: *Was machst du allein?*
A: Nun, manchmal mache ich Abendessen für mich und Al. Er mag es, wenn ich ihm Eier mit echter scharfer spanischer Sauce darauf bringe. Ich habe Spaghetti probiert, aber das kann ich überhaupt nicht. Er macht es für mich. Seine Mutter lehrte ihn, es zu machen. Du musst die Fleischklößchen genau richtig machen, wenn du sie formen willst, und sie bräunen, sonst schmeckt es nicht richtig. (Sie machte Bewegungen mit den Händen, wie beim Formen eines Fleischkloßes.)
J: *Das ist das ganze Geheimnis?*
A: Das ist eines von ihnen. Es muss viel mehr sein, weil ich es versucht habe und nicht lernen kann.
J: *Was isst du gerne?*
A: Nun, ich mag gehackte Leber. Sie ist sehr gut. Ich glaube, sie haben Zwiebeln reingetan, ein paar. Die Köchin kocht sehr gut für mich. Sie ist hier, seit wir das Haus hatten. Sie ist alt, sie kocht seit Jahren.
J: *Du hast einen Platz draußen, wo du auf der Terrasse sitzen und essen kannst, nicht wahr?*
A: Oh, ja! Es ist schön. Ich esse da draußen viele Male. Al mag es.
J: *In welcher Richtung ist das? Wenn du auf der Terrasse bist und vom Haus wegblickst, in welche Richtung schaust du dann? Ist es nach Westen oder Osten, oder.....*
A: Nun, es ist in Richtung Wasser. Ich schätze, es ist gegen Osten. Ich weiß es nicht. Ich glaube, es ist in Richtung Osten, weil... ja, es ist in Richtung Osten. Es ist sonnig am Morgen, zu früh. Ich lasse die Vorhänge zu. Ich frühstücke nicht da draußen. Wenn die Sonne zu hell ist, gefällt es mir nicht. Es macht mich, weißt du.... es zeigt Linien in deinem Gesicht in wirklich hellem Licht. Ich habe drei Paar Vorhänge an diesem Fenster angebracht. Sehr dünne; eine Art gewebte; und daneben habe ich noch die schweren. Ich kann es so hell oder so dunkel haben, wie ich will.
J: *Du meinst, du hast drei Sets übereinander? Die das Licht dann wirklich aus dem Raum nehmen.*

A: Alles außer dem Oberlicht. Es lässt am Nachmittag viel Sonne herein. Damit kannst du nichts anfangen, nicht viel. Ich hatte sogar.... das ist eine Sache, die ich geändert habe. Ich habe da oben etwas Glasmalerei reinlegen lassen. Ein kleines Muster wurde gemacht.
J: *Genau wie eine Kirche, eh?*
A: Oh, nein, nein, nein, nein! So ist das nicht. Ich ließ sie dort oben kleine Blumen und Blätter machen. Und wenn die Sonne durchstrahlt, liegen kleine Blumen auf dem Boden. Sieht ziemlich hübsch aus – ein hübsches Zimmer.
J: *Mal sehen. Ich stelle mir vor, dass es da draußen kühl wird. Hast du irgendwelche schweren Mäntel?*
A: Oh, ja. Ich habe alles Mögliche. Was für einen willst du? Möchtest du einen haben?
J: *Nein, ich habe mich nur gefragt. Hast du einen Nerz-Mantel?*
A: Ich habe etwas Fell – einen Bibermantel, und ich habe einen Hermelinmantel. Ich mag Hermelin, weil es weiß ist. Es lässt mein Haar schwärzer denn je aussehen. Und es lässt auch meine blauen Augen hübsch aussehen.
J: *Hast du ein Auto?*
A: Ich habe einen Mann, der mich dorthin fährt, wo ich mit dem Auto hin will, das Al mir gekauft hat. Es ist ein schwarzer, der glänzendste! Es ist ein Packard, sehr groß. Sie sind die besten.
J: *Am bequemsten?*
A: Ich weiß nicht, ob es mir am bequemsten ist. Ich war noch nie in einer anderen Art außer dem Steamer, aber Al sagt, dass sie am meisten kosten, also müssen sie die Besten sein. Das ist es also, was er kauft. Ich mag ihn.

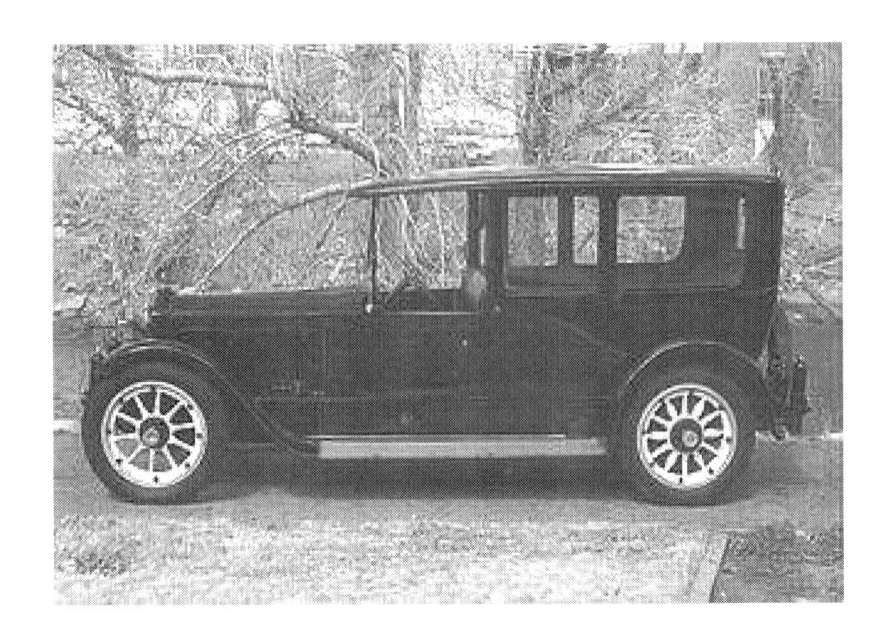

J: Hält dein Fahrer ihn die ganze Zeit am Laufen?
A: Es macht keinen Sinn, ein gutes Auto zu haben, wenn man sich nicht darum kümmert.
J: Aber du weißt nicht, wie man fährt?
A: Oh, ich kann fahren, wenn ich muss, aber ich lehne mich lieber zurück und lasse es ihn machen. Er wird dafür bezahlt. Auf diese Weise kennt Al jeden Ort, an den ich gehe. Es gibt einige Orte, an die ich nicht gehen sollte.
J: Wo?
A: Orte in der Innenstadt. Ich gehe nirgendwo hin, wo er arbeitet.
J: Wo arbeitet Al?
A: Er erzählt es mir nie genau. (Nüchtern) Er tut etwas, glaube ich. Denn wenn ich ihn frage, wird er wütend. Er sagt mir, ich soll einfach meine Soße nehmen und die Klappe halten. Und ich mag es nicht, wenn er so redet. Also frage ich ihn nicht sehr viel.
J: Gibt es noch andere Orte, an die du nicht gehen solltest?
A: Nun, ich soll mich davon fernhalten, wohin all diese Gesellschaftsfrauen gehen. Orte zum Mittagessen und

dergleichen. Sie haben ein Restaurant da unten, und es gibt Plätze im Hotel – das Bartlett House. Und sie gehen an Orte für Stilvorführungen.
J: Und Al will nicht, dass du zu so etwas gehst?
A: Nein, weil er sagt, dass ich zu viel weiß. Ich könnte einen Fehler machen und etwas sagen.
J: Nun, Chicago ist ein großer Ort.
A: Es wächst schnell. Al sagt, es hat seit dem Feuer nicht aufgehört.
J: Welches Feuer war das?
A: Nun, vor langer Zeit gab es hier ein großes Feuer und fast alles brannte nieder, Block um Block. Und jetzt, jeden Tag gibt es etwas Neues zu entdecken.

Sie bezog sich auf den großen Brand in Chicago, der 1871 stattfand und einen großen Teil der Stadt zerstörte.

J: Siehst du jetzt viele neue Gebäude in der Nähe?
A: Wenn ich in die Innenstadt komme, schon. Es ist fast ein ganzer Block von Geschäften. Da drin sind alle möglichen Geschäfte.
J: Auf welcher Straße ist das?
A: Ich kann mich nicht erinnern. Es ist direkt um die Ecke. Es war früher keine große Straße, aber jetzt wird es wunderschön.
J: Gehst du jemals in einen Park?
A: Oh, wir haben schöne Picknicks am See, und es gibt viele Parks. Al mag es nicht so gerne auszugehen. Ich kann fahren, und ich fahre, und manchmal kann ich auch lange Fahrten machen.
J: Du sagst, du kannst das Auto fahren, aber du hast einen Chauffeur.
A: Ich kann fahren, wenn ich muss. Als ich den Packard bekam, sagte er, ich solle lernen, wie. Der Mann, der fährt, hat es mir beigebracht.
J: Ist dein Auto das gleiche mit dem Gangwechsel auf dem Boden?
A: Ja, und ich hasse dieses Ding. Ich vergesse es immer

wieder und komme durcheinander. Ich tue dem Auto etwas an, wenn ich das vergesse. Die Reparatur kostet Geld.
J: *Wie startet man das Auto?*

Johnny dachte, dass in diesem Zeitraum einige Autos gekurbelt werden mussten.

A: Ich rufe ihn einfach und sage ihm, dass ich das Auto will, und ich will es fahren, und er bringt es zur Tür. Ich erinnere mich nicht, dass ich jemals damit angefangen habe. Er wohnt direkt neben der Garage, und er.... Ich muss nie damit starten.
J: *(Er hat versucht, an weitere Fragen zu denken.) Weißt du, was ein Flugzeug ist?*
A: Ich habe sie über sie reden hören, aber ich glaube nicht, dass ich jemals eines gesehen habe. Sie sagen, dass es Flugzeuge geben wird, die fantastische Dinge tun werden. Man kann einfach in ein Flugzeug steigen und überall auf der Welt hingehen, sagen sie. Sie werden *mich* in so ein Ding nie reinbekommen! Ich habe vor so etwas Angst. Ich glaube nicht, dass es richtig ist, da oben zu sein.

Das war eine seltsame Aussage für jemanden, dessen Mann derzeit auf einer Jet-Trainingsbasis stationiert war.

J: *Nun, June, ich werde bis fünf zählen und es wird das Jahr 1910 sein. (Er hat sie zurückgezählt.) Es ist 1910, was machst du?*
A: Es ist ein bewegender Tag. Ich verschwinde aus diesem verdammten Hotel.
J: *Welches Hotel?*
A: Ich habe im ´Gibson House´ gelebt.
J: *In welcher Straße ist es?*
A: Es ist in dieser Hauptstraße genau hier in der Stadt.
J: *Wohin zieht ihr?*
A: In unser Haus, das wir gebaut haben. Wir haben an diesem Ding gebaut, scheint ewig gedauert zu haben! Aber wir können heute einziehen.

J: Hast du viel Zeug im Hotel, damit sie umziehen können?
A: Nein, aber wir haben Möbel ausgesucht, und wir werden damit einziehen.
J: Hey.... was trägst du heute?
A: Mein langes grünes Kleid. Es wurde für mich gemacht, mit all diesen Knöpfen und den großen großen Ärmeln – Hammelfleisch Ärmel.

Ich glaube, das war das, was sie 'Leg-of-Mutton'-Ärmel nannten.

J: Kann man deine Knie sehen?

Das war ein Trick, aber was für ein böser Sinn für Humor.

A: (Schockiert) Oh nein! Nein! Nein, Sir!
J: Welche Art von Schuhen hast du?
A: Warum, sie haben natürlich Knöpfe dran.
J: Glaubst du, dass es jemals einen Tag geben wird, an dem die Schuhe nicht geknöpft werden?
A: Nun, das kann ich mir nicht vorstellen. Die Leute könnten deinen Knöchel sehen! Du musst sogar vorsichtig sein, wenn du in die Draisine steigst, damit sie deinen Knöchel nicht sehen. Männer versuchen immer, deine Knöchel zu sehen!

Die Dinge haben sich in 16 Jahren wirklich verändert. Die Vergleiche zwischen den Zeiträumen waren unglaublich und lustig. Johnny hat das genossen.

J: Wie machst du deine Haare?
A: Sie sind sehr lang, aber sind sind hochgesteckt oben – viel höher gemacht. Es wurde seit langer Zeit nicht geschnitten, solange ich mich erinnern kann. Es ist schrecklich, sich waschen und bürsten zu müssen. Es dauert praktisch einen ganzen Tag, um deine Haare zu waschen.
J: Hast du jemals daran gedacht, es wirklich kurz zu schneiden?

A: Nun, wenn alle anderen es tun würden, wäre ich sicher die Erste, die es versucht. Ich habe Al gesagt, dass ich meine wie den Rücken eines Mannes schneiden lassen will. Ich würde es einfach hinten aufschneiden lassen. Aber Al sagte, sein Rücken sei nicht sehr hübsch, also lass sie nicht so schneiden!
J: *(Er lachte über ihren Witz.) Trägst du Make-up auf deinem Gesicht?*
A: Ein wenig Reispulver. Es lässt es glatter und schöner aussehen.
J: *Wie wäre es mit Rouge?*
A: (Wieder geschockt) Oh, nein! Du kneifst dir nur einmal in die Wangen eine Weile, und du kannst deine Lippen richtig hart beißen und sie werden eine Weile rot bleiben.
J: *Tut das nicht weh?*
A: Nun, das tut es, aber du willst hübsch aussehen. Ich benutze Hafermehl auf meiner Haut – das hilft. Ich steckte es in eine kleine Tasche und klopfte es mir einfach auf das Gesicht, wenn ich es wasche. (Sie ging durch Klopfbewegungen auf ihrem Gesicht.) Es hinterlässt das Haferflockenwasser dort. Es bleibt und entfernt diese Falten.
J: *Sind die Haferflocken roh oder gekocht?*
A: (Lacht) Nun, Dummerchen, man könnte gekochte Haferflocken doch nicht in einen Beutel stecken! Du bist wirklich lustig! Du weißt nicht viel über Frauen, oder?
J: *Nein, nicht wirklich.*
A: Du redest, als kämst du aus Springfield. Sie wissen da hinten nichts.
J: *Da kommst du her, nicht wahr?*
A: Genau da drüben. Ich bin nicht in der Stadt geboren. Es war auf einem Bauernhof.
J: *Wie weit von Springfield entfernt war die Farm?*
A: Etwa eine Tagestour im Wagen. Du reitest glaube ich nach Süden.
J: *Sie hatten keine Autos wie jetzt, oder?*
A: Sie haben jetzt ein paar Autos, weißt du. Wir sind hier im Jahr 1910! Aber mein Daddy wird nie ein Auto haben, weil er nicht so viel Geld hat.

J: *Hast du jetzt ein Auto?*
A: Al hat ein Auto.
J: *Du selbst hast keines?*
A: Nicht mein eigenes. Ich brauche kein Auto. Ich gehe mit Al, wenn er es will.
J: *Gehst du nie irgendwo hin, wenn Al nicht da ist, um dich mitzunehmen?*
A: Nun, die erste kleine Weile, hatte ich Angst, und er neckte mich, weil ich ein kleines Mädchen vom Land war. Er sagte mir, ich hätte jetzt Schuhe an, damit ich auf Beton gehen könnte.
J: *(Großes Lachen) Was für ein Auto hat Al?*
A: Einen Stanley-Dampfer.

Er erinnerte sich an die Bilder, die wir in der Enzyklopädie gefunden hatten.

J: *Hat das Auto auch ein Dach?*
A: Wir fahren mit dem Dach unten.
J: *Du nimmst es ab?*
A: Ich glaube nicht, dass er es abnimmt. Ich glaube, es faltet sich irgendwo zusammen. Du bekommst eine Menge Wind ab. (Sie tätschelte ihr Haar.) Und es bläst dein Haar nach unten.
J: *Was passiert, wenn es regnet?*
A: Du hast genug Verstand, um außerhalb des Regens zu bleiben, schätze ich!
J: *(Lacht) Macht das Auto viel Lärm? (Wir hatten gelesen, dass es sich um leise Autos handelte.)*
A: Nein, nein, nein.
J: *Wie schnell fährt Al's Auto?*
A: Nun, er ist ziemlich rücksichtslos. Manchmal steigt er auf.... 15 Meilen pro Stunde, vielleicht mehr. Ich sagte ihm zuerst, dass es mir die Augäpfel direkt aus dem Kopf drücken würde, und er sagte nein, das würde es nicht. Er würde es mir zeigen! Zuerst hatte ich schreckliche Angst.

An dieser Stelle brachte Johnny sie zu anderen Szenen, die im nächsten Kapitel aufgenommen werden. Wir haben diesen Teil intakt gelassen, um den Vergleich zwischen den beiden Zeiträumen zu zeigen. Es gab so viele Veränderungen im Lebensstil in nur einem Jahrzehnt. Selbst wenn Anitas Verstand eine Phantasie aushecke, scheint es doch äußerst schwierig zu sein, die Unterschiede dabei davon abzuhalten, sich miteinander zu vermischen. Es ist bemerkenswert, dass sie sie getrennt hielt und die Persönlichkeit jeder Zeitperiode bewahrte. June/Carol entwickelte sich zu einer sehr realen Person mit einem einzigartigen Sinn für Humor. Sie war definitiv kein Pappausschnitt, der eine Rolle spielte, oder ein Zombie, der blind Befehle befolgte.

Kapitel 4

Das Leben von June/Carol

Wir hatten zu June/Carol mehr Material als zu allen anderen Persönlichkeiten, die uns begegnet sind. Sie war Anitas jüngstes Leben und damit näher an der Oberfläche. Die Sitzungen gingen über mehrere Monate und jedes Mal, wenn Anita zurückging, war der erste Charakter, den wir treffen würden, June oder Carol, es sei denn, sie wurde anders angewiesen. Also beschloss ich, die anderen Teile ihres Lebens chronologisch zu ordnen, damit Sie, werter Leser, ihre Geschichte direkt verfolgen können, ohne durch das Hin- und Herwechseln verwirrt zu werden. Obwohl die Vorfälle über einen langen Zeitraum aufgetreten sind, ist es erstaunlich, wie gut sie zusammenpassen. Es ist auch interessant, dass selbst unzählige Fragen sie nicht verwirren konnten, obwohl wir selbst oft verwirrt waren. Sie wusste immer genau, wer und wo sie war. Es gäbe keine Möglichkeit, diese Vorfälle auszulassen und dennoch ein vollständiges Bild von einer Person zu vermitteln, die für uns so real wurde, dass sie sicherlich gelebt und geatmet und geliebt haben muss. Dies konnte kein Produkt der Phantasie von jemandem gewesen sein. Wir alle wuchsen, um sie zu lieben und uns auf ihren wunderbaren Sinn für Humor zu freuen, und wir begrüßten das Gespräch mit ihr. Vielleicht wird nie ein Beweis dafür gefunden, dass sie tatsächlich gelebt hat, aber sie hat sicherlich in diesen Monaten 1968 für uns gelebt.

Johnny schätzte, dass Carol etwa 1880 geboren wurde, und regressierte Anita in das Jahr 1881 und fragte, wo sie sei.

A: Auf dem Boden sitzen.
J: *Spielst du mit etwas?*
A: Mit Spulen. Um mich ruhig zu halten.

J: *Hast du Lärm gemacht?*
A: Viel Lärm!
J: *Wie alt bist du?*
A: Ich weiß es nicht genau.
J: *Wie groß bist du?*
A: Nicht groß genug, um Schuhe zu tragen. Ich kann gehen. Ich kann einige Wörter sagen.
J: *Welche Worte kannst du sagen?*
A: Ich sage laut "Mama" und "Papa" und mache all die Geräusche, die die Tiere machen können.
J: *Hast du viele Tiere in der Nähe?*
A: Nun, es ist eine Farm.
J: *Das ist schön. Jetzt werde ich bis drei zählen, und wir werden bis 1885 vorrücken. Eins, zwei, drei, drei, es ist 1885. Was machst du da?*
A: Ich bin im Garten und spiele mit dem Baby. Ich versuche, ihn davon abzuhalten zu weinen – den Baby Jungen. Der Kleine ist in der Wiege.
J: *Gehst du zur Schule?*
A: Ich werde nächstes Jahr hingehen.
J: *Wie alt bist du?*
A: Ich bin fünf Jahre alt. Ich werde im Juni sechs Jahre alt.... am ersten Tag.

Das stimmte mit dem überein, was sie vorhin sagte. Sie wurde von Al June genannt, weil ihr Geburtstag im Juni war, und sie war "hübsch wie ein Tag im Juni".

J: *Wie lange dauert es noch, bis du Geburtstag hast?*
A: Ich kann es nicht sagen. Meine Mutter wird es mir sagen.
J: *Glaubst du, du bekommst eine Geburtstagstorte?*
A: Nun, manchmal backt Mama einen Kuchen. Manchmal.
J: *Dann wird sie wahrscheinlich zu deinem Geburtstag einen backen, nicht wahr?*
A: Soll sie das tun?
J: *Nun, einige Leute haben an Geburtstagen einen Kuchen, aber dann haben andere Leute an anderen Tagen Kuchen.*
A: Nun, wir haben sonntags Kuchen. Manchmal, wenn wir es

haben können, tun wir es.
J: *Gut. Jetzt erzähl mir von deinem Haus. Wie groß ist es?*
A: Es hat drei große Räume und das Loft.
J: *Wo schläfst du?*
A: Im Loft. Mama hat eine Matratze aus Stroh gemacht. Es macht ein schönes, weiches Bett. Du kannst dich da unten hineinkuscheln. Wenn ich reich bin, bekomme ich ein Federbett. Mama hat ein Federbett auf ihrem Bett. Sie sagte, wenn ich groß bin, kann ich eines haben.
J: *Das wird schön. Nun wollen wir nach vorne schauen und sehen, wie es 1890 aussieht. (Anita wurde vorwärts gebracht.) Was machst du da?*
A: Mutter helfen. Wir erwärmen das Wasser draußen im Hof zum Waschen. Mehr Windeln waschen. Scheint jedes Jahr ein neues Baby zu geben!
J: *Welche Art von Seife benutzt du?*
A: Seife, die meine Mama macht.
J: *Macht die Seife die Windeln sauber?*
A: Oh, Mann! Du schrubbst weiter, bis sie sauber sind!
J: *Benutzt du ein Schrubbbrett?*
A: Manchmal. Aber manchmal reibt und reibt man sie einfach aneinander. (Anita machte Reibungsbewegungen mit den Händen.) So wird es sauber. Reibe es mit Seife ein!
J: *Das sieht nach einer Menge Arbeit aus.*
A: Ich arbeite den ganzen Tag am Waschtag. Es ist ein Glück, sich an einem windigen Tag zu waschen. Deine Kleider werden trocken.
J: *Wo ist die Wäscheleine?*
A: Die läuft vom Haus zu dem großen Baum da drüben.
J: *Sag mal, Carol, wie alt bist du?*
A: Neun. Fast zehn nun, sagt Mama.
J: *Gehst du zur Schule?*
A: Nein. Ich ging eine Weile zur Schule, aber Mama brauchte mich. Ich helfe ihr sehr viel im Haus.
J: *Du bist also nur für eine kurze Zeit zur Schule gegangen.*
A: Ich ging für ein paar Jahre.
J: *Wo ist das Schulhaus?*
A: Oh, es ist ein langer Weg bis dahin.

J: *Gehst du zu Fuß, wenn du in die Schule gehst?*
A: Jeden Tag. Wenn es tief schneit, kann ich nicht gehen.
J: *Weißt du, wie man seinen Namen schreibt?*
A: Ich kann ihn jetzt ziemlich gut schreiben. Ich übe mit einem Stock im Dreck.

Unerwartet hatte Johnny die Idee zu sehen, ob Carol ihren Namen für uns schreiben könnte. Wir wussten nicht, ob es möglich war, aber es war einen Versuch wert. Damals waren wir für jede Idee offen.

J: *Hier sind ein Bleistift und ein Stück Papier. Wirst du deinen Namen für mich schreiben?*
A: Hast du keinen Schiefer?

Johnny bat Anita, ihre Augen zu öffnen. Es war sehr schwierig, und sie starrte glasig auf das Papier. Dann gab er ihr den Bleistift, während ich das Papier ruhig hielt. Wir sahen zu, wie sie, sehr ungeschickt und langsam, in großen Buchstaben "Carolyn Lambert" schrieb. Es sah sehr kindisch und ungleichmäßig aus.

A: Ich habe das letztes Jahr gelernt. Aber ich muss weiter üben, denn ich bin nicht sehr gut. Mama sagt, was man lernt, kann einem niemand wegnehmen. Ich zeigte es ihr und sie.... sie wusste nicht viel. Sie wollte, dass ich ihr zeige, wie man ihren schrieb.
J: *War deine Mutter nicht in der Schule?*
A: Ich glaube kaum, dass sie es war.

Bei zwei weiteren Gelegenheiten, als Anita plötzlich ins Jahr 1890 versetzt wurde, um ihre Orientierung zu überprüfen, nahm sie die gleiche Situation und die gleichen Bedingungen wahr. Bei einer dieser Gelegenheiten sagte sie, dass sie Tomaten pflückt. "Ich muss solange pflücken, bis ich den Korb voll habe."

J: *Was wirst du mit all den Tomaten machen?*

A: Auskochen. Eindosen. Genießen. (Sie seufzte tief.)
J: *Was ist los?*
A: Sehr heiß draußen. Ich wünschte, es würde regnen! Es ist staubig hier draußen. Hat eine Weile nicht geregnet. Heiß!
J: *Wie alt bist du, Carol?*
A: Ich bin mir nicht sicher. Mama sagt, es macht keinen Unterschied, aber ich sehne mich danach, es zu wissen. Gehe nicht mehr zur Schule.
J: *Wie lange bist du zur Schule gegangen?*
A: Fast zwei Jahre.
J: *Was hast du in der Schule gelernt?*
A: Nun, ich schrieb... und lernte meine Zahlen... und meine Buchstaben. Ich kann bis zehn zählen, und die Zwanziger... du ziehst den einen ab und.... ich werde durcheinander gebracht, wenn ich Teenager werde. Angeblich einfach, sagte der Lehrer. Dad sagte, ich habe keinen Sinn für Zahlen. Ich übe.

Während sie diese Periode von Carols Leben erforschte, wurde sie nach anderen Mitgliedern ihrer Familie gefragt. Es schien, als hätte sie etwa sieben Brüder und Schwestern. Es ist interessant, dass sie einen Bruder namens Carl erwähnte, der nach einem Freund ihres Vaters benannt wurde. Das ist zweifellos derselbe Carl, den sie später heiratete.

In einer weiteren Sitzung wurde sie ins Jahr 1900 zurückgeführt und fragte, was sie mache.

A: Gebratene Ohren kochen und ein großes Abendessen für die helfenden Hände vorbereiten. Ich habe hier viele Hände die dreschen. Sie essen viel. Werden hungrig.
J: *Wo bist du?*
A: Ich bin auf der Farm.
J: *Welcher Betrieb?*
A: Der meines Mannes.
J: *Wie heißt dein Mann?*
A: Steiner. Carl Steiner.
J: *Wo ist deine Farm?*

A: Ein kurzer Weg von Springfield.
J: *In welcher Richtung?*
A: Nun, wenn wir morgens in die Stadt fahren, steht mir die Sonne im Gesicht.
J: *Ist es ein langer Weg in die Stadt?*
A: Nein, ich bin vor dem Mittagessen dort. Nur ein paar Stunden. Ein paar.
J: *Wie reist man?*
A: In der Pferdekutsche und im Buggy.
J: *Gefällt dir das?*
A: Es ist zu lebhaft.
J: *Wie alt bist du heute?*
A: Heute? (Pause) Ich gelange schrecklich knapp an die 20 ran.
J: *Wie lange bist du nun schon verheiratet?*
A: Bin jetzt etwa verheiratet für.... scheint etwa vier Jahre, fünf? Die Zeit vergeht einfach.
J: *Bist du glücklich?*
A: Nein! Wer würde hier draußen glücklich sein? Jeden Tag arbeiten, sieben Tage die Woche.
J: *Aber ab und zu darfst du in die Stadt gehen.*
A: Oh! Wenn ich Glück habe, kann ich vielleicht zwei, drei Mal im Jahr dorthin.
J: *Wie viele Leute arbeiten für dich auf dieser Farm?*
A: Etwa fünf Männer, draußen auf den Feldern und so.
J: *Was züchtest du dort auf der Farm?*
A: Nur Dinge für das Vieh – viel Mais. Wir müssen unser Essen anbauen, weißt du. Heu wachsen lassen und so für die Kühe.
J: *Wie viele Kühe hast du?*
A: Oh, ungefähr 40, 50, schätze ich.
J: *Irgendwelche Schweine?*
A: Nein, ich glaube nicht.
J: *Wie viele Hühner hast du?*
A: Oh! *Ich* muss mich um all diese verdammten Hühner kümmern. Ich muss den Hühnerstall selbst schrubben. Limette und Kreosot hineingeben.

Spätere Untersuchungen ergaben, dass dies in dieser Zeit eine gängige Praxis war. Anita war ein Stadtmädchen, das sehr unwahrscheinlich viel über Hühner und Landarbeit wissen würde.

J: *Warum kümmern sich die angeheuerten Leute nicht darum?*
A: Das soll die Arbeit von Frauen sein.
J: *Wie groß ist der Betrieb?*
A: Ich habe gehört, wie er es einen Abschnitt nannte. Er sagte, eines Tages würde es mir gehören, wenn ich jemals einen Sohn hätte.
J: *Aber du bist seine Frau! Ist es dann nicht automatisch zur Hälfte deins?*
A: Er nennt es seins.
J: *Wirst du einen Sohn bekommen?*
A: Nein! Er versucht, mich zu bestechen.
J: *Wie alt ist dein Mann?*
A: Er ist fast 60. Er ist ein alter Mann.
J: *Und du bist 20. Er ist viel älter als du.*
A: Einiges älter. Das ist nicht fair.
J: *Du willst keine Kinder?*
A: Ich will nicht, dass er in meine Nähe kommt.
J: *Oh. Hat er sein eigenes Zimmer?*
A: Ich habe *mein* eigenes Zimmer!
J: *Und wo schläft Carl?*
A: Er schläft auch oben. Es ist ihm peinlich, dass die Männer es wissen. Sie alle lachen, weil wir keine Kinder haben.
J: *Welche Art von Kleidung hast du?*
A: Ich habe kaum welche.
J: *Hast du nicht? Glaubst du, Carl würde dir ein paar Kleider aus der Stadt bringen?*
A: Er sagt immer wieder, dass er es tut, wenn ich ihn in mein Zimmer lasse. Ich sagte ihm, dass ich seine Kleidung nicht **so** sehr will. Ich habe ein Bettlaken zerschnitten und einmal ein Kleid gemacht.
J: *Welche Art von Schuhen hast du?*
A: Ich laufe jetzt barfuß. Ich hatte ein Paar, als ich heiratete, aber sie waren erschöpft. Ich gehe die meiste Zeit einfach barfuß.
J: *Was machst du, wenn es draußen kalt wird?*
A: Nun, ich bat ihn um ein Paar Schuhe, und er gab mir ein altes Paar von seinen.

Während einer weiteren Sitzung wurde Anita wieder in diesen

Zeitraum zurückversetzt und war, wie immer, sofort wieder im Charakter. Ihre unheimliche Fähigkeit, eine bestimmte Zeit und einen bestimmten Ort konsequent zu erfassen, hat uns immer wieder überrascht. Diesmal fanden wir Carol wieder auf der verhassten Farm. Johnny fragte, was sie vorhatte.

A: Ich tue nichts.
J: *Wo bist du?*
A: Ich bin in meinem Zimmer. Ich sollte eigentlich Böden schrubben, aber ich habe es noch nicht geschafft. Ich muss bald loslegen.
J: *Wie alt bist du?*
A: Ich denke, ich bin etwa 20 Jahre alt.
J: *Wo ist Carl?*
A: Draußen auf dem Feld. Es ist Zeit, wieder Sachen zu pflanzen.
J: *Was wirst du pflanzen?*
A: Mehr von den gleichen alten Sachen. Mais, Weizen, dieselben Dinge. Ich muss meinen Garten bald fertig machen.
J: *Was pflanzt du in deinem Garten?*
A: Zeug, das man den ganzen Winter über essen kann. Wenn du nicht hungrig sein willst, musst du pflanzen. Ich habe meine Kartoffeln drin. Ich hatte letztes Jahr eine große Ernte. Dieses Jahr wieder viel gepflanzt am Pflanztag.
J: *Dost du viel ein?*
A: Sicher! Ich will ja essen, nicht wahr?
J: *Nun, ich dachte, viele Leute lagern das meiste ihrer Winternahrung im Keller.*
A: Nun, das kann man nicht mit allem machen. Was würde deiner Meinung nach mit einem gebratenen Ohr passieren, wenn man es in einen Keller stellt?
J: *Es wird abgestanden?*
A: Nun, es ist vielleicht für nichts anderes mehr als Popcorn geeignet.
J: *Kaufst du nichts im Laden?*
A: (Lachen) Nichts, was du für dich selbst machen kannst!
J: *Was ist mit Dingen wie Zucker und Mehl?*
A: Hol dir Mehl, wenn du den Weizen bekommst. Hol etwas Zucker.
J: *Wie wäre es mit Kaffee? Trinkst du Kaffee?*

A: Nein, ich trink keinen Kaffee. Kauf ab und zu einen kleinen Tee. Ich mag Tee.

Als wir Carol das nächste Mal trafen, war sie 1905 noch auf der Farm.

J: *Was machst du da?*
A: Ohh! Ich bin so müde! Es ist ein harter Tag. Es gibt keine Ruhe.
J: *Was hast du heute gemacht?*
A: Hab in meinem Garten gearbeitet.
J: *Hast du gerade gepflanzt?*
A: Nein, es ist schon lange her. Du musst nur nach der Hochzeit weitermachen mit dem Unkraut. Geh da raus mit der Hacke. Das ist einfach das Einzige, was man tun kann, sie da rauszuholen!
J: *Wo ist dein Mann?*
A: Keine Ahnung. Er ist noch nicht im Haus. Ich komme nur ein wenig zur Ruhe, bevor ich mit dem Abendessen anfange.
J: *Wie lange bist du jetzt schon verheiratet?*
A: Oh, Gott! Es scheint schon ein Leben lang zu sein!
J: *Nun, erzähl mir von deinem Garten. Was pflanzt ihr jetzt?*
A: Nun, unser Mais ist schon ziemlich weit oben. Ich habe versucht, die Hacke zu nehmen und den Dreck um sie herumzukriegen. Er wird größer so. Ich hatte auch meine ersten Tomaten. Hatte grüne Tomaten, gebraten.
J: *Magst du sie?*
A: Ja, sie sind ziemlich gut. Ich mag sie reif, lieber. Ich hasse es jedoch, sie einzudosen. Ich hasse das, verdammt heiß. Ich wünschte, sie hätten eine Möglichkeit, Tomaten im Winter reifen zu lassen.
J: *Was pflanzt ihr noch?*
A: Oh, Okra, Kürbis, haben dieses Jahr Gurken gepflanzt. Kartoffeln sehen gut aus. Ich habe sogar etwas Wassermelone da draußen, wenn sie reif ist. Ich schätze, ich habe fast alles, was du essen willst... Bohnen, Erbsen.
J: *Klingt, als würdest du nicht hungrig werden.*
A: Ich werde nicht hungrig werden! Wenn ich arbeite, um es zu pflanzen, und es anzubauen, kann ich haben, was ich essen

will.
J: *Das macht Sinn.*
A: Wir haben ein oder zwei Milchkühe. Er hat ein paar Pläne, wie er zum Metzger gehen will. Er bringt sie nach Springfield, ganz in der Nähe, auf dieser Seite von Springfield. Ein Mann schlachtet dort in seinem Haus und Hof viel. Macht es für die Leute, und macht es billiger, als wenn du einen dieser anderen Typen nimmst. Und manchmal verkaufen wir ein wenig davon, aber normalerweise schlachten wir nur, was wir behalten werden.
J: *Wie kannst du verhindern, dass es verderbt?*
A: Oh, wir hängen es hier in der Räucherei auf.
J: *Ist irgendetwas davon jemals schlecht für dich geworden?*
A: Nein, nicht, seit ich es da draußen in der Räucherei gemacht habe. Und ich habe etwas davon aufgehängt. Du kochst es und legst es in die Dosen, genau wie Gemüse, und es bleibt ziemlich gut so.
J: *Schmeckt es genauso gut?*
A: Nein. Weißt du, es wird irgendwie zäh, aber es ist in Ordnung. Du kann es mit Nudeln und allem.... etwas davon salzen. Es schmeckt nicht sehr gut, aber man kann es dabei belassen. Manchmal, weißt du, wenn dir das Fleisch ausgeht, kannst du im Winter schlachten. Ich dachte immer, das wäre ein guter Zeitpunkt, es zu tun, aber sie machen es nicht so. Es hat etwas mit den Waden und all dem zu tun. Ich weiß es nicht genau. Ich koche, was ich bekomme. Ich mag Brathähnchen. Wenn du es kannst, ist es gut konserviert. Es schmeckt wie frisch.
J: *Aber du magst es nicht, den Hühnerstall aufzuräumen.*
A: Nein, das mag ich nicht.
J: *Tötest du selbst ein Huhn?*
A: Ich drehe ihm den Hals um.

Die Erzählung all dieser Plackerei auf dem Bauernhof mag sich wiederholend anhören, aber sie zeigt definitiv, dass es nicht etwas war, das jemand als Fantasy-Leben erfinden würde.

Auf einem späteren Band war Carol gerade in Chicago angekommen und war sehr begeistert von der Großstadt. Sie hatte gesagt: "Ich hätte nie gedacht, dass es so etwas wie Chicago gibt! Ich werde diese Stadt nie verlassen!" An dieser Stelle beschloss

Johnny, mehr Informationen über das Leben auf dem Bauernhof zu erhalten.

J: Okay. Ich werde bis drei zählen, und du wirst zurück ins Jahr 1905 driften. Auf dem Rückweg, eins, zwei....
A: (Unterbricht, fast schluchzend) Ich will nicht dahin zurück!

Johnny erkannte nicht die Bedeutung dessen, was geschah, und zählte weiter.

J: Wir verschieben nur zurück... drei! Wir schreiben das Jahr 1905. Was machst du da?
A: (Mürrisch) Ich mag es hier nicht.
J: Was magst du nicht?
A: (Wütend) Ich mag hier nichts! Ich mag nichts auf dieser Farm! Ich hasse diesen Ort!
J: Wie heißt du?
A: (Schnappt) Carol!
J: Wie lange lebst du schon hier?
A: Ich kann mich nicht erinnern, dass ich irgendwo außer auf dem Bauernhof gelebt habe!
J: Was machst du auf dieser Farm, Carol?
A: Du Narr! Wonach sieht es aus?
J: Bist du verheiratet?
A: So könnte man es nennen.
J: Was macht dein Mann da?
A: Weiß nicht und ist mir egal!
J: Habt ihr irgendwelche Kinder?
A: (Rufen) NEIN!!!!
J: Okay! Okay! Ich zähle bis drei, und wir gehen.....

Johnny erkannte die Bedeutung ihrer Reaktion in dieser Regression nicht, bis wir das Band wiedergaben. Wir beide waren tief beeindruckt von der Verzweiflung, mit der sie kämpfte, als sie auf die Farm zurückgebracht wurde, nachdem sie Chicago entdeckt und geliebt hatte. Offensichtlich hatte sie unterbewusst Angst, dass sie nie wieder aus der Farm entkommen könnte, versuchte, sich dem Zurückgehen zu widersetzen, scheiterte aber und konnte nur in ihrer Frustration schreien und protestieren.

Bis zu diesem Zeitpunkt schien Carols Leben unglücklich und düster gewesen zu sein. Zuerst die Plackerei, während sie auf dem Hof ihrer Eltern aufwächst, dann das Elend, mit einem Mann zusammenzuleben, den sie verachtete. Das brachte sie zweifellos zur Suche nach einem Ausweg aus der Situation. Al erschien ihr wahrscheinlich wie ein Ritter in glänzender Rüstung, der geschickt wurde, um sie zu retten, als er plötzlich auftauchte und ihr eine Flucht anbot. Es muss jenseits ihrer kühnsten Träume erschienen sein, von der fernen Stadt Chicago zu hören, wo alles, wonach sie sich sehnte, wahr werden konnte.

J: *Was machst du da?*
A: Ich bin im Hotel.
J: *Wie lange bist du schon dort?*
A: Ich glaube, es sind drei Tage vergangen. Ich war so beschäftigt.
J: *Was hältst du von diesem Ort?*
A: Noch nie etwas so Großes gesehen.
J: *Die Stadt ist so groß, so weit wie du sehen kannst, nicht wahr?*
A: Ja! Hübsche Geschäfte, viele Dinge in ihnen. Sie haben Dinge, von denen ich nicht einmal wusste, dass sie jemand hat.
J: *In welchem Hotel wohnst du, June?*
A: Ich weiß nicht… (Pause) Soll ich es herausfinden?
J: *Kannst du das?*
A: Sobald Al zurückkommt. Er wird es mir sagen.
J: *Ja, finde den Namen dieses Hotels heraus. Gefällt dir dein Zimmer?*
A: Ja. Weiches Bett. Als ich das zum ersten Mal betrachtete, sprang ich einfach in die Mitte und sprang auf und ab. Ich habe noch nie etwas so ausgefallenes gesehen.
J: *Wirklich bequem.*
A: (Ausgezeichnet) Ja. Besser als Stroh.
J: *Du hast dort im Zimmer dein eigenes Badezimmer?*
A: Ja! Ich ging einfach da rein und zog an der Kette. Sobald das Wasser eindringt, ziehe ich sie nochmal. Ich liebe es, das zu sehen.
J: *Wasser läuft und läuft einfach, was? Kein Pumpen.*
A: Ja! Ich weiß nicht, wie es da oben ankommt. Al sagt, es gibt Rohre, keine Sorge. Ich muss mir jetzt um nichts mehr Sorgen

machen. Er sagte mir, dass ich das nicht muss. Nimm einfach, was da ist und genieße es. Stell' keine Fragen, keine Sorge.

J: *Wie bist du hierher gekommen?*
A: Wir sind mit Al's Auto hierher gefahren.
J: *War es eine lange Reise?*
A: Es hat eine Weile gedauert. Wir hielten wegen seinen Geschäften die er macht an.
J: *Hast du viel vom Land dabei gesehen?*
A: Ich vermute, ich habe so viel Land gesehen, dass es ein Leben lang reicht. Ich hätte mir nie so etwas wie Chicago erträumt.
J: *Du magst diesen Ort wirklich, was?*
A: Ich werde diese Stadt nie verlassen!
J: *Denkst du, du wirst den Rest deines Lebens hier verbringen?*
A: *Ja, das tue ich!*

Eine ziemlich glückliche Alice im Wunderland. Wir wissen, dass sie im Hotel Gibson lebte, während Al das große Haus an der Lake Road bauen ließ. Die Nachforschung ergab keine Straße mit diesem Namen auf den heutigen Karten. Sie kann jetzt vielleicht anders heißen. Aber ich entdeckte, dass um 1900 geräumige Anwesen für die Reichen begannen, außerhalb der Stadt entlang des Nordufers des Lake Michigan gebaut zu werden, und sie wurde als Gold Coast Area bekannt. Dieser Bau wurde während des Ersten Weltkriegs gestoppt. Das passt zu dem Zeitraum, in dem sie sagte, dass ihr Haus gebaut wird. Ein weiterer Grund für die Annahme, dass dies der richtige Bereich sein könnte, ist, dass ich einen Artikel in alten Mikrofilm-Zeitungsakten der damaligen Zeit entdeckt habe. Die Polizei fand ein Krematorium, in dem die Leichen von rivalisierenden Gangstern verbrannt wurden. Es war auf einem der Anwesen im Bereich der Gold Coast auf der North Side versteckt.

Aber selbst nachdem Al und June ins Haus eingezogen waren, lief es nicht immer glatt, wie der nächste Vorfall zeigt.

Sie war auf das Jahr 1918 zurückgeführt worden.

J: *Was machst du da?*
A: Oh, nicht viel. Ich versuche, dieses Buch zu lesen, aber es ist schwer.

J: *Warum?*
A: Nun, ich kann nicht sehr gut lesen.
J: *Oh, versuchst du, dein Lesen zu verbessern?*
A: Ich will nicht, dass jemand sagt, dass ich nicht weiß, wie man liest.
J: *Wie heißt das Buch?*
A: Bibel.
J: *Oh, gehst du in die Kirche, June?*
A: (Ekelhaft) Nein!
J: *Nun, das ist die.... Bibel. Du liest sie?*
A: Nun, ich erinnere mich, dass die Leute, als ich noch ein kleines Mädchen war, aus der Bibel vorgelesen haben. Ich will niemanden um ein Buch bitten, und dieses war hier.
J: *Wo bist du?*
A: In meinem Zimmer.
J: *Bist du im Hotel?*
A: Nein, ich bin in diesem Haus. Hier war eine Bibel.
J: *Wessen Haus ist das?*
A: Nun, es ist eines von Al's Häusern.
J: *(Pause) Was liest du in der Bibel? Suchst du dir einfach eine Stelle aus und fängst an, einige der Wörter zu lesen, oder fängst du von vorne an und liest alles?*
A: Nun, ich dachte mir, als ich mich hier hinsetzte, wäre die erste Seite einfacher als die letzte. Aber ich kann auf keiner Seite einen Sinn erkennen, also blättere ich einfach herum. Diese Leute sind wirklich lustig.... all diese Leute in diesem Buch. Auf jeder Seite, die ich aufschlage, gibt es verschiedene Charaktere. Es ist ein seltsames Buch.
J: *Ist es schwer zu verstehen?*
A: Nein, ich habe es herausgefunden. Ich habe mir sofort alles genau überlegt. Die verfluchten Narren waren verrückt.
J: *(Lacht) Oh, ist es das?*

Dies schien sicherlich seltsam, wenn man bedenkt, dass Anita als Katholikin erzogen wurde und ihre Kinder eine katholische Schule besuchten. Sicherlich wäre sie in diesem gegenwärtigen Leben mit ihrer Bibel vertraut gewesen. Johnny hatte daran gedacht, dass im Jahr 1918 der Erste Weltkrieg war, und er stellte ein paar Fragen, um zu sehen, ob sie etwas darüber wusste. Aber ihre Antworten zeigten, dass der Krieg wenig oder gar keinen Einfluss auf ihr Leben hatte. Sie erwähnte Paraden in der Innenstadt, aber sie hatte nichts damit zu tun, dass sich das Land im Krieg befand.

J: Gehst du oft aus in der Stadt?
A: Ich gehe nicht zu viel aus. Al geht ziemlich oft aus. Zusammen fahren wir mit dem Boot auf dem See hinaus.
J: Ist das sein Boot?
A: Oh, er hat ein großes Boot.
J: Magst du es, auf dem Boot zu segeln?
A: Wenn du nicht zu weit rausgehst. Ich bleibe gerne dort, wo ich das Land sehen kann. Ich bin kein Fisch. Ich will nicht da rausgehen, wo ich das Land nicht sehen kann.
J: Kannst du schwimmen?
A: Nein, aber ich kann treiben.
J: Nun, diese großen Boote haben kleine Boote. Falls etwas passiert, kannst du jederzeit in das kleine Boot steigen und zurück ans Land gelangen.
A: Ja, ich weiß. Das hat er mir gesagt, aber ich würde das Land gerne sehen, bevor ich rausgehe. Ich will nicht so weit raus. (Pause) Oh! (Sie schüttelte den Kopf.)
J: Was ist los?
A: Ich verstehe einige dieser Wörter nicht.
J: Kannst du sie nicht aussprechen, was?
A: Nun, es spielt keine Rolle, wie du sie sagst, ich weiß nicht, was sie bedeuten.
J: Hast du ein Wörterbuch dabei?
A: Ein was?
J: Ein Wörterbuch.
A: Ich weiß nicht. Was ist das? Was ist das?
J: Oh, es ist ein Buch, das all diese Worte enthält, und es sagt dir, was sie bedeuten.
A: (Überrascht) Ja? So eines habe ich noch nie gesehen.
J: Mal sehen. Hast du eine Bibliothek in der Innenstadt gesehen? (Keine Antwort.) Buchhandlung?
A: Ich habe ein Fenster mit nichts als Büchern darin gesehen. Muss wohl so eine Buchhandlung gewesen sein.
J: Nun, dieser Laden hat wahrscheinlich eines dieser Dinge, die man ein Wörterbuch nennt. Und in ihm, da sind nur Seiten und

Seiten mit Wörtern, und sie sagen dir, was diese Worte bedeuten.
A: Huh! Ich werde dahin gehen!
J: *Und wenn du dieses Buch liest und ein Wort findest, das du nicht weißt, was es bedeutet, dann gräbst du einfach dieses andere Buch aus, schaust dieses Wort nach und findest heraus, was es bedeutet. Oder was jemand sagt, was es bedeutet.*
A: Uh-huh! Ich glaube, ich brauche eines dieser Wörterbücher. Einiges davon verstehe ich aber *sowieso* nicht.
J: *Lies mir den nächsten Absatz vor, bei dem du gerade bist.*
A: (Als ob sie langsam und schmerzhaft liest.) Er... bringt mich dazu, mich hinzulegen.... in grünen........ Weiden. Nun, siehst du, das ergibt keinen Sinn. Ich will nicht auf die Weide gehen. Ich will mich nicht da draußen hinlegen. Weißt du, was du da draußen kriegst?
J: *Zecken?*
A: Flecken von den Kuhfladen. Ich will da nicht rausgehen. – Ich versuche es, aber ich verstehe nichts an diesem Buch. Ich weiß nicht, warum sie es ein gutes Buch nennen.
J: *Nennen sie es so, das Gute Buch?*
A: Ich habe es noch nie gehört, dass es anders heißt, seit ich aufgewachsen bin.
J: *Hatten alle eine?*
A: Ja, sogar wir hatten eine.
J: *Oh, damals, als du noch ein kleines Mädchen warst? Hast du jemals versucht, sie zu lesen?*
A: Nein. Mein Vater konnte es lesen. Er fand da drin Dinge, um etwas zu beweisen, alles was er beweisen wollte. Ich mochte den "Halt-die-Klappe"-Spruch.
J: *Den "Halt-die-Klappe"- Spruch? Was ist das denn?*
A: Nun, wenn du ihn etwas fragst und nicht still bist, würd' er dieses Buch öffnen und lesen: "Ehre dein' Vater und dein' Mutter." Dann schlug er das Buch zu und sagte: "Weißt du, was das bedeutet? Es bedeutet, halt die Klappe!"
J: *(Großes Lachen) Oh, das hat er oft gesagt, was?*
A: Ja, das hat er ziemlich genau jeden Tag gesagt. Er behauptete, er habe die Bibel viel gelesen. Ha!
J: *Wo ist dieses Haus, in dem du in wohnst – nahe der Stadt?*

Oder ist das mitten in der Innenstadt?
A: Nun, dieses Haus ist nicht so weit draußen, aber die Polizei kam immer wieder zu seinem Haus, und daher zogen wir für eine Weile hierher, bis sich die Dinge beruhigt hatten.
J: *Belästigt dich die Polizei sehr?*
A: Sie kommen oft vorbei und stellen Fragen, versuchen sich klug zu verhalten und bedrohen mich. Ich habe aber keine Angst vor ihnen.
J: *Was haben sie gefragt?*
A: Sie wollen immer wieder alles mögliche über Al wissen. Wo wir hingehen und wen wir sehen, alles Mögliche halt. Ich kann niemandem etwas sagen. Al sagte mir, ich solle über alles den Mund halten, und das tue ich. Ich habe ihnen nichts gesagt, als sie mich fragten. Sie kamen zu mir nach Hause. Sie wollten etwas über das Paket wissen.
J: *Was für ein Paket?*
A: (Scharf) Du wirst es der Polizei nicht sagen, oder?
J: *Nein.*
A: Ich habe es in den See geworfen.
J: *Gut. Sie werden es dort nicht finden. Was war in dem Paket enthalten?*
A: Es war eine Waffe drin. Wir wickelten sie ein und wickelten sie in Klebeband und ein Handtuch ein, und sogar Ziegelsteine drin, wir machten ein großes Paket. Und ich war mit dem Boot draußen und warf es hinein.
J: *Auf was für einem Boot warst du auf dem See?*
A: Es war so ein Sightseeing-Ding.
J: *Weißt du, warum die Polizei diese Waffe wollte?*
A: Sie wollten mir nicht einmal sagen, dass sie eine Waffe wollen. Sie fragten, ob ich ein Paket habe. Sie dachten, sie sahen, wie er mir ein Paket gab. Und ich sagte ihnen, dass ich nicht wüsste, wovon sie sprachen. Ich rede nicht. Al behandelt mich gut, und ich rede nicht.
J: *Das ist richtig.*
A: Ich muss nicht kochen. Ich muss nichts tun.

Nach dem Erwachen von dieser Sitzung und während der Diskussion darüber, sagte Anita, dass die Waffen-Sequenz einen seltsamen Effekt auf sie hatte. Sie hatte jahrelang einen immer wiederkehrenden Traum gehabt, auf ein Boot zu gehen und etwas über Bord zu werfen. Sie hatte angenommen, dass es ein Traum von einem zukünftigen Ereignis sein könnte, weil es keinen Sinn ergab. Sie erinnerte sich auch an einen merkwürdigen Vorfall, der sich ereignet hatte, als sie in New York City lebte. Sie ging mit einer Gruppe anderer Frauen auf eine Fähre. Anita fühlte sich die ganze Zeit unwohl und blieb am Geländer stehen und starrte auf das Wasser. Sie hatte den überwältigenden Drang, etwas ins Wasser zu werfen. Sie sagte unerklärlicherweise zu einer der anderen Frauen in Verzweiflung: "Ich habe kein Paket. Gib mir deine Handtasche. Ich werfe die rein!" Unnötig zu sagen, dass sie es nicht zuließen. Aber sie konnte den Grund für ihre seltsamen Handlungen nie verstehen.

Warum sollte so etwas Anita in einem anderen Leben stören? Könnte es sein, dass, obwohl June von anderen umgeben war, die an kriminellen Tätigkeiten beteiligt waren, dies das erste Mal war, dass sie tatsächlich selber an etwas Illegalem teilnahm? Sie konnte wegschauen und so tun, als existierte nichts davon, aber es beunruhigte sie sehr, als sie tatsächlich selbst aktiv beteiligt war. Dann gab es auch Anitas Abneigung gegen Gewalt, die im Hintergrund lauerte.

Die nächste Sequenz betraf die "roaring twenties" (dt. Goldene Zwanziger).

J: *Was machst du gerade?*
A: Ich versuche irgendetwas, damit es mir besser geht.
J: *Warst du krank?*
A: Oh, nicht wirklich krank. Ich glaube, es war etwas, was ich gegessen oder getrunken habe.
J: *Klingt, als wärst du auf einer Party gewesen. Was hast du getrunken?*
A: (Sie hielt ihren Kopf.) Ich weiß nicht, was es war, aber es schmeckte schrecklich!
J: *Wo war die Party?*
A: Ich habe sie im Hotel gegeben. (Stöhnen) Mir ist immer noch schwindelig!
J: *In welchem Hotel?*
A: Im Gibson. Sie haben ein großes Esszimmer, ein schöner Ort

zum Feiern.
J: *Wohnst du jetzt im Gibson Hotel?*
A: Nein, ich habe mein eigenes Haus.
J: *Wo?*
A: Nun, es ist genau hier! Ich bin drin!
J: *Wie lautet die Adresse hier?*
A: Lake Road.
J: *Gibt es eine Hausnummer?*
A: Nein, es ist nur die Lake Road.
J: *Du meinst, wenn ich dir eine Gute-Besserung-Karte schicken würde, die an dich mit 'Lake Road' adressiert ist, würdest du sie erhalten?*
A: Hey! Das wäre schön! So etwas habe ich noch nie erhalten. Ich bekomme nie Post!
J: *Schickst du jemals Post ab?*
A: Nein. An wen soll ich denn schreiben?
J: *Oh, du kennst doch viele Leute.*
A: Nun, ich sehe sie jeden Tag. Ich bekomme nur nie irgendwelche Briefe.
J: *Denkst du jemals daran, deinen Eltern zu schreiben?*
A: Nein! Vielleicht wollen sie, dass ich zurückkomme oder so. Ich will das nicht. Ich würde lieber einfach hier bleiben. Ich habe ein ziemlich gutes Leben. Ich will es jetzt nicht vermasseln.
J: *Wie alt bist du, June?*
A: Ich wünschte, du würdest mich das nicht fragen! Ich rede nicht gerne darüber!
J: *Okay. War Al in letzter Zeit in der Nähe?*
A: Er hat mich gestern Abend mit auf die Party genommen.
J: *Ich meine heute Morgen. Kam er vorbei, um zu sehen, wie es dir geht?*
A: Ich bin noch nicht aus diesem Bett gestiegen. Ich glaube, er ist in seinem Zimmer. Ich stehe heute vielleicht gar nicht mehr auf.
J: *Ja. Vielleicht solltest du es heute besser ruhig angehen lassen. Hast du jemanden neues auf der Party gestern Abend kennengelernt?*
A: Nun, ein paar Männer, die dort waren. Da waren ein paar Polizisten.

J: *Cops? Auf deiner Party?*
A: Ja. Das war einer der Gründe, warum wir die Party hatten. Sie können sich da umsehen und wissen dann, wen sie besser nicht stören sollen. Sie wissen noch nicht viel. Aber sie sollten mich besser nie aufhalten! Sie stören mich nicht!
J: *Hat sie dir jemand vorgestellt?*
A: Nein. Oh, Al hat mich auf sie aufmerksam gemacht. Es ist mir immer irgendwie peinlich. Ich habe eine Weile mit ihnen gesprochen. Sie wurden mir nie vorgestellt. Al sagte, ich müsse nicht mit ihnen reden, das sei unter meiner Würde. Nur damit sie wissen, wer ich bin und mich nie stören.

Die Zeiten hatten sich sicherlich gegenüber der vorherigen Episode geändert, als sie von der Polizei so schikaniert wurden, dass sie für eine Weile aus dem Haus ausziehen mussten, bis sich die Dinge beruhigten. Das Alkohol-Verbot wurde 1920 in Kraft gesetzt, und es schien, dass die Polizei anfangs versuchte, es durchzusetzen. Später, als die Banden mehr Kontrolle über die Stadt übernahmen, änderten sich die Dinge. Es wurde oft gemunkelt, dass Big Bill Thompson, der Bürgermeister von Chicago in diesen turbulenten Jahren, auf der Gehaltsliste der Gangster stand. Dies scheint mit dem übereinzustimmen, was June vorhin über die Teilnahme an einer Party im Haus des Bürgermeisters sagte. Im Jahr 1930, als das Durchgreifen gegen die Banden begann, wurden diese Verbindungen als wahr befunden. Sie wurde dann als "Triple Alliance" (dt. Dreibund) zwischen Banden, Polizei, Richtern und hohen Politikern bezeichnet.

Bei einer anderen Gelegenheit, als wir mit June sprachen, war sie von einer Party zurückgekehrt und schlief. Diesmal war sie unkooperativ und wollte nicht mit uns reden. Sie wollte, dass wir sie in Ruhe lassen, damit sie sich ausschlafen kann. Als diese seltsamen Umstände auftraten, zeigte dies, dass man nie weiß, wohin eine Person während einer Regressionssitzung gehen wird. Es ergab immer mehr Beweise dafür, dass wir tatsächlich mit einem lebenden Menschen sprachen, und es zeigte, wie sehr sich Anita mit der anderen Persönlichkeit identifizierte. Also versetzte Johnny sie in den 1920er Jahren zu einer anderen Zeit.

Dieser Vorfall enthielt eine Beschreibung, wie die Gangster

arbeiteten. Es gab auch die erste Andeutung darauf, dass sie langsam krank wurde.

A: Ich hab' heute nichts zu tun. (Leichtfertig) Nein, ich glaube nicht, dass ich irgendetwas tun werde. Ich habe einfach Lust, alles ruhig anzugehen.
J: *Was hast du gestern gemacht?*
A: Ich war einkaufen.
J: *Was hast du gekauft?*
A: Oh, ich habe ein paar Hüte gekauft, und ich habe ein paar Schuhe gekauft. Silberne Schuhe.
J: *Silber? Hast du ein passendes Kleid für sie?*
A: Ich lasse eines machen.
J: *Ich wette, diese Schuhe kosten eine Menge Geld.*
A: Du solltest das auch besser glauben. Ich habe neun Dollar dafür bezahlt.
J: *Mensch! Sie sollten besser lange halten.*
A: Nein, sie halten nicht sehr lange. Ich werde sie beim Tanzen abnutzen. Ich kriege Atemnot, wenn ich jetzt zu lange tanze. Aber ich tanze wirklich gerne.
J: *Was hast du morgen vor, June?*
A: Nun, ich weiß nicht. Es ist noch nicht morgen. Ich könnte heute Abend irgendwo hingehen. Wenn ich heute Abend irgendwo hingehe, werde ich mich morgen ausruhen. Ich weiß nie, ob ich irgendwo hingehen kann oder nicht. Ich bleibe abends ziemlich oft zu Hause und warte auf Al. Wenn er kommt, gehen wir irgendwo hin, wenn er will. Manchmal verbringen wir einfach die Nacht hier.
J: *War er kürzlich hier?*
A: Er war gestern Abend hier.
J: *Haben ihm die Schuhe und die Hüte gefallen, die du gekauft hast? Hast du sie ihm gezeigt?*
A: Ich zeige ihm nicht viel. Ich trage sie einfach. Ich habe ihm immer alles gezeigt was ich gekauft habe, wie ein kleines Kind. Jetzt sage ich ihm einfach, ob ich etwas will, oder ich hole es mir einfach. Wenn es ihm nicht gefällt, lässt er mich das wissen.
J: *Oh, aber er weiß nichts von den neun Dollar Schuhen.*
A: Ach, es wird ihm egal sein. Er hat mir einmal welche gekauft

und 30 Dollar dafür bezahlt. Er sagte, sie machen teurere als die in anderen Läden. Ich sollte haben, was ich will.
J: *Für ein Paar Schuhe? Scheint mir, dass man für $30 viele Paare Schuhe kaufen könnte.*
A: Nun, er lachte; er sagte, dass einige arme Lutscher in einem Monat nicht so viel für Essen zum ausgeben haben.
J: *Ja, ich schätze, einige dieser Leute arbeiten ganz schön lange für 30 Dollar.*
A: Ich nicht! Ich nicht!
J: *Warst du in letzter Zeit auf Partys?*
A: Nun, wir haben nächsten Monat eine, die die größte von allen sein wird. Ich werde dafür eine Menge zusätzlicher Hilfe brauchen.
J: *Wirst du sie hier bei dir zu Hause veranstalten?*
A: Ja. Ich mache das nicht mehr so oft, aber ich denke, es wird ein guter Zeitpunkt sein, es zu tun.
J: *Was für eine Art Party wird es sein?*
A: Nun, wir könnten es eine Party zum Unabhängigkeitstag nennen, aber das ist es nicht wirklich. Wir werden ein Feuerwerk veranstalten und alle möglichen Dinge tun. Sie vertuschen es eigentlich nur.
J: *Vertuschung? Was ist wirklich los?*
A: Sie werden zwei Männer töten. Unten bei der Garage.
J: *Hat Al dir das gesagt?*
A: Nein, er hat es mir nicht gesagt. Ich hörte ihn es sagen.
J: *Was? Zwei seiner Freunde oder.....*
A: Nun, es kommt mir komisch vor, deine eigenen Freunde zu töten, aber ich sag' dir, ich glaube, Al würde seine eigene Mutter töten, wenn es ihm passen würde. Du kannst nicht auf beiden Seiten des Feldes spielen.
J: *Sind das welche, mit dem er zusammenarbeitet, und die er auf die Party einlädt?*
A: Ja. Er sagte, lass es eine Weile laufen; lass sie denken, dass sie in Sicherheit sind und damit davonkamen.
J: *Was haben sie getan?*
A: Nun, ich bin mir nicht sicher. Es hatte etwas mit Geld und einem Mädchen zu tun.
J: *Oh, glaubst du, sie haben ihm vielleicht etwas Geld gestohlen?*

A: Nun, ich glaube, das haben sie. Ich glaube, sie haben auf beiden Seiten des Spielfeldes gespielt. Sie ließen das Mädchen an einen Ort gehen, an dem es nicht hingehört.
J: *Denkst du, Al.... wird Al den Mord begehen?*
A: Nun.... er hat es früh in diesem Spiel getan. Er hat seinen Teil dazu beigetragen, schätze ich, aber das muss er jetzt nicht mehr tun. Besser kein Risiko eingehen.
J: *Er lässt es von jemand anderem für sich tun?*
A: Alles, was er tun muss, ist zu sagen: "Kennst du so-einen-und-so-einen-Menschen?" Der Mann würde sagen: "Ja." Er wird sagen: "Ich habe gehört, dass er nicht lange bei uns bleiben wird." Ich hörte ihn mit einem Mann reden und er sagte: "Ich habe gehört, dass die beiden am 4. Juli zu einer Party gehen werden, und ich habe gehört, dass es einen Unfall geben wird." Und er lachte und sagte: "Jaaa, diese Hurensöhne werden nicht nach Hause gehen."
J: *Was für einen Unfall werden sie wohl haben?*
A: Nun, ich muss nachdenken, vielleicht macht er all das Feuerwerk, um eine Menge Lärm zu vertusch'n. Vielleicht werden sie sie erschieß'n.
J: *Sie werden etwas mit den Männern machen müssen, nachdem sie sie getötet haben.*
A: Oh, das ist überhaupt kein Problem. Du kannst eine Leiche ganz einfach loswerden.
J: *Was machen sie damit?*
A: Oh, du wirfst sie einfach in eine Grube mit Branntkalk, bedeckst sie und lässt es eine Weile wirken. Dauert nicht lange.

Das war eine Überraschung. Meine erste Annahme war, dass sie die Leichen in den See werfen würden, da sie so nah am Wasser waren. Anscheinend hatten sie gründlichere Methoden.

J: *Das löst den Körper auf?*
A: Oh, es frisst alles auf, sagen sie mir.
J: *Das haben sie schon mal gemacht?*
A: Ich habe sie darüber reden hören. Als mein kleiner Hund Al biss, sagte er, dass er ihn in eine dieser Gruben werfen würde, und er würde ihm nicht zuerst die Anmut einer Kugel geben.

Er hat es aber nicht getan.
J: *Was für einen Hund hast du denn?*
A: Nun, er musste vor etwa einem Jahr eingeschläfert werden, aber ich hatte einen schrecklich süßen kleinen Hund. Es war nur einer dieser kleinen, kleinen Hunde. Ich fand ihn auf einer Straße, brachte ihn nach Hause. Al mochte diesen Hund nie. Er bellte und knurrte ihn die ganze Zeit an. Es kam dazu, dass wenn Al zu Hause war, ich den Hund in der Garage oder sonstwo draußen halten musste. Eines Tages kam er vorbei und dieser Hund war mit mir in meinem Zimmer, und dieser Hund wollte ihn zerreißen. Dann drohte er, ihn loszuwerden.
J: *Es war ein kleiner Hund?*
A: Oh, ich schätze, es war genau das, was man einen mittleren Hund nennen würde; zu groß war er nicht, und nicht zu klein. Ich mag diese Hunde nicht, die wie Ratten aussehen.
J: *Hattest du einen Namen für den Hund?*
A: Nun.... er hatte einen Namen. Ich nannte ihn Peter. Ich weiß nicht warum, es schien ein guter Name für ihn zu sein. Al sagte, es sei schlicht vulgär, aber ich meinte es nicht so. Er war nur ein netter kleiner Hund. Sowieso habe nur ich alleine ihn so genannt. Ich mochte den Hund. Weißt du, dieser Hund hat sich nie von jemandem berühren lassen. Er saß die ganze Zeit, während er in der Garage war, da und weinte.
J: *Du sagst, du hast ihn auf der Straße gefunden?*
A: Ja. Wir fuhr'n und er lag am Straßenrand und wimmerte. Ich dachte, er wäre vielleicht getroffen worden. Ich wollte anhalten und ihn zu einem Arzt bringen. Als ich ihn aufhob, sah ich, dass er nur Hunger hatte. Es sah aus, als wären alles nur Knochen; die Haare fiel'n aus. Al sagte, es sei das Schlimmste, was er je gesehen habe. Der Hund fing sofort an, ihn anzumachen. Ich erzählte ihm, was mein Vater sagte: dass ein Hund gute Menschen von schlechten Menschen unterscheiden kann.
J: *Was hält Al davon?*
A: Warum, sagte er mir, wenn er böse Menschen anknurrt, war ich genauso böse wie er. Ich habe nur gelacht. Ich weiß es besser. Es gab manchmal Aufhebens darüber. Aber ich behielt den Hund, und im Handumdrehen lief er hier herum und sah munter aus. Das Haar wuchs wieder glatt und schön.

J: Hatte er viel von seinen Haaren verloren?
A: Ja. Nich' an Stellen wie dem einfachen alten Räuden oder so herausfallen. Aber das Haar war dünn und sah ganz ausgetrocknet und brüchig aus. Ich habe ihn immer in einer Wanne gewaschen, und ich hab' ihm nahezu täglich Eier und Milch gegeben. Sein Fleisch für ihn zerkleinert. Al sagte, ich behandelte den Hund besser als ihn.
J: *Du sagst, du musstest den Hund einschläfern lassen?*
A: Nun, er ging eines Tages da raus und wurde auf der Auffahrt getroffen, und das Bein des armen kleinen alten Dings war ganz zerquetscht. Er war alt, schätze ich, und der Arzt sah sich das an und sagte, er glaube nicht, dass er jemals wieder derselbe sein würde. Ich konnte es nicht ertragen, den kleinen Kerl leiden zu sehen.

Ich weiß, wie sehr ich es liebe, auszugehen. Wenn ich nicht aufstehen und ausgehen kann, tut es mir weh; ich weine. Das könnte ich ihm nicht antun. -Ich wünschte manchmal, jemand würde mich einschläfern lassen.
J: *Warum, June?*
A: Oh, an manchen Tagen fühle ich mich wirklich gut. Ich habe einige Tage, an denen es schwer ist zu atmen. Ich fang' an zu hust'n und hust'gn und huste meinen verdammten Kopf ab.
J: *Hast du schon mal Blut gehustet?*
A: Ja, manchmal. Nur ab und zu kleine Flecken.
J: *Was sagt der Arzt dazu?*
A: Er sagte, es war, weil ich so stark huste, dass mein Hals wund wird. Aber es ist meine Brust, die wehtut.
J: *Hustest du schon länger?*
A: Nun, es begann vor ein paar Jahren mit einer Erkältung, und der Husten schien einfach durchzuhalten und durchzuhalten. Und es wird immer schlimmer, und ich hasse es, wenn ich das tue. Es gibt mir das Gefühl, dass ich ganz schwach bin.
J: *Vielleicht solltest du ins Bett gehen und dich ein paar Tage ausruhen.*
A: Nun, ich kann nicht tageweise im Bett bleiben. Ich habe Bettwunden auf dem Rücken, weil ich so viel im Bett lag, wie man mir sagt. Wir können weitermachen und schon bald geht es mir gut. Ich ruhe mich mehr aus, das ist alles. Die Stimme wird manchmal tief.

J: *Oh, es beeinflusst auch deine Stimme?*
A: Scheint so, als wäre es manchmal schwer zu reden. Ich rede nicht so, wie ich es vor langer Zeit getan habe, als ich jünger war. (Lauter) Ich meine, nicht, dass ich alt wäre!
J: *Oh, nein! Du siehst keinen Tag länger aus als.... 35.*
A: Ja? Danke!
J: *Bist du älter als 35?*
A: Sehe ich so aus?
J: *Nein.*
A: Dann bin ich es nicht! Der Mann ist so alt, wie er sich fühlt, und eine Frau ist so alt, wie sie aussieht!
J: *(Pause) Was wirst du tun, um dich auf diese Party am 4. Juli vorzubereiten?*
A: Oh, weißt du, es gibt ein Feuerwerk und ich schätze, ich werde ein paar Dinge zu trinken kaufen. Ein paar Leute reinlassen, die Musik spielen.
J: *Eine Band?*
A: Nun, ja, ich schätze, man würde sie so nennen – vier oder fünf Leute. Ich werde hier zwei zusätzliche Köche zum Koch'n haben.
J: *Was hast du vor, zu servieren?*
A: Nun, ich dachte nur, ich würde ein paar gebackene Schinken nehmen, die ich in Scheiben schneiden lassen würde. Ich habe alle möglichen Sachen, die zu Schinken passen.
J: *Das ist gut. Fast jeder mag Schinken. Ich frage mich, wie sehr die beiden Männer, die die Party nicht mehr verlassen werden, Schinken mögen?*
A: Al fragte sie, was sie gerne essen würden. Sie denken, dass sie ganz besondere Gäste sein werden. Al sagte ihnen, dass es niemanden gibt, der so behandelt werden würde wie sie in dieser Nacht.
J: *(Lacht) Aber er hat ihnen nicht gesagt, wie sie behandelt würden, oder?*
A: Nein, ihre Brust war aufgebläht, und man konnte erkennen, dass sie dachten, sie würden befördert. Al sagte, wenn sie gut gelebt hab'n, steig'n sie vielleicht viel höher.

Diese Zweideutigkeiten waren unterhaltsam, aber Anitas Stimme wurde plötzlich angespannt und verblasste. Sie stöhnte: "Oooh....

meine Brust tut weh." Dann begann ihre Stimme heiser zu klingen.

J: Hast du einen schlimmeren Husten im Sommer oder Winter?
A: (Ihre Stimme klang kiesig) Nun, ich schätze, es ist wirklich schlimmer im Winter. Oooh..... (sie klang, als hätte sie Schmerzen).
J: Vielleicht wird es ein wenig helfen, in der Sonne zu sitzen.
A: (Sie versuchte, sich zu räuspern.) Nun, ich schätze, sie sagen....

Ihre Stimme wurde so heiser, dass sie schwer zu hören war. Dann fing an zu husten.

J: Es scheint, als hätten die Ärzte etwas Medizin, die dir gut tun würde.
A: Nein, es funktioniert nicht so gut. Manchmal tut es das, manchmal nicht. (Sie klang schwach.)

Johnny brachte sie rechtzeitig nach vorne, um ihr Unbehagen zu lindern. Sobald er fertig war, war ihre Stimme in Ordnung.

J: Ich werde bis drei zählen, und wir werden in 1930 weitermachen. (Gezählt) Es ist 1930; was machst du jetzt?
A: Ich sehe nichts.
J: Nein? ... Wie alt bist du?
A: (Sachlich) Ich glaube nicht, dass ich etwas bin.

Bis zu diesem Zeitpunkt war sie so konsequent gewesen, dass die einzige Erklärung, zu der wir kommen konnten, war, dass sie nicht mehr mit dem Leben von June/Carol verbunden war. Das bedeutete, dass sie vor 1930 gestorben sein musste, aber wann und wie? Es wurde auch ein interessanter Punkt angesprochen. Wenn Anita nur eine Fantasy-Geschichte erfunden hatte, um dem Hypnotiseur zu gefallen (wie einmal jemand vorschlug), warum hat sie dann nicht weitergemacht? Warum hat sie plötzlich eine leere Wand getroffen, als Johnny sie in Richtung 1930 brachte? Wenn sie tatsächlich vor dieser Zeit gestorben wäre, müsste er dieses jetzt zurückverfolgen und die Umstände herausfinden. Aber es müsste sehr vorsichtig gemacht werden, um ihr keinerlei Ideen in den Kopf zu setzen. Ohne seine Gedanken über die Situation offen zu legen, zählte er sie wieder bis ins Jahr 1927 zurück.

J: *Es ist 1927. Was machst du jetzt?*
A: Ich fahre in meinem Auto. (Anscheinend war sie in June's Leben zurückgekehrt.)
J: *Wohin fährst du?*
A: Nur fahren, so schnell ich kann. ... Ich bin wütend. (Sie klang so.)
J: *Warum bist du sauer?*
A: Ich habe Al nicht gesehen. Er will nicht ans Telefon kommen. Es ist drei Tage her. Er sagte, er sei mit einem Job beschäftigt.
J: *Vielleicht musste er die Stadt verlassen.*
A: (Sarkastisch) Ich höre diese Geschichte sehr oft.
J: *Wo fährst du hin?*
A: Ich fahre auf einer Straße, nur raus auf das Land.
J: *Und wie schnell bist du unterwegs?*
A: Oh, ich fahre ziemlich schnell – fast 30.
J: *Wie alt bist du jetzt? Es ist 1927? Bist du um die 50?*
A: Ziemlich nah dran. Näher, als *ich* zugeben würde. Selbst mit Farbe, man kann die Falten nicht verdecken. Ich färbe das Haar, aber die Falten zeigen sich. (Sie klang sehr deprimiert.)
J: *Warum? Fängst du an, ein paar Falten zu bekommen?*
A: Ja. Ich bin nicht mehr hübsch. Ich war wunderschön, aber jetzt bin ich es nicht mehr. Faltig und alt. Einfach nicht gut. Nichts war jemals gut. (Sie klang sehr traurig.)
J: *Nun, du hast Spaß gehabt. Wirklich gelebt.*
A: Ja. Aber ich habe nichts getan. Ich habe für niemanden etwas getan. Ich hätte meiner Mutter etwas Geld schicken können. Sie hätte es gut nutzen können. ... Ich habe es für mich ausgegeben.
J: *Fährst du immer noch die Straße hinunter?*
A: (Deprimiert) Nein, ich habe am See angehalten. Es ist fast dunkel, aber noch nich' wirklich. Heute Abend ist es anders.
J: *Was ist anders?*
A: (Sehr traurig) Ich möchte reinspringen, aber ich habe Angst. ... Ich bin in der Nähe des Wassers. Ich schaue es mir an.

Wir wussten, dass sie irgendwo in den späten 1920er Jahren

gestorben sein musste. Hat sie Selbstmord begangen? Johnny wusste, dass er sie nicht gleich fragen konnte, aus Angst, es vorgeschlagen zu haben. Also beschloss er, sie weiterreden zu lassen und ließ sie ihre eigene Geschichte erzählen, ohne jeden Einfluss von uns.

J: *Welche Jahreszeit haben wir?*
A: Später Frühling. Ich sehe Flieder, und die Büsche sind überall. (Lange Pause) Ich will nach Hause, aber niemand ist da. ... Ich bin ganz allein..... Es macht keinen Spaß, allein zu sein. ... Ich sehe Al nur manchmal.
J: *Ich wette, wenn du nach Hause fährst und Al anrufst, wird er da sein.*
A: (Ihre Stimme war ein Flüstern.) Ich glaube nicht. Er ist nur nett, weil er nicht will, dass ich rede. Er weiß, dass ich nicht reden werde. Er weiß, dass ich ihn liebe.

Es sah so aus, als würde sie nicht erzählen, was passiert war. Johnny wollte das Problem nicht erzwingen, also musste er weiterhin sehen, ob er herausfinden konnte, was passiert war. Aus den folgenden Sitzungen wurde klar, dass sie sich in dieser dunklen Nacht am See nicht umgebracht hat, obwohl sie wohl schrecklich deprimiert war, überhaupt darüber nachgedacht zu haben.

Die nächste Sequenz bezieht sie sich auf eine Reise, die sie unternommen hat. Bei zwei verschiedenen Gelegenheiten, die Monate auseinanderliegen, erwähnte sie die gleiche Reise, also habe ich sie kombiniert, weil sie im Wesentlichen die gleichen Fakten enthielten. June war offensichtlich krank, und es schien, als würde sie dem Ende ihres Lebens nahe kommen.

Johnny hatte sie bis in die späten 1920er Jahre gebracht, und er hatte kaum mit dem Zählen aufgehört, als sie anfing, hart und lang zu husten. Als sie aufhörte, fuhr er fort.

J: *Wie fühlst du dich, June?*
A: (Zögerlich) Ich fühle mich schwach. Ich versuche, mich besser zu fühlen.
J: *Was ist das Problem?*
A: Mir ist gerade etwas kalt geworden, schätze ich. Ich kann

nicht gut atmen. Krank.... über eine Woche. Vor etwa einer Woche - Ich hätte nicht gedacht, dass ich jemals wieder hierher zurückkommen würde.

J: Wo warst du?
A: Oh, ich habe eine Reise mit Al gemacht. Wir wollten nach New York gehen, aber wir haben es nie geschafft. Wir hielten in Detroit an.

Anscheinend war June auf der Reise krank geworden und deshalb haben sie es nicht ganz geschafft.

J: *Detroit? Junge, das ist weit weg.*
A: Ich schwör'. Ist nicht annähernd so gut wie Chicago. Nicht wie diese Stadt! Ich mag diese Stadt lieber.
J: *Ist auch nicht annähernd so groß, oder?*
A: Ich weiß nicht. Es sieht ziemlich groß aus, aber es hat nicht die Klasse, die Chicago hat. Ich gehe hier nie gerne weg. Wir reisten weiter.... irgendwelche Geschäfte von Al, aber ich kaufte viele Dinge und hatte eine gute Zeit.
J: *Wer ist noch mit dir gegangen?*
A: Oh, ich ging mit diesem Mädchen und ihrem Mann und Al. Es sollte geschäftlich sein, und wir gingen mit ihnen, so dass es nicht nur nach Männern aussah, die allein' reisten. Und wir nahmen dieses kleine Mädchen.... ich glaube, es war ihre Cousine oder ihre Nichte... ein kleines Mädchen mit uns. Al sagte, wir sehen aus wie eine große glückliche Familie.

Ich fand heraus, dass es in dieser Zeit eine Bande gab, die als "Purple Gang" in Detroit bekannt war. War dies der Grund, warum sie auf der "Geschäftsreise" nicht entdeckt werden wollten?

J: *Das ist eine lange Reise nach Detroit, nicht wahr?*
A: Wir sind gefahren. Es ist eine lange.... dauert eine ganze Weile, ja. Wenn man an einem Tag so weit fährt, wird man einfach so müde.
J: *Ist die andere Frau eine gute Freundin von dir, oder hast du sie gerade erst vor der Reise getroffen?*
A: Nun, ich kenne sie. Sie kommen zu unserem Haus. Sie ist nicht wirklich eine gute Freundin. Sie machen hier viel

geschäftlich und so.
J: *Hast du hier in der Nähe viele Freunde?*
A: Nun, Al mag es nicht, wenn ich mich zu sehr mit einigen Leuten anfreunde. Ich treffe Menschen. Er bringt die Leute oft hierher. Ich komme niemandem wirklich nahe.
J: *Du meinst, sie sind hauptsächlich Geschäftsfreunde von Al?*
A: Ja, und ihre Freundinnen. Sei vorsichtig, was du sagst, sogar zu ihnen.

Sie begann wieder heftig zu husten.

A: Ich kann diese Erkältung nicht überwinden. Ich glaube, meine Lungen sind etwas schwach. Manchmal ist es schwer zu atmen.
J: *Nun, ich denke, die Sonne wird wahrscheinlich viel helfen. Das hilft genauso gut wie die Einnahme von Medikamenten.*
A: Ich denke, es ist besser. Medizin macht einen manchmal schläfrig. Einfach natürlich ausruhen ist besser.
J: *Hat der Arzt dich aufgesucht?*
A: Oh, ich hatte zwei oder drei, seit ich krank wurde.
J: *Was sagen sie, stimmt nicht?*
A: Sie sagen es mir nie. Sie geben mir ein paar Spritzen und etwas Medizin. Sie lässt mich lange schlafen.
J: *Wie heißt dein Arzt? Hast du einen Arzt, der sich die ganze Zeit um dich kümmert?*
A: Ich seh' ihn nicht. Er bat einen anderen Arzt, mich zu besuchen, um zu seh'n, was er für das Problem hielt. Er sagte, er wüsste mehr darüber als er.
J: *Oh, verschiedene Ärzte haben unterschiedliche Fachgebiete, in denen sie arbeiten. Ein Arzt könnte ein wenig mehr über Erkältungen wissen, und ein anderer Arzt könnte ein wenig mehr über gebrochene Arme wissen.*
A: Dieser hier ist nicht sehr schlau.
J: *Ist er nicht?*
A: Nein, ist er nicht! Er denkt, dass ich Chicago verlassen werde. Er ist überhaupt nicht sehr schlau. Ich gehe hier nicht weg. Ja, er sagte ich brauch' heißes, trockenes Klima. Ich sagte ihm, ich sei auf einer heißen, trockenen Farm gewesen. Es hat mir nicht gerade gut getan. Mir gefällt es hier.

J: *Wie heißt dieser Arzt?*
A: Nun, ich glaube, es ist Brownlee.
J: *Ich werde dafür sorgen, dass ich ihn nicht besuche.*
A: Nein, nicht! Er will alle nach Arizona schicken.
J: *Arizona? Wo ist das denn?*
A: Nur Gott allein weiß es. Am Ende der Welt, schätze ich. Ich habe ihn sofort gefragt, ist es in Chicago? Und er lachte und sagte: Nein. Und Al sagte, vergiss es, sie wird nicht gehen.
J: *Heißes, trockenes Klima. Was hat dein Hausarzt dazu gesagt?*
A: Nun, er sagte mir, ich solle alles tun, was dieser Mann sagt. Ich habe ihn gefragt, ob sie unter einer Decke stecken. Müssen wohl Land in Arizona verkaufen. Dies' Mädchen wohnt in Chicago. Ich mag es.
J: *Wie heißt dein Hausarzt?*
A: Oh, der Name ist Lipscomb.

Später schrieb ich an die American Medical Association in Chicago. Ich fragte, ob ein Arzt mit einem dieser beiden Namen in den späten 1920er Jahren in Chicago praktiziert hatte. Sie schrieben zurück und sagten: "Dr. James W. Lipscomb starb am 25. April 1936 in Chicago." Sie konnten Brownlee nicht identifizieren. Das Todesjahr von Lipscomb würde darauf hindeuten, dass er wahrscheinlich zu dem fraglichen Zeitpunkt in Chicago praktiziert hatte, und der Name ist nicht üblich. Die Tatsache, dass Brownlee nicht identifiziert wurde, wäre nicht allzu seltsam, weil er wie ein Spezialist klang und von überall her hätte kommen können. Außerdem war sie sich seines Namens nicht sicher. Wenn Sie sich an so einer schwierigen Aufgabe versuchen, etwas Ähnliches zu überprüfen beginnen, ist jedes kleine Stück, das überprüft und bestätigt warden kann, wie das Finden eines Diamanten im Sand. Fragen Sie jeden, der jemals versucht hat, seinen Stammbaum zu erforschen.

J: *Lipscomb. Ist er ein guter Arzt?*
A: Nun, das dachte ich mir, bis er diesen Kerl hierher gebracht hat. Ich glaube keinem von ihnen. Er sagte, kaltes Wetter habe mir wehgetan. Ich mag kaltes Wetter.
J: *Ist das Problem in deinem Hals?*
A: Ich kann einfach nicht so gut atmen, und ich huste viel.

J: *Aber es tut in deiner ganzen Brust weh, sagst du?*
A: Wenn ich huste, tut es weh.
J: *Nun, ist das Wetter draußen kalt und feucht?*
A: Nun, wenn man an diesem See lebt, schätze ich, dass es die meiste Zeit feucht ist; das ist es, was man sagt. Es kam mir nie als feucht vor. Ich mag es.
J: *Welcher Monat ist es?*
A: Es ist Dezember.
J: *Gab es Schnee auf dem Boden?*
A: Ein paar kleine Stellen.
J: *Das ist wahrscheinlich für den Husten und das Atmen auch nicht gut.*
A: Es schien niemals. ... (Sie wurde misstrauisch.) Du bist doch kein Arzt, oder?
J: *Nein. Nein..... Aber ich werde mich an den Namen dieses Mannes erinnern, der versucht, Land in Arizona zu verkaufen.*
A: Du Narr!

Kapitel 5

Der Tod von June/Carol

Es war offensichtlich, dass sich der Gesundheitszustand von June stark verschlechtert hatte, aber sie behielt ihren Sinn für Humor bis zum Ende bei. Zwei weitere kurze Episoden bestätigten, dass sie den ganzen Monat Juli 1927 krank im Bett lag. Sie enthielten im Wesentlichen die gleichen Daten wie hier angegeben.

J: *Es ist der 27. Juli 1927. Was machst du heute?*
A (Ihre Stimme war fast ein Flüstern.) Ich bin im Bett.
J: *Wie fühlst du dich? Hast du eine Erkältung?*
A: Nein, ich bin nur krank... müde. Sehr schwach.
J: *Hat der Arzt dich aufgesucht?*
A: Er kommt jeden Tag. Er gibt mir Spritzen.
J: *Wie schnell sagt er, dass es dir wieder gut gehen wird?*
A: Er sagt es mir jeden Tag... aber jeden Tag fühle ich mich schwächer.
J: *Weiß er, was mit dir los ist?*
A: Nein, er sagt, dass er es nicht weiß. Aber... er sagt, es ist mein Alter. Kannst du dir das vorstellen! Ich sagte ihm, ich sei 40 und er lachte nur. Er weiß es besser. Al kommt jeden Tag zu mir. Er bringt mir Blumen. Er sagte, es tut ihm leid, dass wir nicht geheiratet haben.
J: *Ist er noch mit seiner Frau verheiratet?*
A: Ja. Er könnte sie nie verlassen und sich scheiden lassen. Er konnte es nicht tun. Er wollte es, aber er konnte es einfach nicht.

Johnny brachte sie einen weiteren Tag vorwärts auf den 28. Juli und war überrascht von ihrer Reaktion.

J: *Es ist der 28. Juli 1927. Was machst du da?*
A: Ich bin wieder frei!

J: *Frei? Wo bist du denn?*
A: Schwebend und wartend. Ich warte beim Haus.
J: *Was siehst du im Haus?*
A: Ich sehe alles, und Al. Er weint.
J: *Wo bist du?*
A: Ich bin da im Bett. Ich sehe mich selbst an.
J: *Oh? Wie siehst du aus?*
A: (Sachlich) Ich schätze, ich sehe aus wie jede andere Leiche.
J: *(Schockiert) Du meinst.... du bist tot?*
A: Ja.

Das hatten wir nicht erwartet. Ich weiß wirklich nicht, was wir erwartet haben, wenn sie bis zum Tod zurückgeführt würde. Aber sie sprach mit uns, wie sie es während des Lebens von June/Carol getan hatte. Ihre Persönlichkeit war sicherlich intakt und sie schien nicht anders zu sein. Dennoch war es für Johnny schwierig, darüber nachzudenken, wie er seine Fragen formulieren sollte. Wie spricht man mit einer *toten* Person?

J: *Woran bist du gestorben?*
A: Mein Herz... und das Blut. Ich erstickte an dem Blut. Ich erinnere mich, dass ich geredet hab' und immer wieder gewürgt hab'. Al weinte, und der Arzt tat alles, was er konnte, aber ich bin gerade gestorben. Und ich kann mich sehen.

Das machte Johnny so unruhig, dass er es für das Beste hielt, zu einer anderen Szene zu wechseln. Er konnte keine objektive Haltung beibehalten, bis er Zeit hatte, so überraschende Informationen zu verdauen. Aber jedes Mal, wenn er sie Ende der 1920er Jahre in diese Zeitperiode brachte, kehrte sie in diesen "toten" oder geistigen Zustand zurück. Schließlich lernten wir, damit umzugehen und an objektive Fragen zu denken. Was fragst du jemanden, nachdem er gestorben ist? Es eröffnete eine Fülle möglicher Informationen, nachdem der Schock nachgelassen hatte. Es muss daran erinnert werden, dass unser Experiment der Reinkarnation stattfand, bevor in der westlichen Welt Bücher verfügbar waren, die uns hätten helfen können, mit der Situation umzugehen. Ich nehme an, wir hätten uns vor dieser Wendung der Ereignisse fürchten und aufhören können, mit Anita daran zu arbeiten, aber unsere Neugierde war groß.

Aus einer anderen Sitzung:

A: Ich bin auf einem Friedhof. Kein öffentlicher Friedhof. Es gibt nur ein paar Leute an diesem Ort mit mir, – ein Familienfriedhof. Und ich kann mich selbst sehen, aber ich bin begraben.
J: *Kannst du die anderen Leute sehen?*
A: Nein, aber ich weiß, dass sie hier sind. Ich rede mit einigen von ihnen. Wir sprachen über Al's Frau. Sie wollte nicht, dass ich dort begraben werde. Sie sagte, von all den Beleidigungen war das die schlimmste. Ich bin auf dem Friedhof *seiner* Familie.
J: *Und mit wem redest du?*
A: Nun, es ist Al's Mutter. Ich glaube, es ist seine Mutter. Sie ist schon länger tot als ich. Sie sagte mir, ich solle keine Angst haben. Dieser Friedhof.... er befindet sich bei Al's Mutter. Das Haus ist jetzt verkauft, aber sie haben dieses Land genau hier für den Friedhof behalten. Sie wollten, dass es von niemandem gestört wird.
J: *Ist das in Chicago?*
A: Oh, nein. Es ist auf dem Land ziemlich weit raus. Mehrere Kilometer. Es war so lustig, weil ich dachte, ich müsste dort bleiben, und anfangs hatte ich Angst. Und seine Mutter fing an, mit mir zu reden und mir alles darüber zu erzählen, und wie man keine Angst hat.
J: *Erinnerst du dich daran, was passiert ist?*
A: Nun, ich erinnere mich, dass ich sehr krank war und nicht atmen konnte. Und plötzlich konnte ich nichts mehr spüren. Und alle begannen zu weinen, und ich stand irgendwie neben meinem Bett. Und es machte mir Angst, dass ich sehen konnte, wie ich da lag. Zuerst sehr seltsam. Dann blieb ich bei diesem Körper. Ich dachte, ich müsste es tun. Ich wusste nicht, dass ich es lassen kann.
J: *Hast du damals zum ersten Mal Al's Mutter gesehen?*
A: Ja. Ich habe sie auf dem Friedhof gesehen. Ich hatte Angst, dass ich in diesem Körper sein müsste, und ich wollte nicht begraben werden. Zuerst hatte ich schreckliche Angst. Aber

jetzt habe ich keine Angst mehr. Sie sagte mir, dass ich nicht auf dem Friedhof bleiben muss. Ich kann überall hingehen, wo ich will. Alles machen, was immer ich will. Sie sagen mir, dass es Dinge gibt, die ich später erledigen muss, aber bisher wurde mir nichts gesagt.
J: *Sie hat dir das gesagt?*
A: Ja, sie hat mir davon erzählt. Sie sprach lange mit mir.
J: *Ist sie jetzt da?*
A: Nein, sie ist irgendwo hingegangen. Ich fragte sie, wo und sie versuchte es zu erklären. Ich verstehe es aber nicht.
J: *Was hat sie gesagt?*
A: Dass manchmal dir gesagt wird, dass du Dinge tun sollst, und du gehst und tust sie. Ich habe sie gerade gefragt, was, wenn ich nicht wollte. Und sie lachte und sagte, ich würde es wollen. Ich hatte schon lange Zeit niemanden mehr, der mir sagte, dass ich etwas tun müsste. Ich weiß nicht so.
J: *Du sagst, du bist auf dem Friedhof? Kannst du sehen, wo dein Körper begraben wurde?*
A: Ja. Ich habe ein Kreuz.
J: *Steht da etwas auf dem Kreuz?*
A: Mein Name. Und da steht: "Meine Geliebte liegt hier." Und da steht, 28. Juli 1927."
J: *Steht noch etwas anderes darauf?*
A: Genau das. Und mein Name: June..... Gagiliano.
J: *Gagiliano? Ich dachte, du und Al habt nie geheiratet!*
A: Er liebte mich, aber er konnte mich nicht heiraten.
J: *Aber er hat dir seinen Namen auf deinem Grabstein gegeben.*
A: Ja....... Bevor ich starb, sagte er, er würde es tun. Er sagte, es sei sein letztes Geschenk.

Kein Wunder, dass Al's Frau wütend war. Nicht nur, dass June auf dem Familienfriedhof begraben wurde, ihr wurde auch noch sein Name gegeben.

In einer anderen Sitzung:

J: *Was machst du gerade, June?*
A: Hier in diesem Hof zu sitzen. Dieses Haus gehörte mir.
J: *Das Haus gehörte dir?*

A: Ja. Ich wünschte, ich könnte in diesem Haus bleiben.
J: *Kannst du denn nicht hier bleiben?*
A: Nein. Ich muss eines Tages irgendwo hingehen. Ich würde hier bleiben, wenn sie mich lassen würden. Dieses Haus war für mich ein Palast.
J: *Hat dir jemand gesagt, dass du gehen musst?*
A: Du darfst nicht in Häusern bleiben und Leute erschrecken oder so etwas.
J: *Wer hat dir das gesagt?*
A: Al's Mutter.
J: *Was ist jetzt in deinem Haus los?*
A: Sie packen meine Sachen.
J: *Wer macht das?*
A: Al. Er würde nicht zulassen, dass jemand anderes meine Sachen anfasst.
J: *Was wird er mit ihnen machen?*
A: Ich weiß nicht. Ich schätze, weggeben. Einige von ihnen, denke ich, wird er immer behalten. Er steckt alles in Truhen und Kisten.
J: *Vielleicht wird er es zu sich nach Hause bringen.*
A: Ich weiß nicht. Er redet weiter. Er weiß nicht, dass ich ihn hören kann. Er sagt mir, dass er mich geliebt hat. Sagt mir, dass ihm sonst niemand etwas bedeutet hat. Er will mich zurück. Ich will aber nicht wirklich zurückgehen.
J: *Nein? Ich dachte, dir gefällt dein Leben dort.*
A: Es hat mir gefallen. Es ist besser, sich keine Sorgen zu machen. Es ist besser hier zu sein. Er wird auch hier sein, eines Tages. Alle kommen hierher.
J: *Du redest davon, hierher zu kommen. Wo ist hier? Du bist doch hier im Hof.*
A: In diese Welt. Jeder stirbt, und sein Geist ist wieder frei. Ich weiß noch nicht viel. Ich muss mehr lernen. Aber es ist ein schönes Gefühl, hier zu sein.
J: *Und wo kommst du her?*
A: Ich komme aus dem Nirgendwo. Ich gehe hier einfach herum.
J: *Und wie ist diese Welt, in der du bist? Ist es heiß?*
A: Oh, nein.
J: *Ist es kalt?*
A: Nein, es ist genau richtig.

J: *Und wie bewegt man sich? Schwebst du oder.....*
A: Ich entscheide einfach, wo ich sein will, und schon bin ich da. Man scheint sich nur durch Magie zu bewegen. Ich verstehe es nicht; ich tue es einfach. Ich werde es verstehen, sagen sie.
J: *Bewegst du dich sehr schnell?*
A: Oh, ja. Oder wenn du willst, kannst du es langsam angehen.

In einer anderen Sitzung:

J: *Was machst du gerade?*
A: Ich warte darauf, dass Al hierher kommt.
J: *Wo bist du?*
A: Ich sitze hier nur herum und warte auf dem Friedhof.
J: *Wird Al bald hier sein?*
A: Schon bald, glaube ich. Es sollte nicht lange dauern.
J: *Woran erkennst du die Zeit?*
A: Oh, du bist einfach so eine Art Richter. Es ist einfach etwas, das du weißt. Es ist nicht mehr so, wie es früher war, wo man alles nach Plan machen musste.
J: *Du denkst also, dass Al bald hier sein wird?*
A: Bevor das Jahr vorbei ist.
J: *Woher weißt du, dass er hier sein wird?*
A: Seine Mutter hat es mir gesagt. Und als ich zu ihm ging, konnte ich es erkennen.
J: *Woher weißt du das?*
A: Ich sah ihn nur an und wusste es.
J: *Du meinst, nur dadurch, dass du seine Person angesehen hast, hast du gemerkt, dass er in Kürze bei dir sein wird?*
A: Ja, ich konnte es fühlen.
J: *Kannst du mir dieses Gefühl beschreiben, oder wie es dich beeinflusst?*
A: Ich weiß nicht, wie ich dich dazu führen kann, es zu verstehen. Man schaut einfach jemanden an und fühlt es, so wie man seinen Namen und alles, was es über ihn zu wissen gibt, weiß. Es ist sogar mehr als das. Es ist als ob du weißt, wie groß sie sind, welche Farbe ihr Haar hat und du weißt, wann sie bei dir sein werden. Du kannst alles über ihre Vergangenheit erzählen, und.... einfach alles.
J: *Und du sagst, du kannst in ihre Vergangenheit sehen?*

A: Manchmal, ja. Ich konnte viel über Al erzählen, mehr als ich je zuvor in all den Jahren, in denen ich ihn kannte, wusste. Denn vorher, als er etwas zu mir sagte, musste ich es entweder glauben und mich wundern, oder ich dachte, es sei nicht wahr und ich würde mich wundern. Jetzt kann ich ihn einfach ansehen, und ich weiß es.
J: *Erzähl mir einige dieser Dinge über Al, die du jetzt gelernt hast, die du vorher nicht gewusst hast.*
A: Nun, früher sagte er mir immer, wie sehr er mich liebt, aber manchmal war er so unausstehlich. Ich wusste nie, ob er es wirklich tat oder nicht. Nun, weiß ich, dass er mich immer sehr geliebt hat. Und ich machte mir manchmal Sorgen, wenn ich ihn nicht sah, fragte mich, wo er war, und ob er eine andere Freundin hatte. Und als ich ihn ansah, wusste ich es einfach. Er liebte niemanden außer mir.
J: *Aber er war verheiratet und hatte Kinder.*
A: Ja, ja, ja. Aber er war nicht glücklich mit ihr. Ich bin nicht mehr eifersüchtig auf sie. Das war ich mal. Ich wollte, dass er mich heiratet, aber ich weiß es jetzt....
J: *Kannst du dir Al ansehen und sehen, welche Art von Arbeit er getan hat?*
A: Ja, das kann ich. (Traurig) Oh, er hat mit allen möglichen schlechten Sachen zu tun. Er sagte mir immer, ich solle ihn nicht fragen. Ich wusste ein wenig, aber ich wollte nichts Schlimmes darüber wissen. (Schluchzt fast) Also habe ich einfach nicht darüber nachgedacht. Und als ich es herausfand, war ich so verletzt. Ich glaube nicht, dass er da rauskommen wird. Sie werden ihn töten, bevor es vorbei ist.
J: *Was macht er?*
A: Nun, er macht Dinge, die er nicht sollte. Er ist für viele Dinge verantwortlich, die nicht richtig sind. Transportiert Frauen hin und her.
J: *Hin und her, wo?*
A: Verschiedene Städte, verschiedene Staaten. Sie nennen es "weiße Sklavin".
J: *Was sind das für Dinge, die er noch macht?*
A: Sie kaufen dieses weiße Pulver. Ich habe gesehen, wie er es getan hat, jetzt. Sie mischen Zucker und etwas anderes Zeug da rein, und sie verkaufen es. Sie packen es in kleine

Umschläge und verkaufen es.
J: *Gibt es noch mehr, was er macht?*
A: Nun, sie besorgen Waffen für Leute, die sie haben wollen. Er hat sogar Menschen töten lassen. Ich glaube nicht, dass er es jemals selbst getan hat, aber er hat Menschen töten lassen.
J: *Lässt er es jemand anderen für ihn tun?*
A: Oh, es gibt viele Jungs, die für ihn arbeiten.
J: *Ist er der Chef?*
A: Er ist einer der großen Männer. Er hat nicht sehr viele über sich.
J: *Gibt es jemanden, der sein Boss ist?*
A: Es gibt noch zwei weitere, die höher sind.
J: *Wer sind sie?*
A: Nun, ich sah, wie er mit einem sprach, der bei ihm ist. Er ist für ein anderes Gebiet zuständig, und sie reden über den Chef. Da ist einer von ihnen so hoch oben, dass sie ihn nie einholen werden. Ich glaube nicht, dass sie jemals wissen werden, wer er ist, oder ob er beteiligt war oder nicht.
J: *Aber du weißt nicht, wer er ist?*
A: Ich weiß nicht, ob er der oberste ist. Als ich es zum ersten Mal herausfand, hatte ich Angst. Ich habe nicht versucht, viel mehr herauszufinden. Ich hasse es, so etwas über ihn zu wissen, aber ich weiß, dass er mit Frank zusammengearbeitet hat.
J: *Frank? Ist das der Chef?*
A: Das ist er.
J: *Ist das derjenige, der so hoch ist, dass ihn niemand jemals erreichen wird?*
A: Nein. Frank ist nur.... wenn sie ihn kriegen, werden sie denken, dass sie den besten Mann haben.
J: *Kennst du seinen vollen Namen?*
A: Nun, als ich ihn damals kannte, wusste ich nicht, dass er der Chef ist. Aber als ich zurückkam, um Al zu sehen, wusste ich es. Ich kenne jetzt seinen Namen und alles andere. Das wusste ich vorher nicht.

Johnny und ich hielten buchstäblich den Atem an. Würden wir etwas bekommen, das verifiziert werden könnte?

J: *Wie ist sein Nachname?*

A: Nitti.
J: *Nitti. Frank Nitti. Kanntest du ihn gut?*
A: Oh, ich habe ihn gesehen. Ich habe ihn oft gesehen. Ich dachte nicht, dass er sehr klug ist. Ist das nicht lustig?
J: *Und dann ist er der Chef von Al.*
A: Ja, ich dachte, Al wäre sein Chef. Niemand wusste jemals genau, was Frank tat. Al sagte immer, er hat schlechte Laune. Stell' bloß keine Fragen. Was auch immer er sagt, du stimmst zu und tust so, als würdest du es ernst meinen.

Also, endlich hatten wir den Namen einer echten Person. Jeder, der mit den Geschichten der goldenen zwanziger Jahre und der Banden Al Capone und Frank Nitti vertraut ist, weiß von ihrem berüchtigten Ruf. Sie waren einige der bemerkenswertesten Figuren dieser extravaganten Ära. Aber *versuchen* Sie einmal, Informationen über seine Bande zu finden! Die Chicago *Tribune* und das Chicago Police Department konnten mir überhaupt nicht helfen.

Die Chicago *Tribune* konnte nicht einmal Auskunft über Frank Nitti geben, von dem man weiß, das er lebte. Sie schrieben zurück: "Es tut uns leid, dass wir bei Ihren Fragen zur frühen Kriminalgeschichte Chicagos nicht sehr hilfreich sein können. Unsere Artikelakten sind nur bruchstückhaft für diesen Zeitraum und wir konnten nichts zu den Themen Ihrer Anfrage finden, d.h. Frank Nitti und seine Gang."

Die Chicagoer Polizei war ebenfalls eine Sackgasse. Sie haben nicht einmal meinen Brief beantwortet. Als die beste Informationsquelle erwies sich ein altes Buch, das ich in der Bücherei der University of Arkansas fand. Es wurde 1929 gedruckt und gilt als Rarität. Es war die *Organisierte Kriminalität in Chicago,* von John Landesco. Frank Nitti, auch bekannt als "Enforcer", war zweiter Anführer und Geschäftsführer des Syndikats von Al Capone. Er kümmerte sich um den größten Teil des Schutzgeldes. Es war unmöglich, Informationen über Männer zu finden, die für ihn gearbeitet haben könnten. Landesco erklärte, dass das System der Buchführung in der Polizei damals sehr primitiv war. Fingerabdrücke wurden genommen, aber wenn zu der Person keine Aufzeichnungen vorhanden waren, wurden diese nicht angelegt, sondern vernichtet. Die Aufzeichnungen waren extrem unvollständig, und einige sehr wichtige Bandenführer hatten überhaupt keine oder nur sehr dürftige Aufzeichnungen. Die Zeitungen der damaligen Zeit (die ich auf Mikrofilm fand) erzählten mehr über das, was geschah, als Aufzeichnungen. Außerdem scheint es, dass der Name Gagiliano in Chicago ein gängiger Name war, obwohl er uns fremd war. Eine Durchsuchung der Polizeiakten würde also bedeuten, den Weizen von der Spreu zu trennen und zu hoffen, dass man etwas finden würde. Es wäre auch extrem zeitaufwändig. Dann erwähnte June auch, dass Al nicht wollte, dass jemand seinen richtigen Namen kennt. Er mag mit der Bande unter einem anderen Namen gegangen sein, um seine Familie zu schützen.

Unter diesen Umständen wird jede Erforschung dieser Ära äußerst schwierig. Normalerweise sollte man damit nicht rechnen dürfen, da diese Ereignisse schließlich in der jüngeren Vergangenheit stattfanden. Deshalb war es enttäuschend, als diese Hindernisse auftauchten.

Während einer weiteren Sitzung wurde Anita gefragt, wo sie sei.

A: Ich gehe nur durch die Gegend. Ich tue nur, was man mir sagt...lernen. Manchmal gehe ich zurück in mein eigenes Haus, aber es gibt jetzt andere Leute, die dort leben, und es ist nicht mehr sehr schön. Sie haben sich nicht darum gekümmert. Sie lassen meine weißen Wände schmutzig werden. Ein Anstrich ist nötig. Ich mag sie nicht gerne sehen. Sie verlegen meine Möbel. Sie bewegen Dinge, und ich mag es nicht, also gehe ich nicht sehr oft hin.
J: *Wo bist du die meiste Zeit?*
A: Bei Al. Bei ihm zu Hause.
J: *Glaubst du, er kann dich sehen?*
A: Ich rede mit ihm, aber er hört mich nicht. Er weint viel. Er wird auch alt. Ich liebe ihn nicht mehr so sehr wie ich es früher getan habe, aber ich fühle mich ihm sehr nahe.
J: *Du liebst ihn nicht?*
A: Nicht auf die Art, wie ich ihn damals geliebt habe. Ich fühle mich ihm viel näher.
J: *Glaubst du, du wirst hier warten, bis er stirbt?*
A: Nein. Ich weiß, wie er sterben wird. Ich will es nicht sehen.

J: *Woher weißt du das?*
A: Ich kann es sehen. (Verärgert) Ich kann es sehen. Wenn du dich konzentrierst, kannst du Dinge sehen.
J: *Wie wird Al sterben?*
A: Sie werden ihn töten. Die Polizei wird ihn erschießen. Sie beobachten ihn schon seit langem. Und sie werden ihn schlussendlich töten.
J: *In welchem Jahr werden sie ihn erschießen?*
A: Bald. Noch in diesem Jahr.
J: *Kannst du dich konzentrieren und voraussehen, was du tun wirst?*
A: (Lange Pause) Ich werde eine Weile hier bleiben. Ich muss mit Al sprechen. Ihm sagen, dass ich all die Dinge verstehe. Dann werde ich einfach gehen.
J: *Was glaubst du, wo du hingehen wirst?*
A: Ich weiß nicht. Ich dachte, ich komme in die Hölle, wenn ich sterbe, aber das bin ich nicht. Ich brenne nicht!
J: *Hast du den Himmel gesehen?*
A: Nein. Ich habe mit Al's Mutter darüber gesprochen. Sie war auch noch nicht dort. Wir schauen uns nur irgendwie um und sehen Dinge.
J: *Du kannst die Gebäude sehen. Du kannst die Dinge so sehen, wie sie waren, als du noch am Leben warst?*
A: Ja. Ich kann direkt durch die Gebäude gehen. Ich kann reden, ich kann schreien, und sie können mich nicht hören. Niemand kann mich hören. Wenn sie sich konzentrieren würden, könnten sie mich hören. Jeder könnte Geister hören, wenn er sich nur konzentrieren würde. Einige Leute haben Angst vor Geistern. Aber sie versuchen nur, dich zu warnen, sie tun dir nicht weh. Ich spreche mit Al und sage ihm: "Geh' heute Abend nicht dorthin! Geh' nicht dorthin, geh' nicht dorthin! Die Polizei beobachtet Euch."
J: *Wo geht er hin?*
A: Er geht zu diesem Ort, wo sie diese Sachen machen.
J: *Whiskey?*
A: Alle möglichen Dinge. Er geht dorthin und beaufsichtigt seine Leute. Er sagt ihnen, wohin sie gehen sollen. Die Polizei beobachtet ihn schon seit langem. Sie werden wirklich durchgreifen.

Nach alten Zeitungsakten begann das Durchgreifen 1929, als an einem Tag bis zu 3.000 Menschen verhaftet wurden. Es ging bis 1930 weiter, als die Zeitungen die Namen der Polizisten und die Anzahl der getöteten Gangster auflisteten. Dem zuständigen Polizeipräsidenten wurde gesagt, er würde alle Hilfe erhalten, die er und seine Truppen von "tötenden Polizisten" benötigen würden. Die Namen der Gangster wurden nicht aufgeführt, weil zu viele verhaftet oder getötet wurden. Es ist logisch anzunehmen, dass der Tod von Al zu diesem Zeitpunkt eingetreten ist.

J: *Du wirst nicht hier bleiben und zusehen, wie er stirbt?*
A: Ich will nicht, dass er stirbt.
J: *Aber du hast gesagt, du willst trotzdem mit ihm reden.*
A: Wenn er begraben ist, werden wir reden. Ich werde nicht dorthin gehen, wo es passieren wird. Ich werde hier bleiben und auf ihn warten.
J: *Wird er auf dem Familienfriedhof beerdigt?*
A: Ja. Sie werden ihn dorthin bringen. Seine Frau ist sauer. Sie will nicht, dass er in meiner Nähe ist.
J: *Kannst du sehen, wann seine Frau sterben wird?*
A: Sie wird noch etwas länger leben. Sie wird für ihre Enkelkinder leben. Seine Söhne sind jetzt alle verheiratet, und sie werden Enkelkinder bekommen.
J: *Kannst du Al sehen, nachdem er tot ist?*
A: Ich sehe seinen Geist. Wir reden.
J: *Ist Al's Mutter auch da?*
A: Sie hat mit uns gesprochen. Sie weiß, dass er mich geliebt hat, als er noch lebte. Unsere Seelen waren eng verbunden. Wir können hier aber nicht lange zusammenbleiben. Es scheint, als müsste ich woanders hingehen.
J: *Musst du gehen?*
A: Sie rufen dich, wenn sie dich brauchen.
J: *Wer ruft dich?*
A: Da ist diese Stimme, die mich ruft. Sie ruft mich weg.
J: *Und wohin gehst du?*
A: Ich weiß nicht. ... Folgen, schweben und folgen. ... Al hat bereits gerufen. Ich wartete auf ihn. Er geht. Er geht. ... (Pause) Da ist diese Frau. Sie betet ständig um Hilfe.

J: *Welche Frau?*
A: Ich weiß nicht. Ich gehe dorthin, aber es gefällt mir nicht. Es ist in Missouri. Diese Frau ist von der Farm weggezogen. Auf der Farm gefiel es ihr auch nicht. Vielleicht soll ich ihr deshalb helfen. Aber sie ist dumm. Ich rede mit ihr, aber sie hört nicht zu. Wenn ich Geräusche mache, hört sie Geräusche. Sie nennt sie Warnungen.
J: *Und diese Frau betet?*
A: Sie sagt: "Bitte, Gott, hilf mir. Ich kann es nicht mehr aushalten." Sie arbeitet sehr hart. Sie hat viele Kinder. (Pause) Oh, Gott, ich will nicht hier bleiben müssen. ... Es ist wie vorher...... Ihr Mann ist gemein zu ihr. Ich versuche, ihr zu sagen, dass sie gehen soll, aber sie hat Angst zu gehen. Sie hat viele Kinder und hat Angst.
J: *Hat dir die Stimme gesagt, zu ihr zu kommen?*
A: Ja. Ich soll hier etwas tun, aber ich weiß nicht, was. (Ihre Stimme klang sehr erbärmlich.) Sie werden es mir sagen. Jemand wird mir sagen, was ich tun soll. – Die Stimme! – Ich muss zurückgehen und wieder *arm* sein. (Sie klang erstaunt.) Ich werde wieder jemand anderes sein müssen!
J: *Wer hat dir das gesagt?*
A: Ich weiß es einfach. Es ist ein Gefühl, das ich habe. Ich bin in diesem Körper. Diese Frau hasst mich, und ich bin noch nicht einmal geboren. ... Ich habe Arme, die anfangen zu wachsen.... Beine... es werden mal Beine sein. Ich muss das Ganze noch einmal durchleben. (Mit einem Gefühl der Resignation.) Ich habe das schon einmal davor erlebt, und davor, und davor und davor. Und ich muss es noch einmal machen. ... Das wird nicht einfach werden.
J: *Es wird schwieriger sein als die, die du vorher hattest?*
A: Ja. Sie hasst mich. Sie betet jeden Tag, dass ich sterben werde. Sie hasst mich!
J: *Wie groß bist du jetzt?*
A: Ich bin fast bereit, geboren zu werden. Ich bin groß... für ein Baby, ich bin sehr groß. (Pause) Sie sitzt und weint. Sie will mich nicht. Sie weiß nicht, dass ich ihr bereits geholfen habe. Ihr Mann wollte sie verlassen, aber als sie schwanger war, ging er nicht. Er konnte sie nicht schwanger verlassen.
J: *Wie viele Kinder hat sie?*

A: Ich werde ihr Achtes sein, aber einer ist gestorben. Ich habe mit ihm gesprochen. Er hat mir erzählt, was passiert ist. Sie erzählte allen, dass er gestorben ist, aber er ist nicht gestorben. Er wurde geboren, und sie war ganz allein im Haus. Er wurde etwas zu früh geboren, und sie wollte die Nabelschnur nicht trennen. Sie ließ ihn sterben. Sie hat ihn getötet! Sie hasste ihn. Sie wollte überhaupt keine Kinder.

Es wurde deutlich, dass Anita von ihrem Eintritt in ihr gegenwärtiges Leben sprach. Sie sagte später, dass sie von keinen Problemen zwischen ihrem Vater und ihrer Mutter gewusst habe. Ihr Vater war immer liebevoll und freundlich zu ihr, aber ihre Mutter zeigte ihr nie eine Form der Zuneigung. Sie war eine sehr kalte Frau. Anita wurde geboren, als ihre Mutter älter war, nach den "Wechseljahren", und sie schien immer eine Abneigung gegen Anita zu haben. Infolgedessen wuchs sie ohne Gefühle für ihre Mutter auf, aber sie liebte ihren Vater. Sie hat viele Brüder und Schwestern, alle älter als sie. Das jüngste Mädchen war bei der Geburt von Anita ein Teenager, so dass es auch keine Nähe zu den Geschwistern gab. Die Familie sagte immer, dass es ein weiteres Kind gegeben hatte, einen Jungen, der vor der Geburt von Anita starb, aber das war alles, was jemals gesagt wurde. Wenn das, woran Anita sich unter Hypnose erinnerte, wahr wäre, wusste sie, dass sie nie in der Lage sein würde, jemandem in ihrer Familie davon zu erzählen. Ich nehme an, ihre Mutter wäre die einzige Person, die die Wahrheit darüber wusste, was wirklich passiert ist. Anitas Mutter starb ungefähr zur gleichen Zeit, als wir mit diesem Experiment begannen, und Anita trauerte nicht um ihren Tod. Aber das war nicht gerade die Art von Thematik, nach der man seine Mutter fragen konnte.

J: *Bist du schon geboren?*
A: Gleich. Ihr Körper ist müde. Sie drückt nicht nach unten. Der Arzt hilft ihr. Er drückt sie, und ihre Muskeln bewegen sich. Er schiebt.... er schiebt.

Das war sehr dramatisch. Anita begann zu keuchen und nach Luft zu schnappen. Sie packte die Arme des Stuhls und schob sich fast vom Sitz nach oben, als sie ihren Kopf von einer Seite zur anderen verdrehte, als ob sie um Luft kämpfte.

A: (Sie keuchte.) Es ist schwer zu atmen.... es ist schwer zu atmen. Sie beeilen sich besser. Ich werde erwürgt.

Ich wurde beunruhigt. Das war nur schwer anzusehen. Könnte sie sich tatsächlich selbst verletzen? Aber dann dachte ich, sie *wurde* geboren. Sie ist ganz gut hierher gekommen. Wenn Johnny irgendwelche Bedenken hatte, zeigte er es nicht. Er schien die Situation unter Kontrolle zu haben.

J: *Ist die Schnur um deinen Hals gewickelt?*
A: (Sie keuchte und keuchte.) Nein. Ich kann nicht atmen. Es ist eng. Es ist eng.... Ich kann nicht gut atmen...... Gott sei Dank, der Arzt ist hier. Sie wird mich nicht töten!

Sie seufzte erleichtert und fiel in den Stuhl zurück.

J: *Ist es jetzt einfacher zu atmen?*
A: Ich bin jetzt geboren. Mein Kopf ist draußen. Das ist der schwierigste Teil. (Pause) Ich liege auf einem Tisch. Meine Tante wäscht mich. Tante..... Lottie ist ihr Name.

Ihre Tante Lottie hatte ihr gesagt, dass sie da war, als Anita zu Hause geboren wurde.

J: *Kannst du sie sehen?*
A: Wenn sie mir diesen Schleier vom Gesicht nimmt, kann ich es.

Beachten Sie, dass es einen populären Volksglauben gibt, dass ein Baby, das mit einer Glückshaube im Gesicht geboren wird, psychische Fähigkeiten hat.

A: Ich bin ein hübsches Baby, aber ich bin rot.
J: *Nun, das wird ein paar Tage dauern, bis es weg ist.*
A: Ich werde das alles noch einmal durchleben.
J: *Erinnerst du dich an.... Carol?*
A: Irgendwo in der Vergangenheit kannte ich sie. Sie hat viele

falsche Dinge getan. Falsche Dinge. Diesmal muss ich vorsichtig sein. Und nicht diese Dinge tun. Wenn ich heirate, bleibe ich verheiratet. Ich werde nie wieder weglaufen, egal wie sehr ich es will. Ich denke, deshalb musste ich zurückkommen.
J: Hat dir deine Mutter einen Namen gegeben?
A: Nun, meine Mutter will mir einen geben, aber mein Vater lässt sie nicht. Mein Daddy sagte, sie wollte mich nie. Sie hat kein Recht, mir einen Namen zu geben.
J: Wird dir dein Vater einen Namen geben?
A: Ich glaube, er wird auf meine Tante hören..... Sie sagt, Anita ist ein schöner Name. Es ist ein exotischer Name, und vielleicht werde ich berühmt oder mache etwas mit einem solchen Namen. Und meine Mutter hasst diesen Namen. Im Moment hasst sie ihn.... aber es ist mir egal. Mein Daddy hat es dem Arzt gesagt, und es ist bereits auf dem Namensformular...... Und sie gaben mir den Namen Jane. Anita Jane. (Heimlich) Jane ist wie Carol..... Ich war auch mal Jane.

Sie sagte das, als hätte sie ein Geheimnis, das nur sie kannte.

J: Was meinst du damit, du warst mal Jane?
A: Vor langer Zeit war ich Jane. ... Und weißt du, was lustig ist? Meine Mutter denkt, sie hat einen Streit gewonnen, aber sie hat nichts gewonnen. Sie sagte, ich sei nach ihrer Mutter Jane benannt. Aber ich war mal Jane. Ich wäre sowieso Jane gewesen.

Diese Sitzung, die den Tod und die Wiedergeburt von June als Anita umfasste, hatte zwei aufregende Stunden gedauert. Wir waren emotional erschöpft... absolut ausgelaugt... und bereit, es zu beenden und eine Pause einzulegen. Doch jetzt sagte sie uns, dass es noch mehr gibt. Es gab eine andere Persönlichkeit, die Jane genannt worden war! Nun, wir hatten genug für eine Sitzung und mussten das, was wir gehört hatten, verdauen. Jane würde bis später warten müssen.

Kapitel 6

Wir treffen Jane

Anitas mysteriöse und faszinierende Bemerkungen am Ende der letzten Sitzung gaben den Hinweis, dass noch viel mehr lauerte, nur unzugänglich. Es versprach, dass wir bisher nur an der Oberfläche gekratzt hatten. Es war, als würde man einen Wurm für einen ahnungslosen Fisch baumeln lassen, und wir waren es die am Haken waren. Wer war Jane? Gab es eine Jane? In dieser Sitzung wollten wir versuchen, es herauszufinden, aber Johnny musste trotzdem sehr vorsichtig sein beim Formulieren der Fragen, um sie nicht zu beeinflussen. Er versuchte immer Anita zu erlauben, ihre Geschichte mit eigenen Worten zu erzählen. Er brachte sie in eine Zeit vor dem Leben von June/Carol zurück.

J: *Ich werde bis fünf zählen, und wir gehen zurück ins Jahr 1870. (Gezählt) Was machst du gerade?*
A: Ich schwebe nur herum.
J: *Schweben? Ist es warm?*
A: Es ist genau richtig.

Wir hatten entdeckt, dass sie jedes Mal, wenn sie sagte, dass sie weder Hitze noch Kälte fühlte, normalerweise im Geister-Zustand war. Dieser Zustand wird in einem weiteren Kapitel näher erläutert.

J: *Kannst du etwas sehen?*
A: Ich sehe, wo ich früher gelebt habe. In dem großen Haus, das verbrannt ist. In Tennessee.
J: *In welcher Stadt ist das?*
A: Memphis.
J: *Wie ist das große Haus denn verbrannt?*

A: Die Soldaten haben es verbrannt.
J: *Warum haben sie das getan?*
A: Ich weiß nicht. Es gab Krieg, und.... Ich war nicht da, als sie es verbrannten. Ich habe sie nur beobachtet.

Da sie offensichtlich ein Geist war, beschloss Johnny, rückwärts zu gehen, um mehr über dieses Leben zu erfahren. Er brachte sie ins Jahr 1860 und fragte: "Wo bist du?"

A: Ich bin in meinem Haus.
J: *Und wo ist dein Zuhause?*
A: (Anitas Stimme verwandelte sich in einen deutlichen südlichen Akzent) Mein Zuhause ist in Memphis.
J: *Und wie heißt du?*
A: Mein Name ist Jane.

Das war also die Jane, die Anita nach ihrem Tod als June/Carol erwähnt hatte.

J: *Wie ist dein Nachname, Jane?*
A: Mein Name ist Jane Rockford.
J: *Wie alt bist du?*
A: Ich werde bald 18 Jahre alt.
J: *Bist du verheiratet?*
A: Noch nicht. Ich bin mit dem Sohn unseres Nachbarn verlobt. Sein Name ist Gerald, Gerald Allbee (Allby?).
J: *Magst du Gerald?*
A: Ich liebe ihn sehr.
J: *Wann wirst du heiraten?*
A: Nächsten Sommer.
J: *Gehst du jetzt zur Schule?*
A: Oh, nein. Ich war in der Schule. Ich ging mehrere Jahre zur Schule, um zu lernen, eine Dame zu sein.
J: *Und... warst du auf dem College?*
A: Nein, ich war bei einer Dame, die die Schule beendet hat. In der Nähe von St. Louis.
J: *Wie war der Name dieser Schule?*

Johnny suchte nach etwas, das wir überprüfen konnten.

A: Es war... es war...Whitley? Whittley? Es ist lustig, dass ich mich nicht daran erinnern kann. Es ist noch nicht so lange her. ... Ich hatte großes Heimweh. Es ist viel kälter da oben, weißt du. Und ich habe meine Mama vermisst.

Später schrieb ich an die Missouri Historical Society, um zu sehen, ob sie uns irgendwelche Informationen über eine Schule mit diesem Namen geben könnten. Dies war ihre Antwort: "Wir finden im St. Louis Directory von 1859, das unter *Schulen und Seminaren, Privat,* aufgeführt ist, den Namen Elizabeth Whiting, Locust St. zwischen der 4. und 5. Straße. *Die republikanische* Zeitung von *Missouri* für den 1. September 1860 enthält auf der Titelseite: "Frau Jewett (Nachfolgerin von Miss Whiting) wird die zweite jährliche Sitzung ihrer Schule am Montag, den 3. September, beginnen...."

Ob dies nun die gleiche Schule ist oder nicht, die Jane besucht hat, die Ähnlichkeit der Namen und der entsprechenden Daten scheint signifikant zu sein. Als die Schule 1860 den Besitzer wechselte, war sie fertig und war wieder zu Hause in Memphis.

Johnny versuchte, historische Informationen zu erhalten, weil wir wussten, dass dieses Datum vor dem Beginn des Bürgerkriegs lag.

J: *Kannst du mir sagen, wer jetzt der Präsident ist?*
A: Nun, wir führen eine große Debatte darüber, wer Präsident wird. Und Lincoln, wenn er es kapiert; er wird nicht Präsident bleiben.
J: *Oh, aber wer ist im Moment der Präsident?*
A: Ich kenne ihn nicht. (James Buchanan)
J: *Aber dieser Mann Lincoln wird Präsident werden?*
A: Mein Daddy sagt, er kann es nicht sein. Wir können es nicht tolerieren. Es ist eine unerträgliche Sache. Er weiß nichts über unser Leben und versteht uns im Süden nicht. Und wir können ihn nicht damit durchkommen lassen. Sie streiten sich, und man kann nicht anders, als es zu hören. Ich höre nicht gerne zu. Sie reden über Krieg.

J: Wird es einen Krieg geben?
A: Es könnte sein, wenn er gewählt wird. Sie werden ihn nicht tolerieren. Er ist unerträglich.
J: Und.... du bist 18 Jahre alt?
A: Ja, suh (Sir).
J: Und dein Haus ist dort in Memphis, Tennessee? Wie groß ist dieses Haus, das du hast?
A: Oh, es ist ein großes Haus, könnte man sagen, für diese Gegend. Ich stelle mir die Größe der anderen Häuser vor. Es muss.... öhm, vielleicht 14, 15 Zimmer, Veranden, und....
J: Ist dein Haus direkt in Memphis?
A: Nun, es ist nur bis zum Rand der Stadt. Es ist an der Gately Road.
J: Hast du Geschwister?
A: Nun, ich habe eine ältere Schwester, die bereits verheiratet ist. Und ich habe einen Bruder, nur ein Jahr jünger.

An diesem Punkt dachte Johnny, dass es interessant wäre zu sehen, ob Jane ihren Namen schreiben könnte. Es hatte schon einmal funktioniert, als er das kleine Kind Carolyn bat, ihren Namen zu schreiben. Sie hatte es für uns aufgeschrieben. Also ließ er Anita die Augen öffnen und gab ihr einen Bleistift und Papier. Es erschien Anita immer sehr schwer, ihre Augen in einer solchen Situation zu öffnen, wie jemand, der sehr tief im Schlaf war. Sogar mit offenen Augen hatten sie einen glasigen Blick. Anita (Jane) schrieb in einer hübschen, fließenden Schrift, mit Blüten in Großbuchstaben "Mistress Jane Rockford". Sie hat keine Ähnlichkeit mit ihrer normalen [Anitas] Handschrift.

J: Das ist schön. Hast du das in der Schule gelernt?
A: Übung und Übung, um deutlich zu schreiben.

Während er versuchte, an mehr Fragen zu denken, beschloss Johnny, sie sich beschreiben zu lassen. "Welche Farbe hat dein Haar?", fragte er.

A: Blond.
J: *Wie siehst du aus? Bist du schlank?*
A: Nun, ich habe nur eine 18-Zoll-Taille. Natürlich ist das ein wenig geschnürt.

Eine merkwürdige Aussage für die übergewichtige Person auf dem Stuhl!

J: *Was trägst du da?*
A: Ich trage ein blaues Kleid.
J: *Hat es einen vollen Rock?*
A: Oh, ich habe meine Reifen an.
J: *Oh, ja. Wie viele Petticoats?*
A: Ich trage meistens vier Stück.
J: *Vier?...... Welche Art von Schuhen?*
A: Oh, meine Schuhe sind kleine Sandalen, und da ist ein Riemen über meinem Fuß.
J: *Und was ist mit deinem Haar?*
A: Nun, mein Kindermädchen macht es. Und sie kämmt es in Wellen zurück. ..... man kann die Locken für sich selbst im Hintergrund sehen. (Anita drehte ihren Kopf zur Seite und tätschelte ihr Haar.)
J: *Ein Kindermädchen? Hast du viele Diener?*
A: Oh, mein Vater hat viele Neger.
J: *Wie heißt dein Vater?*
A: Master Rockford.
J: *Und deine Mutter?*
A: Der Name meiner Mutter? Ihr Name ist auch Jane.

So war unsere zweite Persönlichkeit entstanden, und diese junge südliche Schönheit war so anders als unsere laxe Chicagoer Dame, ein Unterschied wie Tag und Nacht. Und die beiden waren auch deutlich anders als Anita. Der Rest von Jane Rockfords Geschichte kam in mehreren Sitzungen ans Licht, also werde ich sie noch einmal, für ein leichteres Lesen, in chronologischer Reihenfolge zusammenfassen.

Unser erster Kontakt mit Jane war 1850.

J: *Was machst du gerade?*
A: Mit meinen Puppen spielen. Es ist furchtbar heiß draußen.
J: *Muss Sommerzeit sein.*
A: Ohja.

Johnny fragte erneut nach ihrem Namen und wo sie lebte, um zu überprüfen, ob wir mit Jane sprachen.

A: Ich wohne in der Gately Road in dem großen weißen Haus.
J: *Wie alt bist du, Jane?*
A: Acht. Mein Geburtstag war im Frühjahr.
J: *Hattest du eine Geburtstagsparty?*
A: Nur in der Familie.
J: *Hast du viele schöne Dinge bekommen?*
A: Ich bekomme immer Geschenke. Ich habe einen hübschen Ring, neue Kleider. Ich habe diese Puppe, mit der ich spiele.
J: *Oh, das ist hübsch. Gehst du zur Schule?*
A: Eine Dame kommt ins Haus.
J: *Oh, du hast eine Tutorin.*
A: Eine was?
J: *Oh, nennt man das nicht eine Tutorin? Wie nennst du sie?*
A: (Unschuldig) Ich nenne sie Miss White.
J: *Miss White. Du nennst sie nicht "Lehrerin" oder so was in der Art?*
A: Oh, sie ist meine Lehrerin.

Es erschien uns immer seltsam, wenn Anita die Bedeutung eines Alltagswortes nicht kannte, während sie in diese anderen Leben zurückversetzt war. Das waren Worte, die ihr Bewusstsein sicherlich kennen würde. Dies geschah auch bei zahlreichen anderen Gelegenheiten. Manchmal, wenn man die Bedeutung eines Wortes erklären muss, ist es kompliziert. Es gibt dir ein seltsames Gefühl, dass du *wirklich* in Kontakt mit einer Person aus einer anderen Zeitperiode bist. Wir haben Jane im Alter von 15 Jahren wieder kontaktiert.

J: *Was siehst du gerade?*
A: Den Hof. Er wird grün sein.... es ist noch nicht ganz grün.

J: Wo wohnst du, Jane?
A: Im Haus meines Vaters und meiner Mutter.
J: Oh, das ist das große weiße Haus?
A: Es ist sehr groß.
J: In welcher Stadt bist du?
A: Ein wenig außerhalb von Memphis.
J: Wie kommst du in die Stadt?
A: Im Wagen.
J: Ist es eine lange Fahrt?
A: Oh, nein, es ist nicht weit.
J: Gehst du oft in die Stadt?
A: Manchmal darf ich.
J: Wie alt bist du, Jane?
A: Solltest du das fragen?
J: Nun, ich habe mich nur gefragt.
A: Nun, ich bin 15.
J: Gehst du zur Schule?
A: Ich werde gehen. Ich bin jetzt zu Hause. Ich werde dieses Jahr weggehen. Ich werde drei Jahre lang zur Schule gehen. Ich könnte auch länger bleiben.
J: Wohin gehst du?
A: Es ist sehr nahe bei St. Louis.
J: Oh, das ist im Norden.
A: Ja. Mein Daddy wird mich mitnehmen. Wir fahren mit dem Boot. Boote fahren die ganze Zeit da hoch. Du kannst sogar noch weiter hoch, wenn du willst.
J: Warst du schon einmal auf diesen Booten auf dem Fluss?
A: Ich bin auf den Damm gegangen und habe sie mir angesehen.
J: Aber du bist nie auf einem von ihnen gefahren?
A: Nicht vorher.
J: Ich wette, das wird lustig.
A: Ich habe irgendwie Angst, aber ich denke, es wird Spaß machen.
J: Oh, es gibt nichts, wovor man Angst haben müsste. Kannst du schwimmen?
A: Nein. (In diesem Leben ist Anita Schwimmlehrerin.)
J: Nie gelernt, wie man schwimmt?

A: Nein.
J: *Nun, es ist genau wie bei den Fischen im Wasser. Sie haben viel Spaß beim Herumschwimmen.*
A: Was soll ich mit meinen Armen machen?
J: *Nun, weißt du, wenn du schwimmst, musst du deine Arme so benutzen, wie der Fisch seine Flossen benutzt.*
A: Ich schätze ja.
J: *Du sagst, du hast das Boot gesehen? Wie groß ist es?*
A: Oh, es ist drei Stockwerke hoch. Und Papa sagt, es gibt noch ein weiteres Zimmer, sogar darunter. Es würde unter Wasser sein.
J: *Wie heißt das Boot?*
A: Oh, es gibt mehrere, die in und aus Memphis kommen. Ich weiß nicht, welches wir nehmen werden.
J: *Ich dachte, du hättest bereits Vorkehrungen getroffen.*
A: Oh, es ist noch eine ganze Weile hin bis zur Schule.
J: *Gehen dein Vater und deine Mutter beide mit dir da rauf, bis du dich in der Schule eingelebt hast?*
A: Ich denke, nur Papa. Er erledigt solche Dinge.
J: *Du sagst, die Schule ist in der Nähe von St. Louis. Sie ist nicht in St. Louis?*
A: Oh, nein. Sie ist nicht in der Stadt, sie ist draußen. Und sie bringen dir dort alle möglichen Dinge bei, wie z.B. Reiten und solche Dinge.
J: *Das wird eine Menge Spaß machen.*
A: Aber wir können manchmal in die Stadt gehen, um Dinge zu erledigen. Es ist nicht so weit, dass man nicht in die Stadt gehen kann. Daddy sagte, es wäre nur ein bisschen weiter als der Weg von unserem Haus hier bis in die Stadt. Nur noch ein bisschen weiter.
J: *Hast du dein eigenes Pferd dort im Haus? Reitest du überhaupt?*
A: Das tue ich manchmal. Ich bin aber wirklich nicht sehr gut darin. Ich mag es. Ich genieße es.
J: *Wenigstens weißt du schon, wie man reitet. Ich wette, einige dieser Mädchen, die auf diese Schule gehen, wissen nicht einmal, wie man reitet.*
A: Vielleicht nicht, wenn sie nicht von einer Plantage

kommen. Einige Mädchen, die dorthin gehen, sind Stadt Mädchen. Einige leben nicht so gut wie wir. Ich will es so machen wie mein Daddy.
J: *Kann er richtig gut reiten?*
A: Ja, und er kann anders auf dem Sattel sitzen als wir. Es wäre einfacher, schneller zu reiten, wenn du einfach dein Bein rüberwerfen und loslegen könntest.
J: *Oh, du kannst nicht so sitzen?*
A: Nein, der Sattel.... Ich bin wirklich..... Ich habe das Gefühl, dass ich runterfallen könnte. Aber Papa sagt, dass das nie jemand tut. Du kannst dein Bein über das kleine Ding legen, und das hilft, dich festzuhalten. Ich halte mich furchtbar fest, und Papa sagt, dass ich ein Talent habe, zu fest an den Zügeln zu ziehen. Das macht ein Pferd nervös, wenn man das tut. Man soll sanft zum Mund des Pferdes sein. Wenn du zurückziehst, schmerzt es in ihren Mund. Du kannst ein gutes Pferd auf diese Weise ruinieren.

Es klang, als würde sie sich auf einen Damensattel beziehen. Eine ungewöhnliche Situation entstand, als wir wieder ins Jahr 1860 zurückkehrten, und Anita wurde gefragt. "Was machst du da?"

A: (Pause) Nichts.
J: *Ist es heiß?*

Er dachte, sie könnte in Geisterform sein, obwohl sie es nicht hätte sein sollen, je nach Jahr.

A: Nein.
J: *Ist es kalt?*
A: Nein.
J: *Genau richtig?*
A: Angenehm.
J: *Was siehst du gerade?*
A: Nun, es gibt hier in der Nähe eine Menge Farmen.
J: *Wo bist du?*
A: Ich ruhe mich gerade aus. Ich kann das...es ist schön, das

zu tun. ... Ziemlich bald werde ich aufwachen. (Das war's also, sie schlief.) So schöne Orte.
J: *Sind sie alle schön und grün?*
A: (Sie nickte.) Diesen Frühling ist alles schön. (Pause) Ich habe gehört, dass die Dinge an anderen Orten anders sind, aber..... Ich denke, es ist alles so wie jetzt. Ich würde gerne sehen, ob das alles so ist.
J: *Was meinst du mit anderen Orten?*
A: Oh, man sagt, wenn man den Fluss überquert und nach Norden geht, kommt man in die Berge und alles Mögliche. Es gibt einige Orte, die nur Prärie-ähnlich sind. Sie pflanzen nicht so viel wie wir. Es gibt einige Orte, die wirklich trocken sind, und überhaupt kein Wasser haben. Und es gibt Orte, an denen die Temperatur das ganze Jahr über fast gleich ist, und.... und manchmal geht man den ganzen Weg nach Westen und den ganzen Weg nach Norden, im Winter ist es kalt. Man sagt, auf dem Boden liegt Schnee, manchmal höher als der Kopf eines Mannes. Das kann ich mir nicht vorstellen. Ich glaube, es sind alles Farmen. Es sind nur Geschichten.
J: *Wirst du bald aufwachen, Jane?*
A: Nun, ich sollte eigentlich ein Nickerchen machen. Jeden Nachmittag sollen wir uns einfach hinlegen und ausruhen, wie es Frauen tun. Aber ich liege einfach hier und träume und denke darüber nach, wie alles aussieht. Und manchmal liege ich einfach hier und schaue mir die Glyzinie an, und ich träume einfach nur so.
J: *Wie alt bist du, Jane?*
A: Oh, 18.
J: *Und du lebst in Memphis. Es gibt einen großen Fluss, der da durchfließt, nicht wahr?*
A: Ja.
J: *Wohnst du in der Nähe des Flusses?*
A: Nun, nicht direkt daneben. Menschen, die ganz in der Nähe leben, werden ab und zu überflutet, und wir bauen zurück. Dieses Haus ist schon lange hier. Der Vater meines Vaters hat es gebaut. Hier ist es, wo er es wollte.
J: *Er fand heraus, wo er es bauen sollte, damit die*

Überschwemmungen nicht bis zu ihm gelangen.
A: Wir werden niemals getroffen. Wir haben überall um uns herum Hochland. Hier ist es sicher.
J: Oh, das ist schön. *Habt ihr dort viele Leute, die für deinen Vater arbeiten?*
A: Weiß, meinst du? Nur der Aufseher ist weiß. Die Dame, die für Mutter näht. Sie ist weiß. Ich habe viele Sklaven.
J: *Weißt du, wie viele Sklaven dein Vater hat?*
A: Oh, es gibt über 50 Familien von ihnen.
J: *Das ist eine ganze Menge.*
A: Nun, ja, aber weißt du, es braucht viele. Es gibt eine Menge Land.
J: *Viel Baumwolle zum Pflücken?*
A: M-hmm. Viel Baumwolle angepflanzt.
J: *Was wächst dort noch auf der Plantage?*
A: Nun, Daddy mag es, wenn wir einen Garten haben und frische Dinge haben. Weißt du, wir erhalten einen Großteil unseres Essens auf diese Weise.
J: *Hast du einen eigenen Garten?*
A: Es gibt einen Garten für das Haus.
J: *Aber du hast keinen, der nur für dich selbst ist.... Gehst du jemals raus und arbeitest im Garten?*

Er dachte an die arme Carol, die auf der Farm arbeitet.

A: (Schockiert) Oohh, ich hätte überall Sommersprossen. Und werde braun wie ein Neger. Ich gehe nicht in die Sonne. Ich muss Buttermilch auf meine Hände geben, so ist es.

Das war sicherlich ein weit entfernt von Carol.

J: *Warum schmierst du Buttermilch auf deine Hände?*
A: Oh, es hilft, sie weiß zu halten. Du schmierst Buttermilch auf dein Gesicht und deine Hände, und es hält die Sommersprossen davon ab, sich zu zeigen, wenn du in dieser Sonne rausgehst. Sukey ist immer hinter mir her, um meinen Hut und meine Handschuhe zu tragen. Es wird manchmal so heiß, dass ich sie gerne ausziehen würde, aber

es ist wichtig für eine Dame, nett auszusehen. Du musst weiß und hübsch sein.
J: *Wer ist Sukey?*
A: Oh, sie ist mein Kindermädchen.
J: *Wo leben all diese Sklaven?*
A: Nun, sie leben in ihrem Quartier. Sukey bleibt im Haus. Sie weint und stöhnt nur und macht weiter, wenn sie versuchen, sie dazu zu bringen, draußen zu bleiben. Sie hat da hinten eine kleine Hütte, aber sie will nicht da drin bleiben. Sie will bei mir bleiben. Weißt du, sie ist mit mir zusammen, seit sie meine Amme war. Sie ist nur unglücklich, wenn ich nicht bei ihr bin. Also lässt mein Daddy sie einfach in dem kleinen Zimmer neben meinem wohnen.
J: *Auf diese Weise ist sie die ganze Zeit in deiner Nähe. – Hast du männliche Freunde?*
A: Ein paar.
J: *Glaubst du, dass du bald heiraten wirst?*
A: Ja. Ich werde heiraten.
J: *Wann wirst du heiraten?*
A: Ähm, es wird nicht mehr lange dauern. Aber ich rede immer noch gerne mit all den anderen Jungs und tanze mit ihnen.
J: *Oh, wenn du heiratest, kannst du nicht mit den anderen Jungs reden?*
A: Nun, es ist nicht richtig... es ist einfach nicht angemessen, dass sich eine Dame so verhält. Ich will einfach alles aus mir herauslassen, bevor ich heirate.
J: *Wen glaubst du, wirst du heiraten?*
A: Oh, ich werde Gerald heiraten. Das wurde schon vor langer Zeit vereinbart.
J: *Wann hast du diese Vereinbarung getroffen?*
A: Nun, als wir ungefähr 16 Jahre alt waren.... war es nur eine Art Entscheidung. Ich habe es nie gesagt, aber er ist es, den ich eh wollte.
J: *Du klingst, als würdest du Gerald wirklich mögen.*
A: Oh, das tue ich.
J: *Er muss ein wirklich netter Junge sein.*
A: Er sieht sehr gut aus.
J: *Wohnt er in deiner Nähe?*

A: Nun, ja, direkt neben uns. Wir werden hier unser Haus bauen, genau zwischen den beiden. Eines Tages wird das meins sein, und eines Tages wird sein Land ihm gehören, und wir werden dieses Haus einfach in der Mitte bauen.
J: *Alles zusammenführen.*
A: Ja, ich will mein eigenes Haus. Ich mag dieses hier, aber ich will mein eigenes.
J: *Denkst du, Sukey wird mit dir gehen, wenn du heiratest und in deinem Haus lebst?*
A: Oh, sie wird bei mir sein. Sie würde sich nur zu Tode betrüben. Mein Vater sagte, ich würde sie haben, und meine Mutter sagte, ich würde Missy nehmen.
J: *Wer ist Missy?*
A: Das ist Sukey's Enkelin, ein kleines, kleines Ding. Sie wird im ganzen Haus eine Hilfe sein. Wir holen ein paar Sklaven aus seinem Haus. Wir müssen auch welche haben, wenn wir später mit dem Pflanzen beginnen. Ich denke, er wird nur für eine Weile mit seinem Vater arbeiten.
J: *Haben seine Leute auch eine große Plantage?*
A: Oh, sie ist größer als unsere. Es ist eine gute Größe.
J: *Und wann wirst du heiraten?*
A: Nächstes Jahr.

Johnny entschied sich, sie ein Jahr vorwärts zu bringen zu dem Zeitpunkt ihrer Heirat.

J: *Wirst du in der Kirche heiraten?*
A: Ich werde hier zu Hause heiraten. Im Haus, und ich übe, die Treppe hinunterzugehen.
J: *Wirst du eine große Hochzeit feiern?*
A: Oh, alle werden auf meiner Hochzeit sein.
J: *Welcher Tag ist heute?*
A: Es ist der erste Tag im August.
J: *Welches Jahr haben wir?*
A: Es ist 1861.
J: *Wer ist unser Präsident?*
A: Abraham Lincoln.
J: *Wie lange ist er schon Präsident?*

A: Es ist noch nicht lange her, und wir haben viel Ärger dadurch. Wir werden Jefferson Davis zu unserem Präsidenten machen.
J: *Jefferson Davis? Wird er ein guter Präsident sein?*
A: Er ist ein feiner südländischer Gentleman.
J: *(Pause) Wie bald wirst du heiraten?*
A: Wir werden sehr bald heiraten, wenn Gerald zurückkommt. Er ging zur Miliz, um sich über etwas zu informieren. Er muss vielleicht zur Miliz. Wir warteten, bis er mit der Schule fertig war, und jetzt muss er vielleicht zur Miliz. Er wird morgen wiederkommen.
J: *Hat die Miliz ihn gerufen?*
A: Er erhielt eine Nachricht. Alle ehrenwerten Gentlemen gehen.
J: *Hast du alles für die Hochzeit vorbereitet? Ist das Haus komplett renoviert?*
A: Sie haben gebacken und gebacken. Wir werden viele Leute hier begrüßen. Sie werden in zwei Tagen hier sein. Wir werden in zwei Tagen heiraten.
J: *Und heute ist der erste August?*
A: Das ist richtig.
J: *Du wirst am 3. August heiraten? Wer führt die Zeremonie durch?*
A: Nun, es ist Reverend Jones.
J: *Wie ist deine Religion?*
A: Wir sind bischöflich.

Johnny brachte sie auf den 3. August, den Tag der Hochzeit.

A: Ich gehe diesen Treppengang in meinem Haus hinunter.
J: *Wird Musik gespielt?*
A: Schöne Musik..... Ich bin so glücklich.

Und sie *war* glücklich. Man konnte wirkliche Emotion in ihrer Stimme spüren.

A: Und aufgeregt.
J: *Kannst du Gerald da stehen sehen?*

A: Ja. Er ist sehr attraktiv und blond. Er trägt eine Uniform. Aber er sagte mir, es dauert nicht lange.
J: *Was für eine Art Uniform ist das?*
A: Es ist eine graue, mit Messingknöpfen.

Grau war die Farbe der Uniformen der Konföderierten.

J: *Wohin geht ihr in den Flitterwochen?*
A: Ich weiß nicht. Wir machen eine Flussfahrt. Mit einem Boot den Fluss hinunter.
J: *Wohin geht es?*
A: Gerald wird mich überraschen.
J: *Nun, flussabwärts ist es nach Süden?*
A: Oh, ja. Wir würden nie zu diesen Yankees nach Norden gehen.
J: *Wir kommen voran, Jane. Du bist verheiratet. Dies ist der 4. August. Wo bist du nun?*
A: Ich bin auf einem Boot und schaue auf das Wasser. Wir reisen den ganzen Weg nach New Orleans.
J: *Warst du schon mal in New Orleans?*
A: Nein.
J: *Denkst du, es wird dir gefallen?*
A: Sie sagen mir, dass ich es lieben werde.
J: *Was für ein Boot ist das, auf dem du bist?*
A: Es ist ein Boot mit einigen Rädern. Nur das.... du weißt schon....
J: *Schaufelradboot?*
A: Ich denke, so nennen sie es.
J: *Gibt es viele Leute auf dem Boot?*
A: Oh, einige.
J: *Hast du welche davon getroffen?*
A: Nein, meistens bleiben wir unter uns.

Natürlich – sie waren in den Flitterwochen.

J: *Wo ist dein Mann?*
A: Er hat eine Nachricht erhalten, als wir heute Morgen angelegt haben, und er spricht mit dem Kapitän unseres

Bootes.
J: *Du sagst, dein Mann ist in der Miliz?*
A: Ja. Er ist ein Leutnant. Eine Nachricht kam für ihn, als wir heute Morgen früh in einer Stadt Halt machten.
J: *Hat Gerald dir gesagt, was die Botschaft war?*
A: Er sagte, ich solle mir keine Sorgen machen, aber... wir müssen vielleicht früher zurück reisen. Sie könnten ihn brauchen.
J: *Aber du fährst immer noch nach New Orleans?*
A: Ich will so sehr. Ich will jetzt nicht zurückgehen.
J: *Okay. Wir werden bis zum 6. August gehen. Ich werde bis drei zählen, und es wird der 6. August sein.*

Als Johnny die Zahl Drei erreichte, begann Anitas ganzer Körper zu zittern, als ob sie weinen würde. Sie schluchzte weiterhin spürbar, während sie sprach.

J: *Wo bist du, Jane?*
A: Ich bin zu Hause.
J: *Was machst du zu Hause?*
A: Gerald ist weg. Wir werden Krieg haben... einen schlechten Krieg. Er musste gehen. Er fuhr mit der Miliz in die Landeshauptstadt. (Sie klang sehr unglücklich.)
J: *Hat er nicht gesagt, wann er zurückkommt?*
A: (Wütend) Sie werden die verdammten Yankees in ihre Schranken weisen. Er wird zurückkommen.

Um sie aus dieser belastenden Situation herauszuholen, brachte Johnny sie auf den 15. September und fragte: "Was machst du jetzt?"

A: (Sie war immer noch sehr deprimiert.) Ich warte nur. ... Ich warte immer noch.
J: *Hast du von Gerald gehört?*
A: Nein. Es ist Krieg. Wir bekommen Nachrichten, aber nicht viele Nachrichten.
J: *Wann begann der Krieg?*
A: Es begann im Juni.

J: Oh, er fing an, bevor du verheiratet warst.

Als ich die Enzyklopädien durchsuchte, um herauszufinden, wann der Bürgerkrieg begann, fand ich einige überraschende Inkonsistenzen. Die ersten Staaten trennten sich bereits im Januar 1861 von der Union, und im April dieses Jahres wurden einige große Schlachten geschlagen. So scheint es, dass Jane sich irren könnte, wenn sie sagt, dass der Krieg im Juni begonnen hatte. Aber tat sie das? Ich beschloss, weiter zu suchen. Ich überprüfte die Geschichte von Tennessee und stellte fest, dass Tennessee dafür gestimmt hatte, sich nicht von der Union zu trennen. Sie warteten, bis es so aussah, als wäre der Krieg wirklich ernst und die Kämpfe anfingen ausgetragen zu werden. Sie waren der letzte Staat, der sich von der Union löste und sich im Juni 1861 den anderen anschloss. Also hatte Jane anscheinend Recht, denn der Krieg begann, was sie betraf, in diesem Monat. Auch in Zeiten schlechterer Kommunikation als heute wäre es nicht ungewöhnlich, dass die Nachrichten langsamer reisen. Gerald hatte anscheinend gewusst, dass etwas vor sich ging, wollte aber seine neue Braut nicht alarmieren, indem er in den Flitterwochen vom Krieg sprach.

J: Was für ein Tag ist heute, Jane?
A: Es regnet. (Deprimiert) Regen und Regen.
J: Wo bist du?
A: Ich bleibe bei meiner Mama.
J: Und ist dein Vater da?
A: Mein Vater ist hier. ... Warten und warten. Daddy sagt es mir jeden Tag, "Es dauert nicht mehr lange."

Johnny dachte an ihre Beziehung zu ihren Eltern im Leben von June/Carol und diesem gegenwärtigen Leben.

J: Liebst du deine Mutter und deinen Vater?
A: Sie sind sehr gut zu mir, wirklich sehr gut zu mir.
J: Jane, ich werde bis fünf zählen, und es wird der 1. Dezember sein. (Gezählt) Was machst du gerade?
A: Schweben.

Das war eine Überraschung. Normalerweise bedeutete das, dass sie in Geist-Form war.

J: *Wo schwebst du?*
A: Ich bleibe nur hier. Ich warte darauf, ob Gerald zurückkommt. Er ist seit zwei Jahren weg.
J: *(Überrascht) Welches Jahr haben wir?*
A: Es ist '63.

Anscheinend war Jane weiter vorausgesprungen, als er es ihr gesagt hatte.

J: *Bist du gestorben?*
A: Lungenentzündung, sagten sie, das war es.
J: *Von all dem regnerischen Wetter?*
A: Ich habe nichts gegessen.
J: *Wann bist du gestorben?*
A: Vor etwa zwei, drei Monaten. Die Zeit hat nicht mehr viel Bedeutung.

Johnny schätzte den Zeitpunkt ihres Todes auf ungefähr September und ging zurück in diesen Monat.

J: *Was machst du gerade?*
A: Ich schwebe.
J: *Und was siehst du?*
A: Ich sehe viele Geister. Ich frage sie nach Gerald. Noch hat ihn niemand gesehen. Er muss irgendwo sein. Ich suche überall. Keiner der Geister hat ihn gesehen.
J: *Nun, sie hätten ihn wahrscheinlich nur gesehen, wenn er gestorben wäre.*
A: Ich suchte und suchte. Ich glaube, er ist ein Gefangener. Ich weiß es nicht. Ich habe nur so ein Gefühl.
J: *Weißt du, wo?*
A: Im Norden. Und ich will gehen und nach ihm suchen.
J: *Warum kannst du nicht gehen?*
A: Ich hasse es, da hochzugehen. Ich hasse diese Leute. Sie

wissen nicht, dass sie sich irren, aber ich hasse sie für das, was sie tun.

Wieder bewegte Johnny sie um einen weiteren Monat nach hinten.

J: *Es ist der 1. August. Was machst du gerade?*
A: (Ihre Stimme fiel sehr tief und leise.) Ich fühle mich nicht gut.
J: *Wo bist du?*
A: In meinem Bett.
J: *Hast du Fieber?*
A: Ich glaube, das habe ich.
J: *Hast du gegessen?*
A: Ich kann nicht essen. Ich werde krank, wenn ich esse.
J: *Hat der Arzt dich aufgesucht?*
A: Die Ärzte sind mit kranken Menschen aus dem Krieg beschäftigt. Er kam einmal und gab mir etwas Medizin. Sukey bleibt.
J: *Sukey bleibt bei dir?*
A: Jeden Tag. Sie schläft direkt neben meinem Bett. Ich bekomme Fieber. Mir wird kalt.
J: *Hast du von Gerald gehört?*
A: Ich erhielt letzten Monat einen Brief. Briefe kommen nicht oft.
J: *Wo war Gerald? Hat er das gesagt?*
A: Er hat gekämpft. Der Brief kam aus dem Norden. Er gab ihn jemandem, der nach Hause kam. Sie brachten ihn mir.
J: *Er kämpft im Norden?*
A: An der Front. ... Maryland, da ist es.
J: *Das ist weit weg.*
A: Ich wünschte, er wäre nach Hause gekommen.
J: *Wie geht es deiner Mama und deinem Papa?*
A: Mein Vater ist gestorben.
J: *Oh? Woran ist dein Daddy gestorben?*
A: Ich weiß nicht. Er war eine Woche krank.... und dann starb er.
J: *Wie geht es deiner Mutter?*

A: Sie ist so schwach, und sie trauert sehr.

Johnny verlegte sie auf den 10. August und fragte, was sie vorhatte.

A: Schweben und schauen.
J: *Was siehst du gerade?*
A: Ich sehe meinen Vater.
J: *Wo bist du?*
A: In der Nähe meines Hauses, neben unserem Friedhof. Er sagte, dass Mutter bald bei uns sein würde. Sehr bald, sagte er.
J: *Und du willst dort auf deine Mutter warten?*
A: Ich will... aber ich will Gerald sehen. Mein Vater sagt, ich soll warten, ich soll warten. Und das will ich nicht.
J: *Weißt du, wie deine Mutter sterben wird?*
A: Sie hat jetzt auch Fieber.

Das klang nicht nach Lungenentzündung. Es klang eher nach etwas Ansteckendem. Ich habe festgestellt, dass es bekannt ist, dass der Süden etwa zu diesem Zeitpunkt eine Gelbfieberepidemie erlitten hat. Eine Frage, die mich störte, war, warum wurde Sukey nicht auch krank, wenn es etwas Ansteckendes war? Sie war dem sicherlich ausgesetzt, während sie sich um Jane und möglicherweise um die anderen in der Familie kümmerte. Als ich die Symptome des Gelbfiebers untersuchte, entdeckte ich, dass die Krankheit vermutlich ihren Ursprung in Afrika hat, und die Neger haben eine gewisse natürliche Immunität. Sie ziehen sich die Krankheit nicht so schwer wie Weiße zu.

Die Sitzung wurde fortgesetzt:

J: *Nun, Jane, wir werden uns zu dem Jahr 1878 bewegen. Was machst du gerade?*
A: Ich bewege mich ein bisschen...es ist wunderschön! Niemals heiß oder kalt. Einfach angenehm.
J: *Wohin gehst du?*

A: Nun, ich war in New Orleans, um das French Quarter zu sehen. Ich habe es nie gesehen, und ich wollte es.
J: *Sag mir, was du siehst, wenn du reist.*
A: Unser Haus ist jetzt weg. Die Yankees haben es verbrannt. Sie brannten es nieder.
J: *Warum haben sie es verbrannt?*
A: Ich weiß es nicht.
J: *Es war ein schönes Haus.*
A: Ein schönes Haus, aber sie haben es verbrannt. Es schien, als gäbe es Kämpfe dort, und es brannte.
J: *Läuft der Krieg immer noch?*
A: Nein, es ist jetzt vorbei.
J: *Hast du Gerald schon gefunden?*
A: Ich habe einmal mit ihm gesprochen. Seinem Geist. Ich habe mit ihm gesprochen.
J: *Ist er im Krieg gestorben?*
A: Er kam nie zurück.
J: *Worüber habt ihr gesprochen?*
A: Wir haben darüber gesprochen, als wir geheiratet haben, was für eine kurze Zeit das war. Zwei Tage. Er sagte mir, er würde in der Nähe bleiben, und eines Tages werden wir uns wieder sehen.
J: *Was wirst du jetzt tun?*
A: Ich warte darauf, dass mir gesagt wird, was ich tun soll.
J: *Wer wird es dir sagen?*
A: Diese Stimme sagt es mir. Wenn ich nichts zu tun habe, kann ich einfach herumfliegen und... manchmal muss ich Dinge tun.
J: *Was zum Beispiel?*
A: Manchmal versuche ich, Menschen zu helfen. Manchmal hören sie zu, aber meistens nicht. (Pause) Ich ging zu Sukey.
J: *Lebt Sukey noch?*
A: Als ich sie sah, war es so.
J: *Wo lebt sie?*
A: Sie blieb in der Nähe des Quartiers im hinteren Teil des Hauses. Obwohl sie sagten, dass sie frei sei, blieb sie und baute einige Dinge zum Essen an. Als ich mit ihr sprach,

hörte sie mich nicht. Und ich ließ sie mich sehen... und es machte ihr Angst. Es hat sie so sehr erschreckt, dass sie weggezogen ist. Ich wollte sie nicht erschrecken. Ich wollte ihr danken. Ich weiß, dass sie versucht hat zu helfen.
J: *Wie hast du Sukey dich sehen lassen?*
A: Ich kann es einfach.... schaffen. Wenn es hilft, kann ich sie mich sehen lassen. Aber die meisten Menschen haben Angst. Manchmal, wenn sie uns sehen, tun sie so, als ob sie es nicht tun... oder sie sagen, es war ein Traum. Sie wollen nicht glauben, dass sie es getan haben. Ich weiß nicht, warum jeder Angst vorm Sterben hat.
J: *Ist es.... sollten sie keine Angst vor dem Tod haben?*
A: Nein!
J: *Was passiert, wenn man stirbt?*
A: Nun, zuerst fühlst du dich sehr, sehr kalt.... und kurze Zeit später, bist du weg. Und du kannst dich umsehen, und du kannst die Menschen um dich herum sehen. Die Menschen, die dich geliebt haben und bereits gestorben sind. Sie kommen, um dich zu treffen, damit du keine Angst hast.
J: *Und... hast du den Himmel gesehen?*
A: Nein, ich war noch nicht dort.
J: *Hat dir einer derjenigen, die du getroffen hast, etwas darüber erzählt?*
A: Sie sagen mir, dass es wunderschön ist.
J: *War einer von ihnen dort?*
A: Ich glaube, dieses eine Mädchen war es, weil sie mir immer wieder davon erzählt hat. Aber sie sagte, bevor du gehst, musst du eine Menge Dinge lernen.
J: *Du meinst wie gute Dinge, oder gute Taten oder....*
A: Du musst lernen, wie man gut ist. Es ist nicht richtig, nur gut zu sein, weil man Angst hat, schlecht zu sein. Du musst gut sein, weil du es *willst*. (Denken Sie einen Moment darüber nach.) Und du Gutes für die Menschen tust. Du hilfst Menschen.
J: *Hat dir das Mädchen gesagt, wie der Himmel aussah?*
A: Brillante Farben. Und alles ist schön.
J: *Haben sie irgendwelche Gebäude?*
A: Nun, weißt du, es ist alles der Geist. Und was immer du

willst, es ist da. Wenn du auf dem Wasser sein willst, wird es dort Wasser geben. Und wenn du in einem Wald sein willst, ist er überall dort, wo du willst.

J: *Das ist im Himmel?*
A: Das hat sie gesagt.
J: *Aber jetzt, wo du ein Geist bist und du, sagen wir, New York sehen willst, bewegst du dich und schwebst nach New York, um es zu sehen?*
A: Du treibst einfach so dahin. Es dauert nicht lange. Nur ein paar Minuten und ich bin da.
J: *Nun, du wirst weiter schweben und mir Dinge erzählen, die du siehst oder fühlst, während du schwebst.*
A: Nun, ich werde wiederkommen. Um wiedergeboren zu werden. Ich habe mit meinem Vater darüber gesprochen.
J: *Wusste er, dass du zurückgerufen werden würdest?*
A: Er sagte mir, dass es bald sein würde. Jeder wird es, viele Male. Er sagte mir, ich solle versuchen, alles zu lernen, was ich kann. Er sagte, man solle erwarten, dass es anders wird, denn es wird jedes Mal anders sein. Und so lernen wir alles über das Leben. Wir müssen alles sein. Wir müssen alles wissen.
J: *Und dein Daddy hat dir gesagt, dass du bald wiedergeboren werden würdest?*
A: Ziemlich bald. Ich sagte es ihm, als ich es hörte, und er sagte, er wüsste es, weil er mich beobachtet. Er sagte, eines Tages werden wir uns wieder sehen, vielleicht auf der Erde, vielleicht auch nicht. Aber keine Sorge, lerne einfach. Er sagte mir, es würde nicht lange dauern. ... Ich werde ein kleines Mädchen sein..... Und ich hatte Angst.
J: *Warum hattest du Angst?*
A: Wiedergeboren zu werden. Das Land ist komplett zerstört. (Pause) Wenn dieses Baby geboren wird, werde ich sie sein.
J: *Schaust du dir das Baby an, das geboren werden wird?*
A: Ja. Dieses Baby ist in seiner Mutter. Es wird jetzt sehr bald geboren.
J: *Und wann gehst du rein.... wirst du das Baby sein? Du bist jetzt noch nicht drin oder?*
A: Ich bin noch nicht drin. Ich halte mich noch zurück. Und

die Stimme sagt mir, ich soll *jetzt gehen*! Und ich frage, kann ich nicht warten? Aber beim ersten Atemzug muss ich das Baby sein.
J: *Wenn das Baby den ersten Atemzug nimmt?*
A: Und ich frage ihn, kann ich nicht weiter nur zuschauen. Kann ich weiter nach Gerald suchen? Und er sagte mir, wenn ich das Baby werde, werde ich mich nicht mehr an den Rest erinnern. Ich werde nur dieses Baby sein. Wenn ich wieder ein Geist werde, werde ich wieder nach Gerald suchen.
J: *Gibt es irgendwelche bösen Geister hier?*
A: Ich sehe keine. ... Wir werden manchmal *wütend*.
J: *Aber du versuchst nicht, jemanden zu verletzen?*
A: Oh, nein, wir werden sauer, wenn sie lachen.
J: *Wann wer lacht?*
A: Leute. Sie glauben es nicht.... und wir versuchen, es ihnen zu sagen und sie zu warnen. Sie hören nicht hin.
J: *Aber sie können dich nicht hören, oder?*
A: Nein, aber wir versuchen es so sehr.
J: *Gibt es eine Möglichkeit, dass die Leute dazu gebracht werden können, dich zu hören?*
A: Wenn sie hinhören würden; wenn sie nachdenken und hinhören würden. Wenn sie sich sehr hart auf uns konzentrieren würden. Wenn sie uns lieben und wir sie lieben, können sie uns hören.
J: *Und, hast du etwas von der Hölle gehört?*
A: Deshalb will ich nicht wiedergeboren werden. Weil es das ist.
J: *Du meinst, geboren zu werden, ist die Hölle?*
A: Auf der Erde zu sein, ist die Hölle.
J: *Wer hat dir das gesagt?*
A: Die Geister, mit denen ich gesprochen habe. Weil du ständig Dinge tust, dich selbst verletzt und andere Menschen verletzt. Man macht gemeine Dinge, wenn man ein Mensch ist, und Geister tun das nicht. Auf diesem Weg musst du lernen. Du verletzt... und du lernst.
J: *Dieses Baby, das du sein wirst: Ist es jetzt in der Mutter?*
A: Nein, sie.... sie wird geboren. Ich gehe zu ihr.

J: Hat das Baby jetzt seinen ersten Atemzug gemacht?
A: Ja.

Zu diesem Zeitpunkt wurde Anita stumpfer und etwas apathisch.

J: Wo wird das Baby, geboren?
A: In diesem Haus...... Kann mich nicht erinnern. ... Ich kann nicht denken.... kann nicht denken (Es hat länger gedauert, bis sie geantwortet hat.)
J: Du weißt nicht, in welcher Stadt das Haus ist?
A: (Sehr langsam) Ich... weiß es.... nicht.
J: Weißt du, welchen Namen das Baby bekommt?
A: Ich weiß....nicht.
J: Sie haben dem Baby noch keinen Namen gegeben?
A: Nein.

Es war offensichtlich, dass Anita nicht reagierte, weil sie das Baby *war*. So wurde sie in diesem Leben auf das fünfte Lebensjahr vorgezogen, und sie war Carol auf der Farm und sprach wieder normal.

Nach dem Erwachen erzählte Anita von einem seltsamen Vorfall, der sich in ihrem gegenwärtigen Leben ereignet hatte. Sie konnte es sich nie richtig erklären, und jetzt fragte sie sich, ob es mit ihrem Leben als Jane zu tun gehabt haben könnte.

Wie gesagt, sie ist eine Marine-Frau, verheiratet mit einem karriereorientierten Marine-Mann. In den ersten Tagen ihrer Ehe erhielt er seine erste Abkommandierung. Sie sollten nach Florida versetzt werden, und sie haben beschlossen, dass sie selbst im Haus ihrer Eltern in Missouri warten würde, während er dorthin reiste und eine Wohnung für sie suchte. Sie würde dann folgen. Es war ihre erste Trennung. Sie waren bei ihren Eltern und er musste am Morgen abreisen. Anita sagte, sie konnte in dieser Nacht nicht schlafen. Sie war sehr beunruhigt und ging die ganze Nacht über hin und her. Sie dachte: "Wenn er geht, werde ich ihn nie wieder sehen. Wenn er geht, wird er nie wieder zurückkommen." Dann hat sie sich selbst getadelt, indem sie dachte: "Wie albern; was könnte passieren? Es ist kein Krieg! Er geht nur nach Florida." Sie war die ganze Nacht unglücklich, weil es keinen Sinn ergab. Am Morgen hatte sie sich entschieden. Sie würde mit ihm gehen, anstatt zurückzubleiben. Dieser Vorfall hatte sie schon immer verwirrt, bis sie die Parallele zu Jane und Gerald und dem Bürgerkrieg sah. So hatten wir Anita durch zwei verschiedene Leben geführt, zwei Todesfälle und zwei Geburten, von denen jede unterschiedlich war. Was könnte sich noch in den unergründlichen Tiefen ihres Unterbewusstseins befinden? Wir konnten die nächste Sitzung kaum erwarten!

Während ich Bibliotheken durchkämmte, und versuchte, Informationen über Memphis während des Bürgerkriegs zu finden und hoffte, dass Geralds Name möglicherweise irgendwo gefunden werden könnte, fand ich ein sehr informatives Buch mit dem Titel *The Military Annals of Tennessee* von John Berrien Lindsley. Es wurde 1886, nur 20 Jahre nach Kriegsende, veröffentlicht und enthält viele Informationen, sowie viele Seiten mit Namen und sogar einige Bilder von Kriegsopfern. Sie wurden nach ihren Regimenten geordnet. Laut dem Autor ist es die vollständigste veröffentlichte Aufzeichnung der Männer aus Tennessee, die für die Konföderation kämpften.

Ich werde einige Fakten aus dem Buch über die Zeit in Memphis zu Beginn des Krieges zitieren. "Im April 1861 wurden Freiwillige in Erwartung der Sezession organisiert. Dies war ungefähr die Zeit des Feuers auf Fort Sumter (12. bis 13. April 1861), mit dem der Krieg offiziell begann. Viele andere Staaten hatten sich bereits vorher abgespalten, aber Tennessee hatte dafür gestimmt, sich ihnen nicht anzuschließen. Dann, am 8. Juni 1861, trennte sich auch Tennessee. Am 11. Juni erließ der Gouverneur seinen ersten Befehl und informierte die Kommandeure der Miliz, ihre Truppen in Bereitschaft zu versetzen und mit der Ausbildung zu beginnen. Am 13. Juni hatte General Pillow sein Hauptquartier in Memphis eingerichtet, und Memphis wurde zu einem großen militärischen Zentrum. Am 13. Juli wurde Generalmajor Polk Kommandant der Abteilung 1 (in Memphis). Innerhalb weniger Wochen wurden Truppen in Dienst gestellt, in Regimenten organisiert und in die Lager in der Nähe der Stadt und nach Fort Pillow geschickt."

Erstaunlicherweise bringt uns das zur ersten Hälfte des Monats August 1861, was perfekt zu dem passt, was Jane damit zu tun hatte. Dem Buch zufolge wurde der ganze Sommer mit der Bildung von Regimenten und der Entsendung der Männer in den Krieg verbracht. Viele Regimente bestanden aus Männern aus einem bestimmten Gebiet. Es gab mehrere aus Memphis. Bemerkenswert ist, dass die Fünfte Konföderierte fast ausschließlich aus irischen Landsleuten aus Memphis bestand. Die 154. Tennessee-Infanterie und die 15. Tennessee-Kavallerie kamen ebenfalls aus Memphis. Viele der Regimente hatten einen extrem großen Verlust an Menschenleben. Einige begannen mit etwa 1100 Mann und beendeten den Krieg mit nur noch 100 Mann. Obwohl viele Namen im Buch angegeben sind, gab es überall Notizen, die seine Unvollständigkeit zeigen.

Während des Krieges gingen Aufzeichnungen verloren, und einige wurden versehentlich zerstört. In einigen Fällen war die einzige Aufzeichnung das Tagebuch von jemandem. Ein großer Teil des Buches und der Listen wurde auswendig gelernt, und viele Bemerkungen zeigen, dass aufgrund menschlicher Fehler viel fehlt. Viele Male wurde die Aussage gemacht, dass so viele getötet wurden, dass es unmöglich war, alle Namen zu nennen. Und dieses Buch wurde nur 20 Jahre nach dem Krieg geschrieben.

Deshalb war ich enttäuscht, dass Gerald Allby nicht erwähnt wurde, aber unter diesen Umständen wäre es ein Wunder gewesen, wenn wir etwas gefunden *hätten*. Noch immer ist die Genauigkeit von Anitas Wissen über die Geschichte dieser Zeitspanne und die von June/Carol absolut erstaunlich.

Die Idee, von Anita Handschriftenproben zu erhalten, während sie in tiefer Trance lag, war rein spontan. Der Gedanke kam Johnny, als die kleine Carolyn übte, ihren Namen in den Dreck zu schreiben. Einem Impuls folgend schnappte er sich einen Bleistift und Papier. Dann bat er sie, ihren Namen für uns zu schreiben, ohne zu wissen, ob sie dazu in der Lage sein würde. Sie hatte große Schwierigkeiten, ihre Augen zu öffnen, und wir waren beide überrascht, als sie vorsichtig und mühsam die kindlichen Kringel hervorbrachte.

Später, als Jane darüber sprach, die Schule in St. Louis zu besuchen, erschien es selbstverständlich, sie erneut zu bitten, ihren Namen für uns aufzuschreiben. Da sie einen Bleistift benutzte, war die resultierende Unterschrift leicht und ohne großen Druck auf das Papier. Wenn wir damals gewusst hätten, dass wir eines Tages ein Buch über unser Experiment schreiben würden, wären wir vorbereitet gewesen und hätten einen Stift zur Hand gehabt. Du hast immer den perfekten Rückblick, wenn du Regressionen machst. Aber, wie ich bereits sagte, während einer Regression weiß man nie, in welche historische Periode oder in welches Land das Subjekt gehen wird. Wir hatten nicht daran gedacht, eine Unterschrift einzuholen, vor allem, weil in der Vergangenheit nur wenige Frauen schreiben *konnten*. Sie wurden als nicht bildungswürdig erachtet. Wir wussten nie was als nächstes passiert, und mussten während des gesamten Experiments oft den Weg ertasten und viele Male spontan handeln.

Als das Konzept, dieses Buch zu schreiben, so aussah, als ob es Realität werden könnte, spielte ich mit der Idee, die Handschriftproben mit einzubeziehen. Aber ich dachte, sie wären so schwach (besonders die von Jane), dass sie nie reproduziert werden könnten. Aber ich habe die neuen Techniken der Kopiergeräte unterschätzt.

Als wir die beiden Proben (Janes Unterschrift und Anitas normale Handschrift) verglichen, sahen sie für uns ganz anders aus, aber wir sind nur Laien in diesem Gebiet. Ich fragte mich, was passieren würde, wenn ein professioneller Handschriftanalytiker sie untersuchen würde. Diese Menschen sind sehr erfahren in der Beurteilung der Persönlichkeit. Handschriftanalysten werden als die Experten anerkannt und eingesetzt, die sie sind. Es ist eine exakte Wissenschaft, die jahrelanges Studium erfordert und daher hoch angesehen ist.

Es bestand immer die Möglichkeit, dass ein Profi sagen könnte, dass die Proben von derselben Person geschrieben wurden, die versucht hatte, ihre Handschrift zu verbergen. Eigentlich war das wahr; sie *waren* und *sind* es auch, aber wiederum auch *nicht* von derselben Person geschrieben worden. Es kam darauf an, wie du es siehst. Es war eine komplexe Situation, und ich glaube nicht, dass sie schon einmal von einem Hypnotiseur erlebt wurde. Ich kann mich nicht an einen Fall erinnern, in dem die Handschrift von einem regressiven Subjekt erhalten und später von einem objektiven Experten analysiert wurde. Es war eine faszinierende Idee und wir dachten, es wäre eine gute Idee, dieses Risiko einzugehen.

Aber wo finde ich einen Analysten? Ich wollte nicht, dass jemand nur mit der Handschrift als Hobby herumspielt. Wenn unsere Geschichte glaubwürdig sein sollte, dann musste die Analyse von einem Experten durchgeführt werden. Vielleicht scheint es in einer Großstadt kein großes Problem zu sein, einen zu finden. Aber in dem ländlichen Raum, in dem wir heute leben, kann man genauso gut hoffen, einen Experten für Atomwissenschaft zu finden. So blieb die Idee inaktiv, bis dieses Buch 1980 fertig gestellt wurde.

Dann, ganz zufällig, hörte ich von einer Frau in Little Rock, Arkansas, die Handschriftenanalysen vornahm. Nach der Überprüfung stellte ich fest, dass sie tatsächlich eine Expertin war. Sie heißt Sue Gleason und hat einen Abschluss der International Graphoanalysis Society. Ich beschloss, sie zu kontaktieren. Ich fand heraus, dass sie normalerweise ein paar Seiten der Handschrift des Probanden analysierte. Wäre sie in der Lage, etwas von unseren kleinen Proben herauszufiltern? Alles, was wir hatten, waren die Unterschriften und keine Hoffnung, jemals mehr zu bekommen. Wäre es genug?

Ich schickte ihr die drei Proben und bat sie, die Handschrift zu vergleichen und zu sehen, was sie mir über die Leute sagen konnte, die sie geschrieben hatten. Ich habe ihr nichts über die Quelle oder die Methode, mit der sie erhalten wurden, gesagt. Ich kannte die Frau nicht, und hatte Angst, dass sie uns für verrückt halten könnte. Ich dachte auch, es wäre besser, wenn sie mir ihre ersten Eindrücke unvoreingenommen mitteilen könnte.

Das ist, was sie herausgefunden hat:

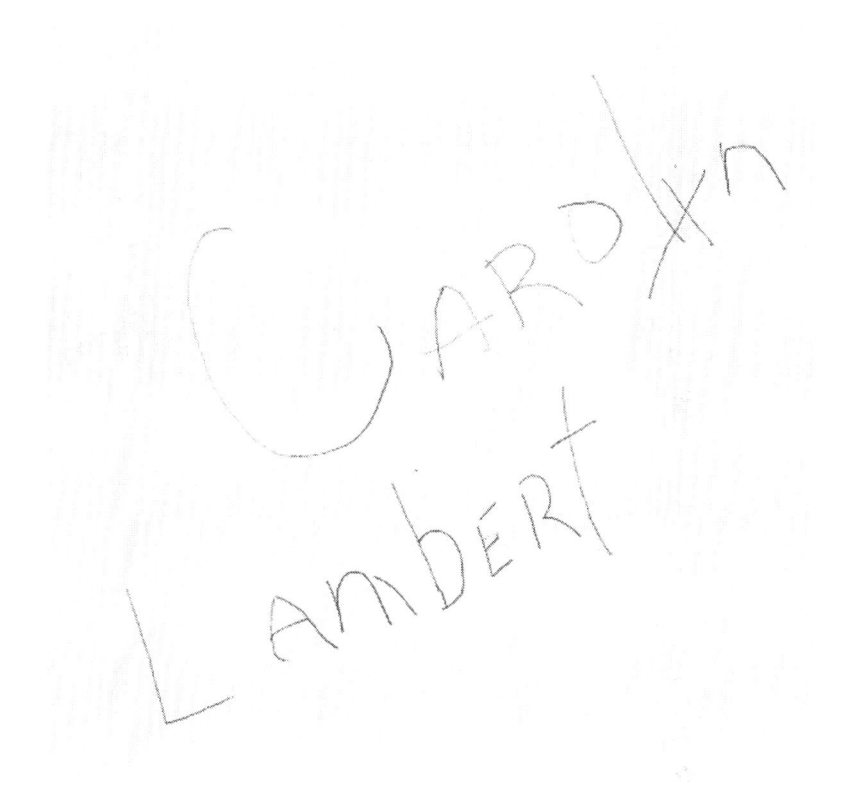

Carolyn Lambert – Ihr Handschrift ist am schwersten zu analysieren. Der Mangel an Form und Kontinuität bei den Buchstaben und der Art und Weise, wie sie geschrieben wurden, zeigen einen Mangel an Reife in der Persönlichkeit der Person. Dies würde einen dazu führen, dass anzunehmen ist, dass es von einer jüngeren Person geschrieben wurde. Obwohl viele Erwachsene auch in Druckbuchstaben schreiben, deutet dieses Beispiel auf eine weniger reife Persönlichkeit hin. Es ist schwierig zu analysieren, da der Charakter erst mit zunehmendem Alter seine Form annimmt.

So scheint es, dass sie uns nicht viel über Carolyn erzählen konnte, *aber* es ist wichtig, dass sie nicht dachte, dass die Probe von einem Erwachsenen stammt. Carolyn war in der Tat eine jüngere Person, die nur auf das Alter von neun Jahren zurückversetzt wurde.

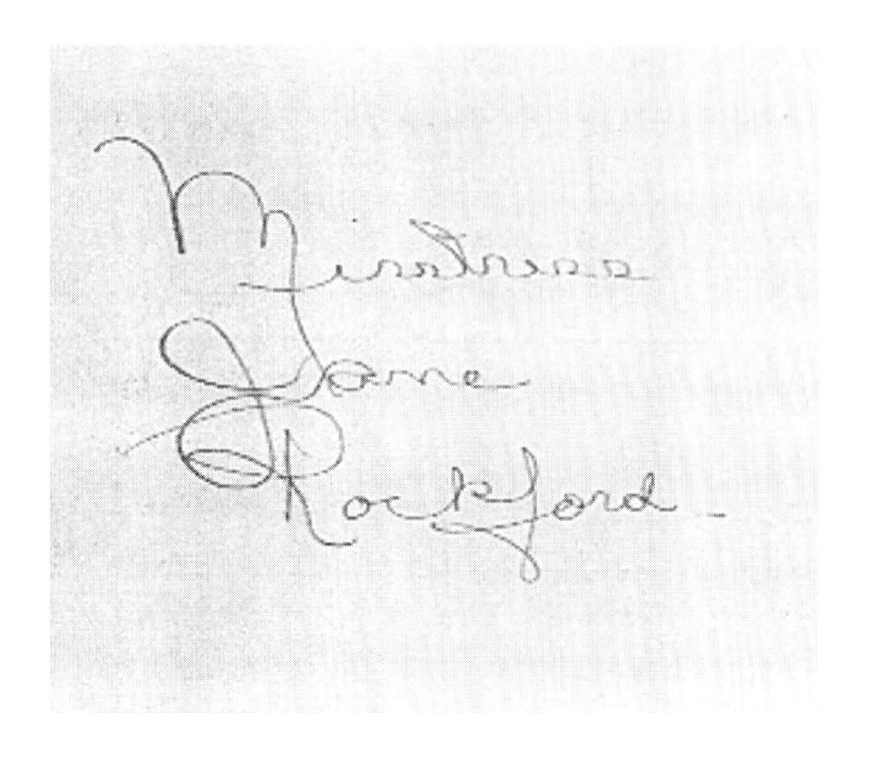

Mistress Jane Rockford – Dies ist ein altmodischer Schreibstil, insbesondere die Verwendung des Wortes "Mistress". Da ist viel Extravaganz. Die Struktur der Buchstaben und die Schnörkel sind eine eindeutige Rückkehr in die Vergangenheit. Dies ist ein künstlerischer, aber auffälliger Mensch. Die Person hat ein großes Ego, vielleicht nicht selbstsüchtig, aber definitiv egoistisch, ein introvertierter Mensch. Ein richtiger, egozentrischer Mensch. Dies ist jemand mit vielen vergangenen Erinnerungen, der sich an die Tradition und die Vergangenheit klammert. Sie wurde wahrscheinlich sehr streng erzogen und es ist unwahrscheinlich, dass sie rebelliert von ihrem Platz in der Gesellschaft aus. Großbuchstaben in einem Namen verraten, wer du bist, und ihre Großbuchstaben sind größer als der Körper der Unterschrift, besonders im Nachnamen. Das würde bedeuten, dass sie sich des

"Wer sie ist" sehr bewusst ist. Der Familienname und ihr Platz in der Familientradition ist ihr sehr wichtig. Ihr persönlicher und öffentlicher Status wird sehr stark betont. Ihre eigenen persönlichen Gefühle sind gegenüber ihrem öffentlichen Image zweitrangig. Es besteht die Tendenz, ein ausgeprägt starkes Selbstbild darzustellen.

Tradition ist sehr wichtig in ihrem Leben, so sehr, dass es alle persönlichen Gefühle überschattet. So erschafft sie eine Fassade und lässt die Leute nicht ihre wahre Seite sehen.
Mrs. Gleason betonte Janes Familienposition so sehr, dass es sie wie einen kleinen Snob klingen ließ!

Anita's aktuelle Handschrift stammt aus dem Umschlag eines Briefes, den sie an mich geschrieben hat. Aufgrund ihres Wunsches nach Anonymität wird diese Handschrift in diesem Buch nicht erscheinen.

Hierzu teilte Mrs. Gleason mit: Das ist eine sehr sympathische Person. Ausdauernd und sensibel für die Gefühle anderer Menschen. Sie beschäftigt sich und interessiert sich für die anderen. Sie ist nach vorne gerichtet, kann gut kommunizieren, ist extrovertiert. Sie hat einen offenen Geist und den Wunsch, die tieferen Aspekte des Lebens zu kennen und zu verstehen. Sie hat einen großen Sinn für Humor und sieht die helle Seite des Lebens.

Später, als ich Sue Gleason von der Quelle der Unterschriften und der Methode, mit der sie erhalten wurden, erzählte, war ich sehr erleichtert, dass sie nicht dachte, wir wären verrückt. Es ist erstaunlich, wie genau ihre Analyse dem entsprach, was wir bereits über Jane wussten, die von einer sehr ordentlichen Familie im "Alten Süden" aufgezogen wurde. Als ich Sue von Jane und ihrer Ausbildung in der Schule erzählte, sagte sie, das würde einen Teil davon erklären. Die Schüler, die diese Art von Schule besuchten, stammten ohnehin meist aus wohlhabenden Familien, und die Schulen lehrten die Schüler, ein sehr positives Selbstbild zu projizieren. Dabei wurde großer Wert auf die Selbstdarstellung gelegt. Dies würde sich natürlich in der Handschrift widerspiegeln. Den Schülern wurde auch beigebracht, sehr sorgfältig und genau zu schreiben, wobei der Schwerpunkt auf den Großbuchstaben lag. Wie Jane sagte: "Übung und Praxis, um deutlich zu schreiben." Mrs. Gleason sagte, dass es heute viele Leute gibt, die diesen Stil gerne schreiben, besonders einige der älteren Generation. Diese Menschen haben eine ausgeprägte Bindung an die Vergangenheit und Tradition, die sich in Janes Schreiben widerspiegelt.

Mrs. Gleason war überrascht, als ihr gesagt wurde, dass alle Unterschriften von derselben Person geschrieben wurden. Sie sagte, sie hätte das nicht vermutet. Wenn sie gefragt worden wäre, ob die gleiche Person alle drei hätten schreiben können, hätte sie antworten müssen, dass es höchst unwahrscheinlich sei. Die Handschrift von Jane und Anita war ihrer Meinung nach von zwei verschiedenen Personen, zwei getrennten individuellen Persönlichkeiten. Tatsächlich waren die Persönlichkeiten so unterschiedlich, dass sie gegensätzlich waren. Die eine war eine introvertierte und die andere eine extrovertierte Person!

Diese Persönlichkeiten waren für uns immer real gewesen, aber jetzt hatten wir etwas, um sie noch greifbarer zu machen. Unter Hypnose änderte sich nicht nur Anitas Persönlichkeit, ihre Stimme, Ausdrücke und Manierismen, sondern auch ihre Handschrift wurde zu der einer anderen völlig anderen Person!

Es ist wirklich bemerkenswert, dass ein unparteiischer Experte die Persönlichkeiten, wie wir sie gesehen haben, so gut beschreiben konnte. Ich denke, die Chancen waren unglaublich niedrig, dass dies während der Sitzungen so passieren konnte.

Kapitel 7

Sarah in Boston

Als unsere dritte Persönlichkeit auftauchte, hatten wir so etwas wie eine Art Muster entwickelt. Wir hatten begonnen, das Ungewöhnliche als alltäglich zu akzeptieren, wenn so etwas denn möglich ist. Wir dachten, wir wüssten, was uns erwartet, als sie verschiedene Phasen ihres Lebens als Jane und June/Carol durchlief und dann in die Phasen zwischen den Leben schlüpfte, die faszinierende Geister-Ebene. Aber sie hatte noch eine ganze Reihe weiterer Überraschungen zu bieten.

Wir fingen an, uns zu fühlen, als ob wir eine Reise in einer Zeitmaschine machen würden. Es war eine äußerst spannende Methode, etwas über die Geschichte zu lernen. Gerade als wir anfingen, uns wohl zu fühlen, mit Leuten aus der Vergangenheit zu reden, kam die folgende Figur an's Tageslicht und was sie hervorbrachte, war absolut umwerfend!

Während dieser Sitzung hatten wir beschlossen, sie durch ihre verschiedenen Leben zurückzuführen, um zu sehen, wie viele sie gelebt hatte, und um zu sehen, wie weit sie in die Vergangenheit gehen würde. Wir könnten sie später vollständig untersuchen. Wir haben schließlich mehr bekommen, als wir erwartet haben. Es begann alles ziemlich unschuldig. Johnny hat sie in 20- und 30-jährigen Sprüngen zurückversetzt. Wir waren gerade durch eine andere Zeit als sie ein Geist war gekommen, die später erzählt wird. Dann sind wir wieder auf etwas gestoßen, als er im Jahr 1770 anhielt und fragte: "Was machst du gerade?"

A: Buttern. (Sing-Sang) Butter, Buttermilch.
J: Magst du Buttermilch?
A: Ehrlich gesagt, mag ich sie nicht. Die Familie liebt frische Butter, also mache ich sie für sie.

J: *Wie ist dein Name?*
A: Sarah... Sarah Breadwell. (Phonetisch)
J: *Wie alt bist du, Sarah?*
A: Ungefähr 60 jetzt.
J: *Bist du verheiratet?*
A: Natürlich! Seit ich ein Mädchen war. Seit ich 14 bin.
J: *Wo wohnst du, Sarah?*
A: Wir leben hier bei uns zu Hause. Haben es selbst gebaut.
J: *Ich wette, das war harte Arbeit.*
A: Ich erinnere mich, dass sehr hart daran gearbeitet wurde. Es gibt jetzt einen eigenen Boden, keinen Dreck. Viel schöner, es war schrecklich schwer, einen schmutzigen Boden zu haben, als die Kinder noch klein waren.
J: *Wie viele Kinder hast du?*
A: Nun, ich habe zehn Kinder geboren, aber nur zwei großgezogen.
J: *Lebst du in einer Stadt?*
A: Nein, wir sind hier draußen auf der Farm. Die nächste große Stadt ist in der Nähe von Boston. Gehen kaum dorthin.
J: *Wie weit von Boston entfernt ist deine Zuhause?*
A: Zwei Tage, Sir. Zwei ganze Tage.
J: *Und wie nennt man dieses Land, in dem du lebst?*
A: Neu England. Neues Land, die Leute nennen es verschiedene Namen. Einige Leute nennen es nicht gerne *Neu* England. Man sagt, wir sind hierher gekommen, um anders zu sein, wir wollen kein England sein.
J: *Wann bist du hierher gekommen, Sarah?*
A: Ich bin vor ein paar Jahren hierher gekommen... mehr als nur ein paar. Ich kam hierher, als ich ein kleines Mädchen war. Ich bin in England geboren.
J: *Bist du mit deiner Mutter und deinem Vater gekommen?*
A: Ja, das bin ich, eine lange Überfahrt! Es dauerte fast hundert Tage.
J: *Wie hieß das Boot?*
A: Oh, hmm... es ist lange her und es gibt eine Menge Dinge, über die man nachdenken muss. Es war das Boot des Königs.

J: Hattest du Probleme bei der Überfahrt?
A: Nein, nur ein Sturm. Stürmisches Wetter kam auf.
J: Bist du seekrank geworden?
A: Ich bin die Einzige, die es nicht wurde. Mutter sagt, Gott beschützt die Kinder.
J: Uh-huh. Mal sehen, das ist das Jahr 1770, und du butterst für Buttermilch....
A: (Unterbrochen) Ich buttere nicht, du dummer Narr. Ich bin auf dem Weg, um Butter zu holen!
J: (Dachte darüber nach, wann die Amerikanische Revolution begann.) Okay, Sarah, ich werde bis drei zählen, und es wird das Jahr 1777 sein. Wir machen weiter. Eins, zwei, drei.... es ist 1777. Was machst du heute, Sarah?
A: Näh'n, näh'n und Socken flicken.
J: Was für ein Tag ist heute?
A: Schöner Sonnenschein.... knackiger Herbst.
J: Und was ist im ganzen Land los?
A: Oh, es gibt Kämpfe und 'ne Menge Geschichten, die da rumgehen. Zuerst ist die eine Seite vorn', dann die andere. Es ist schwer zu sagen.
J: Wer kämpft?
A: Wir kämpfen gegen England, und wir werden sie jetzt los. Wir werden nicht Neu England sein!
J: Was wirst du dann sein?
A: Wir werden frei sein! Unsere eigenen Gesetze und Regeln haben und eine Regierung! So sollten die Menschen Leben – frei leben. Scheint, wie die Naturgesetze zu sein – leb' frei!
J: Und kämpft dein Mann auch?
A: Ho-ho, nein; er ist beinah' so alt wie ich, etwas älter. Er ist gerade nicht hier. Er ist Arzt und tut, was er kann, um zu helfen. Ich höre ziemlich oft von ihm.
J: Er ist Arzt?
A: Er ist Arzt.
J: Warum lebst du weit draußen auf der Farm, wenn er Arzt ist?
A: Wir leben nicht gerne in der Stadt. Uns gefällt es hier. Es gibt eine kleine Gemeinschaft, und wo es kranke

Menschen gibt, braucht man einen Arzt. Er betreibt auch Landwirtschaft, und wir leben glücklich.
J: *Das ist schön. Jetzt werde ich bis drei zählen und es wird das Jahr 1740 sein. (Er hat sich entschieden, rückwärts zu gehen.) Was machst du heute, Sarah?*
A: Ich putze und mache meine Arbeit und... bin eine anständige Dame, könnte man sagen.
J: *Was für ein Tag ist heute?*
A: Es ist Winter, es ist kalt.
J: *Kümmerst du dich um das Feuer, um das Haus warm zu halten?*
A: Ja. Die Familie bleibt zu Hause. Es ist schön.
J: *Wie groß ist dein Haus?*
A: Nun, ich habe sechs Zimmer. Es ist ein Haus von guter Größe.
J: *(Überprüft, was sie vorher gesagt hat.) Du und dein Mann habt das alles selbst gebaut?*
A: Eines nach dem anderen. Begannen mit einem Raum, haben immer wieder etwas hinzugefügt und hinzugefügt. Es dauert lange, bis man etwas Material bekommt. Harte Arbeit.
J: *Es ist langsam, aber wenn man es einmal hat, bleibt es.*
A: Es gehört uns.
J: *Alles gehört dir. (Erneut hat Johnny frühere Aussagen überprüft.) Was macht dein Mann, Sarah?*
A: Er ist Arzt und Landwirt, und er sagt: "Alleskönner". Er ist hierher gezogen, um dem Stadtleben zu entfliehen. Ich lebte mit meinen Eltern auf einem Bauernhof.
J: *Hattest du eine Farm in der Nähe, wo du jetzt wohnst?*
A: Ziemlich nah dran. Wir waren Nachbarn. Natürlich sind sie jetzt weg.
J: *Und es ist das Jahr 1740. Welcher Monat ist es?*
A: Wir haben Dezember.
J: *Was für ein Feuer hält das Haus warm?*
A: Ich habe Scheite im Feuer.
J: *Sind sie im Kamin?*
A: (Gereizt) Natürlich!
J: *Nun, ich dachte, vielleicht hast du einen dieser Öfen.*

A: Nein, ich habe drei Kamine in unserem Haus.
J: *Halten sie das Haus gut und warm?*
A: Ja, wir haben ein bisschen Zugluft, aber du musst solche Dinge erwarten. Die Öfen sind schön, und vielleicht bekommen wir eines Tages einen. Zuerst kommt aber das Gebäude.
J: *Wie alt bist du jetzt, Sarah?*
A: Neunundzwanzig.
J: *(Noch einmal) Wie lange bist du schon verheiratet?*
A: Seit ich 14 bin.
J: *Wie viele Kinder hast du?*
A: Ich habe jetzt eines. Einen Jungen. Er ist 12 Jahre alt. Ich bekomme noch eines, ziemlich bald.
J: *Geht er zur Schule?*
A: Ich bestehe darauf. Ich will, dass er klug wird wie sein Vater.
J: *Wie lautet der Vorname deines Mannes?*
A: Bruce.
J: *Was hast du gesagt, wie sein Nachname ist?*
A: Breadwell. Er ist auch Engländer, aber er wurde hier geboren.
J: *Also kamen seine Leute vor deinen Leuten hier an?*
A: (Sarkastisch) Muss.

Zu diesem Zeitpunkt zählte Johnny Sarah zurück bis 1720.

J: *Was machst du jetzt?*
A: Schreiben. Ich übe meine Handschrift. Das ist schrecklich schwer für mich zu lernen.
J: *Es braucht viel Übung.*
A: Ich mach' es nie richtig.
J: *(Pause) Was für ein Tag ist das draußen?*
A: Lass mich zum Fenster gehen und es mir ansehen. ... Es kommt jetzt Nebel auf.
J: *Wo wohnst du?*
A: Mit meiner Mama und meinem Papa. Mama ist hier im Haus bei mir. Sie ist in der Küche und bereitet das Abendessen vor.

J: *Und der Name dieser Stadt, in der du lebst?*
A: Es heißt Bostonia. Es hieß anders, als wir hierher kamen, und sie änderten es. Früher hieß es Crossing on Post Road. Und bald werden sie es wieder ändern, sagte Papa. Papa, Papa, ist auf den Feldern.
J: *Ist dein Haus in der Stadt oder bist du außerhalb der Stadt?*
A: Leben nahe der Stadt, und haben 'ne Menge Land was uns gehört um uns herum.
J: *Musst du reisen, um auf Eure Felder zu gelangen?*
A: Papa reitet auf einem Pferd.
J: *Wie alt bist du, Sarah?*
A: Zehn.

Hinweis: Das passt zu früheren Hinweisen auf ihr Alter in den anderen Jahren. Übrigens, Sarahs Stimme und Diktion passten zu jedem Alter mit überraschender Natürlichkeit.

J: *Zehn Jahre alt! Du wirst ein großes Mädchen!*
A: Ich bin klein für mein Alter. Warum sagst du "groß"?
J: *Nun, zehn Jahre alt, und du lernst das schreiben....*
A: (Lachen) Jeder kann schreiben!
J: *Oh, aber es braucht viel Übung.*
A: Das tut es, das tut es.
J: *Gibt es hier irgendwo Indianer?*
A: Ein paar, ein paar. Sie halten sich im Wald auf. Wenn wir sie nicht stören, werden sie uns nicht stören, sagte mein Papa.
J: *Dann hast du nie mit einem gesprochen oder versucht, Freunde zu finden?*
A: Ich habe sie gesehen. Ich kann ihre Sprache nicht sprechen. Es klingt so, als ob.... (Sie machte grunzende Geräusche.) Ich kann nichts aussprechen, was sie sagen. Sie sprechen manchmal Gebärdensprache. Wenn sie zur Tür kommen, gibt meine Mutter ihnen Essen. Das Einzige, was ich je von ihnen in der Sprache gehört habe, die ich kenne, ist: "Gute Frau.... freundliche Frau." Sie sind zu meiner Mutter sehr höflich. Mama sagt, der Grund dafür ist, dass sie einem Kranken geholfen hat. Er kam, und wir hatten keine

Medikamente. Aber sie gab ihm Sarsaparillentee. Es half dem Fieber. Sie kamen zurück und brachten Felle und legten sie vor unsere Tür, für eine gute Frau.
J: *Das war nett von ihnen.*
A: Mein Papa sagt, sei immer freundlich, zeige keine Angst. Sie hassen die Angst.
J: *Hast du jemals gesehen, wo die Indianer leben?*
A: Oh, nein! Sie leben im Wald. Ich hätte Angst alleine. Ich würde nie so weit von zu Hause weggehen. Sie sind bekannt dafür, Kinder wegzunehmen. Das haben sie schonmal getan, wir haben davon gehört. Mein Papa sagt, wir sind mit ihnen befreundet, solange sie Freunde sein wollen, aber man muss immer aufpassen. Sie können sich ändern.
J: *Ich verstehe. Wie lange lebst du schon hier?*
A: Wir sind jetzt seit zwei Jahren hier. Die Zeit vergeht so schnell! Die Dinge ändern sich immer. Was wir mitgebracht haben, gehört uns, wir werden es behalten. Wir werden hier zu Hause sein. Wir werden nicht zurückgehen.
J: *Warum, reden einige der Leute davon, zurückzugehen?*
A: Einige würden das gerne tun. Wir sind stolze Leute, wir bleiben. Wenn die Zeiten hart sind, schnall' deinen Gürtel enger und arbeite härter, sagt Papa.
J: *Nun, das klingt gut. Ich werde bis drei zählen, Sarah, und es wird das Jahr 1707.... sein, was machst du gerade?*
A: Nichts.
J: *Nichts? Wo bist du denn?*
A: Ich bin mir nicht sicher.
J: *Was kannst du sehen?*
A: Ich sehe seltsame Dinge... neue Dinge, die sich abspielen... mein Verstand hat es zuvor nicht gewusst... dass diese Dinge würden passieren.
J: *Welche Dinge?*
A: Ein neues Land, in dem man leben und wachsen kann! Neue Ideen... die Menschen werden sich ändern und keine Angst vor dem haben, was sie nicht wissen. Und Dinge, die du nicht ertragen kannst, wirst du verlassen.

Sie war offensichtlich ein Geist, aber das schien vage und

verwirrend. Hat sie gesehen, wie die ersten Kolonisten in das neue Land, nach Amerika kamen? Johnny brachte sie schnell in das Jahr 1715, als sie noch am Leben sein sollte und fünf Jahre alt war als Sarah.

J: *Es ist 1715. Was machst du gerade?*
A: Dinge beobachten.
J: *Was schaust du dir an?*
A: Familien. Die Familien machen sich bereit.
J: *Wie alt bist du?*
A: Ich habe kein Alter. Ich werde etwas Seltsames tun!
J: *Was wirst du tun?*
A: Ich werde in einen Körper eintreten, der jetzt lebt.
J: *(Erstaunt) Du wirst.... WAS?*
A: In einen Körper eintreten, der jetzt lebt. Der Geist ist krank und muss ruhen, aber das Kind muss leben.

Anita hatte eine ganz andere, gelassene Stimme und eine sehr ruhige Art und Weise.

Johnny war für einen Moment sprachlos. Dann fragte er: "Wie alt ist dieses Kind?"

A: Es ist sehr jung... Ich sehe zu... Ich kann sie sehen... Ich werde jetzt ein Mädchen sein. Ich werde ein kleines Mädchen sein.
J: *Hat dir jemand gesagt, dass du das tun sollst?*
A: Wir folgen immer dem, was wir fühlen. Die Stimme sagt es uns.
J: *Hörst du diese Stimme oder fühlst du sie einfach nur?*
A: Geister haben keine Ohren. Wir hören aus Gefühl. Sehen durch Fühlen.

Johnny versuchte, sich dieser seltsamen Entwicklung anzuschließen.

J: *Und das Kind... ist das Kind krank, wenn du eintrittst?*
A: Der Körper ist krank. Aber noch wichtiger ist, der Geist....

der Geist muss jetzt ruhen.
J: *Oh. Verlässt dieser Geist den Körper und du kommst rein?*
A: Der Geist wird gehen und ich werde eintreten, und... das Kind wird sofort gesünder sein. Das Fieber durchbrechen... und sie werden keine Veränderung bemerken... denn ich werde das Kind sein. Ich werde still sein und lernen, wie das Kind so ist. Niemand wird eine große Veränderung bemerken. Nur, dass sie nach ihrem Fieber eine Weile ruhig ist, als ob sie sich ausruht.
J: *Und so kann der andere Geist jetzt eine Chance haben, sich auszuruhen?*
A: Er muss wieder zur Ruhe kommen. Er war noch nicht bereit, als er gerufen wurde. Gelegentlich geschieht dies und kann sehr einfach korrigiert werden.
J: *Ja. Und wie heißt das kleine Mädchen?*
A: Der Name des kleinen Mädchens ist Sarah.
J: *Sarah. Und wie alt ist sie?*
A: Ich glaube, sie ist fünf bis zehn Jahre alt. Es ist schwer zu sagen, bevor ich da bin. Bald werde ich da sein.

Zu diesem Zeitpunkt beschloss Johnny, drei Jahre vorwärts zu gehen, in der Hoffnung, ein klareres Bild von dieser seltsamen Situation zu bekommen.

J: *Es ist jetzt das Jahr 1718. Was machst du da?*
A: Meiner Mutter helfen.
J: *Was für ein Tag ist heute?*
A: Es ist ein sonniger Tag.
J: *Schön und sonnig. Wie ist dein Name?*
A: Mein Name ist Sarah.
J: *Wie alt bist du, Sarah?*
A: Ich bin sieben Jahre alt. Bald werde ich acht sein.
J: *Wo wohnst du?*
A: Ich... Ich lebe jetzt nicht mehr bei meiner richtigen Familie. Ich bleibe hier, bis wir gehen. Mit diesen Leuten. Sie gehen auch. Es ist verwirrend.
J: *Du bleibst bei... wem... ein paar Freunden?*
A: Ja, wir gehen zusammen... um aufs Land zu ziehen.

J: Oh. Dann lebst du jetzt in der Stadt?
A: In einer Stadt.
J: Und du ziehst auf eine Farm?
A: Es wird wahrscheinlich eine Farm sein.
J: Und warst du auf dem Boot?
A: Aye. Aye.
J: Wie nennt man diesen Ort, weißt du das?
A: Neu... Neu England.
J: Oh, bist du gerade erst angekommen?
A: Noch nicht lange.
J: Und du bleibst bei Freunden. Sind deine Leute draußen und bauen ein Haus, in dem du wohnen kannst?
A: Sie haben es mir nicht gesagt... Ich muss mich benehmen. Sie werden bald zu mir kommen. Ich bin verunsichert, sagen sie. Es ist nicht gut für mich, das Haus zu oft zu verlassen... bis ich wieder ich selbst bin.
J. Warst du krank?
A: Ja, vor einer Weile, sehr krank. Ich habe mich gut erholt. Jetzt bin ich gesund – mein Geist wandert. Und ich erzähle ihnen Dinge, die sie nicht glauben.
J: Was sagst du ihnen, was sie nicht glauben?
A: Ich erzähle ihnen Dinge, die ich sehe. Dinge, die in der Zukunft passieren werden. Aber sie sagen, dass ich diese Dinge nicht sehen kann. Meine Mutter sagt: "Still! Es ist gefährlich, so zu reden!"
J: Oh... nun, ich glaube an diese Dinge. Was hast du gesehen, was bald passieren würde?
A: Als wir in die Stadt fuhren, schaute ich, und plötzlich war es eine Stadt von... enormer Größe. Meine Augen konnten die Größe nicht ertragen! Die Stadt war überall um uns herum, und die Gebäude waren im Vergleich zu heute so anders. Und die Leute auf den Straßen waren anders gekleidet. Die Straßen waren nicht gepflastert. Glatt, sanft und glatt.
J: Konntest du sagen, wann das alles passieren wird?
A: Nur, dass es in der Zukunft sein würde, weit weg, weil viele Veränderungen stattgefunden haben. Und die Stadt, wie ich sie sah – meine Mutter rieb sich die Stirn, und sie

sagte: "Armes Kind, sie ist seit dem Fieber nicht mehr dieselbe." Und sie weinte.
J: *Aber du hast diese wirklich große Stadt gesehen?*
A: Riesig, gewaltig.
J: *Viele Leute? Wie waren die Leute gekleidet, Sarah?*
A: Hätte ich ihr das vielleicht nicht gesagt, hätte sie mir geglaubt. Sie glaubte mir nicht.
J: *Sag es mir!*
A: Wirst du mir glauben?
J: *Ich werde dir glauben.*
A: Nun, die Kleider, die Frauen tragen, sind über dem Boden... nahe bei den Knien, aber nicht ganz, vielleicht in der Mitte. Und sie tragen durchsichtige Strümpfe... und Absätze, die sehr hoch sind. Es müssen sehr kluge Menschen sein, so gehen zu können. Die Männer tragen seltsame Hüte, und ihre Hosen sind eng, und doch passen sie glatt bis zum Boden hinunter.
J: *Hast du in der Zukunft noch andere Dinge gesehen?*
A: Oh, ich habe andere Dinge gesehen, aber meine Mutter sagt mir, dass nichts übereinstimmt, und sie macht sich Sorgen um mich. Sie sagt mir, dass mein Verstand verunsichert ist.
J: *Nein, ich glaube nicht, dass dein Verstand verunsichert ist. Ich denke, du siehst genau das, was passieren wird.*
A: Glaubst du, dass es so kommen wird?
J: *Ich glaube, dass es so sein wird. Und ich möchte, dass du mir einige der anderen Dinge erzählst, die du gesehen hast.*
A: Nun, ich sah meine Mutter einmal an und sah eine Krankheit um sie herum. Ich sagte es ihr, und sie lachte. Aber zwei Tage später verlor sie ihr Baby. Es war sehr krank.
J: *Hat sie dir danach immer noch nicht geglaubt?*
A: Nein, nein, sie sagte ich wäre nur ein Kind und könnte nicht wissen, was ich sagte. Vielleicht hätte ich alles sagen sollen. Ich habe viele Male kleine Dinge erzählt, die ich sehe. Ich weiß jetzt, dass ich ihnen keine großen Dinge sagen darf, die ich sehe. Sie werden denken, dass ich zu verunsichert bin.
J: *Welche anderen großen Dinge hast du noch gesehen?*

A: Ich sah mir das Dock an und sagte ihnen, dass Schiffe aus dem Material hergestellt werden, aus dem wir die Läufe unserer Waffen herstellen. Sie wären große, große Schiffe und würden in wenigen Tagen den Ozean überqueren. Alle um uns herum lachten. "Armes Kind", sagte meine Mutter, "sie hatte Fieber, Gehirnfieber." Ich bin ein Witz für die Frauen.

J: *Ich denke, sie sollten auf dich hören.*

A: Ich könnte ihnen viele Dinge erzählen, indem ich sie einfach anschaue. Wenn ich einen Menschen sehe, sehe ich Gut und Böse um ihn herum, und manchmal kann ich sagen, was passieren wird. Ich sehe sie an, und sie ändern sich, und sie sehen so aus, wie ich denke, dass sie in den kommenden Jahren aussehen werden. Einmal sah ich einen Mann, er... er verschwand vor meinen Augen, und ich wusste, dass er bald ein Geist sein würde.

J: *Und du sagst, dass du die Menschen ansiehst und um sie herum Gut und Böse sehen kannst. Wie sieht das Böse aus?*

A: Das Böse erscheint als schwarz. Es ist ein Schatten. Manchmal sieht man eine Person und sie ist teilweise bedeckt, als ob sie in einer Wolke oder teilweise im Nebel steht. Und du weißt, dass diese Person böse Dinge getan hat oder tun wird, oder etwas Böses passieren wird. Wenn du sie ansiehst und überlegst, kannst du erkennen, was es ist. Ich schaue sie sehr genau an, und ich schließe die Augen, und ich kann sagen, ob etwas Schlimmes passieren wird. Kann krank sein.... sogar in der Vergangenheit. Manchmal sehe ich, ob sie in der Vergangenheit sehr schlechte Dinge getan haben.

J: *Und wie sieht das Gute aus?*

A: Es leuchtet, als ob eine Person in hellem Sonnenlicht stünde. Ein wunderschöner Anblick.

J: *Gibt es verschiedene Farben?*

A: Viele Farben. So viele Farben wie der Regenbogen und mehr. Schöner Anblick.

J: *Weißt du, ob die verschiedenen Farben unterschiedliche Bedeutungen haben?*

A: Manchmal sehe ich sie so, dass sie verschiedene Dinge

bedeuten. Manchmal kann ich genau sagen, was es sein wird. Manchmal überlege ich, bin neugierig. Und ich kann zusehen und sehen.
J: *Nun, deine Mutter und die anderen Damen sollten auf dich hören. Sie könnten etwas lernen.*
A: Sie alle beten für mich. Sie beten, dass ich bald den Zauber über meinem Verstand verlieren werde.
J: *Okay, Sarah, und das ist das Jahr 1718?*
A: Wir schreiben das Jahr 1718.
J: *Ich werde bis drei zählen, und wir gehen zurück ins Jahr 1700.*

Als sie in dieses Jahr zurückversetzt wurde, wurde sie wieder ein Geist. Diese Episoden werden in einem separaten Kapitel behandelt. In einer anschließenden Sitzung ging Johnny noch einmal kurz auf die 1770er Jahre ein. Diese Technik wurde mehrfach eingesetzt, mehr oder weniger, um auf Inkonsistenzen zu prüfen. Aber jede Persönlichkeit kam immer ganz deutlich durch. Anita wechselte sofort von einer zur anderen, als ob es keine Unterbrechung gegeben hätte, auch nach mehreren Wochen. Dieser nächste Teil stammt aus den 1770er Jahren, als sie gefragt wurde: "Was machst du da gerade?"

A: Nun... Ich habe geschlafen!
J: *Bist du gerade aufgewacht?*
A: Ich muss... Ich fühle mich komisch... bin einfach aufgewacht... Es wird ein schöner Tag.
J: *Ist die Sonne schon aufgegangen?*
A: Ja, die Sonne steht da drüben am Himmel. Es sieht hübsch aus... Ich mag den Morgen.
J: *Welche Jahreszeit ist es?*
A: Es ist Frühjahr. Es wird ein schöner, klarer Tag. Ich richte mein Bett immer nach Westen aus, damit ich aus meinem Ostfenster schauen kann.
J: *Wie ist dein Name?*
A: Mein Name ist Sarah.
J: *Wie ist dein Nachname, Sarah?*
A: Breadwell. Sarah Breadwell.

J: Und wie alt bist du, Sarah?
A: Oh, ich gehe jetzt da hinauf, da hinauf... krank.
J: Bist du verheiratet, Sarah?
A: Ja, verheiratet.
J: Wo ist dein Mann?
A: Nun, er ist gestern Abend nicht zurückgekommen. Er ist jemanden verarzten gegangen.
J: War jemand krank?
A: Eine Geburt. Eine schwierige. Die Hebamme war hinter ihm her. Ich schätze, er hat die Nacht dort verbracht. Er reitet nicht gerne im Dunkeln zurück. Seine Augen sind nicht mehr so, wie sie einmal waren.
J: Und natürlich könnte das Pferd stolpern und fallen.
A: Nun, das ist wahr. Natürlich kennt er die Straßen schrecklich gut, und das Pferd auch.
J: Wie lange ist dein Mann schon weg?
A: Oh, er ist gestern Abend gegen... oh, kurz vor Einbruch der Dunkelheit gegangen. Wir saßen auf der Veranda und redeten, und sie kamen angeritten und fragten nach ihm. Er geht immer, selten wird er in bar bezahlt. Aber er hilft gerne Menschen. Manchmal geben sie ihm etwas Mais, oder was auch immer sie haben. Dieses junge Mädchen, wir kannten ihre Familie und ich weiß, dass sie ihm leid tut.
J: Was wirst du heute tun?
A: Ich denke, ich werde heute eine Weile aussetzen. Schon bald sollte ich in der Lage sein, aufzustehen und mich besser zurechtzufinden. Die Hüfte kann dich nicht ewig aufhalten.
J: Hast du dir die Hüfte verletzt?
A: Nun, ich bin damals gefallen, weißt du, dort beim Keller. Ich habe das verdammte Ding gebrochen. Es hat lange gedauert, das wieder in Ordnung zu bringen. Ich muss im Bett liegen. Zum verrücktwerden, so lange im Bett zu liegen.
J: Ja, das ist der schwierigste Teil davon, krank zu sein, im Bett liegen zu müssen.
A: Nachdem es aufgehört hat, so sehr zu schmerzen und wehzutun, will ich aufstehen. Aber wenn du dich bewegst,

tut es weh. Ich habe Angst, dass es jetzt steif für mich wird. Ich will aufstehen und mich mehr bewegen, und nicht zulassen, dass es sich versteift.
J: *Sicher. Hast du Kinder, Sarah?*
A: Ich habe zwei.
J: *Wo sind sie?*
A: Oh, sie sind weg. Weißt du, sie sind verheiratet und bleiben nicht die ganze Zeit hier.
J: *Wohnen sie sehr weit weg?*
A: Nein, nicht weit.
J: *Wie heißt die Stadt, Sarah?*
A: Ich denke, sie nennen es Bostonia. So wollen sie es nennen, glaube ich.
J: *Wie hast du es genannt, als du das erste Mal hierher gekommen bist?*
A: Nun, als wir das erste Mal hier ankamen, haben wir es nicht so genannt. Am Anfang war es wie eine Kreuzung auf der Post Road. Sie laufen die Straße hoch von..... Ich glaube, sie sagen, dass es bis nach New York geht, wo die Holländer leben.
J: *Holländer?*
A: Ja, Deutsche, Niederländer, die da unten in New York leben. Und sie laufen diese Straße hoch, viel Verkehr und so. Manchmal schaue ich auf die Straße dort und sehe bis zu vier oder fünf Fremde an einem Tag. Die Dinge wachsen. Sie werden bis nach Philadelphia kommen. Diese Straße wird in Philadelphia beginnen und den ganzen Weg durch New York und bis nach hier oben reichen. Ich schätze, wir sind am Ende der Straße. Ich habe noch nie gehört, dass es weiter nördlich geht. Ich denke, sie wird einfach hierher gelegt.

Als ich versuchte, einige dieser Tatsachen zu überprüfen, stieß ich wieder einmal auf Probleme. Ich habe an mehrere historische Gesellschaften in Boston geschrieben und erhielt im Wesentlichen die gleiche Antwort von jeder. Sie erhalten zu viele Auskunftsersuchen; sie können daher nicht per Post antworten. Ihre Aufzeichnungen stehen für die Forschung nur professionellen Ahnenforschern zur Verfügung, die natürlich bezahlt werden müssen. Eine Gesellschaft erwähnte, dass der Begriff "Bostonia" der lateinischen Schreibweise des Wortes "Boston" nahe kommen würde und dass es jahrelang eine Hauptstraße gab, die nach Westen führte, die als Boston Post Road bekannt war.

Einige Daten kamen von einer überraschenden Quelle: Eines unserer Geschichtsbücher für Kinder. Zitat aus der *Geschichte unserer Vereinigten Staaten*, Kapitel 12, "Lösung von Transportproblemen". "Wege werden zu Straßen. In der frühen Kolonialzeit schien der Wald endlos. Eine Person, die über Land reiste, ging die indianischen Pfade entlang. Allmählich räumten Männer einige dieser Wege oder bereiteten neue, breit genug, damit ein Mann auf dem Rücken eines Pferdes durchreiten konnte. Am Ende der Kolonialzeit waren einige dieser Wege breit genug für einen Ochsenkarren oder Wagen angelegt. Wenn ein Reisender zu einem Bach kam, muss er einen Ort finden, an dem das Wasser flach genug war, um ihn zu überqueren. In der Nähe der Städte betrieb ein unternehmungslustiger Mann manchmal eine Fähre. Auch in der Nähe der Städte wurden manchmal Straßen gebaut.

"So war 1760 der einzige lange Weg, über den Postkutschen und Privatwagen von Kolonie zu Kolonie fahren konnten, derjenige, der Boston, New York und Philadelphia verband. Im Sommer können Sie in etwa einer Woche mit der Postkutsche von Boston nach New York fahren und drei Tage später Philadelphia erreichen. Eine Winterreise würde länger dauern."

"Wenn Sie 1760 von Philadelphia aus nach Süden reisen wollten, würden Sie ein Küstenschiff nach Savannah oder Charleston nehmen. Wenn man über Land gehen würde, würde man reiten, denn an manchen Stellen war die Küstenstraße unpassierbar."

So scheint es, dass die besten Informationen aus den unwahrscheinlichsten Quellen stammen können.

Die Sitzung ging weiter, als Johnny Sarah ins Jahr 1790 brachte und fragte: "Was siehst du gerade?"

A: Familie.
J: *Was machst du?*
A: (Ihre Stimme flüstert) Ich liege im Bett.
J: *Bist du krank?*
A: Sehr krank.

Es schien, dass Sarah im reifen Alter von 80 Jahren starb, was für diese Zeit ziemlich alt war. Das seltsame Ereignis ihres Eintritts in dieses Leben und die daraus resultierende psychische Fähigkeit verblasste offenbar nach einigen Jahren; es wurde offensichtlich nicht gefördert. In späteren Jahren schien ihr Leben ganz normal zu sein.

Könnte es sein, dass Sarah solche psychischen Fähigkeiten hatte, weil sie keine normale Geburt hatte, sondern frisch aus der Geisterwelt in den Körper des Kindes eintrat? Es schien, dass eine normale Geburt die Erinnerung an das vergangene Leben und die geistige Welt trübt und unterdrückt. Da der Fokus des sich entwickelnden Kindes darauf liegt, mit dem Körper umzugehen, laufen zu lernen, sprechen zu lernen usw., verblassen die Erinnerungen weiter und kehren in den meisten Fällen nie zurück, außer vielleicht unter Hypnose. Dieser Fall zeigt eine Ausnahme von der Regel. Es schien, als ob die Geisterwelt und unser physisches Leben viel komplizierter ist, als wir es uns jemals vorstellen können.

Einige Jahre später (in den 1970er Jahren) erfand Ruth Montgomery den Begriff "Walk-In", um einen Vorfall zu beschreiben, wie wir ihn in ihrem Buch *Strangers Among Us* erlebt haben. Dieser Begriff bezieht sich auf eine Gelegenheit, bei der zwei Seelen aus verschiedenen Gründen ihren Platz tauschen. Aber zum Zeitpunkt unseres Experiments war eine solche Idee völlig unbekannt und das ganze Konzept verblüffte uns. Walk-Ins (zusammen mit dem entsprechenden Konzept von "Imaging") werden in meinem Buch *Between Death and Life* ausführlicher behandelt.

Kapitel 8

Mary in England

Bis zu diesem Zeitpunkt war Anita in Bezug auf ihre Daten und Zeiten bemerkenswert konsequent gewesen, und zwar die gesamten Leben von June/Carol, Jane und Sarah. Aber während ihrer restlichen Leben begann sie, die Zeit durcheinander zu bringen. Wir konnten nur durch Dinge, die sie sagte, abschätzen, aus und von welcher Zeit sie sprach.

Als die vierte Persönlichkeit auftauchte, hatten wir anscheinend den Ozean überquert und waren nun in England. Sie kam in eine Szene, als alte Frau, die in einem entzückenden derben irischen Akzent sprach. Wir stellten fest, dass ihr Name Mary war, und sie lebte nahe der schottischen Grenze. Aber auch hier wäre es aus Gründen der Klarheit besser, wenn wir mit der frühestmöglichen Aufzeichnung ihres Lebens beginnen würden.

Johnny hatte sie auf etwa zehn Jahre zurückgeführt. Sofort wurde ihre Stimme und Aussprache kindlich.

J: *Was machst du gerade, Mary?*
A: Ich fahre in der Kutsche.... beobachte... und frage mich, wo wir bald sein werden. Es ist eine lange Fahrt.
J: *Wo fährst du hin?*
A: 'Es ist die Stadt von... die Stadt von... Papa! Papa, du hast mir den Namen der Stadt gesagt, aber ich habe ihn vergessen. (Pause, als ob man zuhört.) Aye? Papa sagte mir, es sei Loch. Wir werden dort wohnen. Unsere Sachen wurden in den Wagen geladen, und jetzt kommen wir.
J: *Wo hast du gelebt?*
A: Wir lebten in einer kleinen Stadt an der Küste. Kaum jemand außer uns lebte dort!

J: *War es weit von Loch entfernt?*
A: Oh, nein. Vielleicht, wenn du den langen Weg gehst. Ich frage immer meinen Papa, können wir den langen Weg nehmen? Aber wenn man direkt mit der Kutsche dorthin fährt, ist man in zwei Stunden da.
J: *Wie lautet der Name der anderen Stadt?*
A: Crew.

Ich wusste, dass Loch schottisch für See ist. Ich schaute mir Karten an, um irgendeine Erwähnung einer Stadt namens Crew zu finden. Alles, was wir finden konnten, war ein Crewe in Mittelengland, das erst um 1800 durch die Nähe zur Eisenbahn erbaut wurde. Wie der Zufall es wollte, lebte in Beeville eine Marinefrau, die aus Schottland kam. Ich habe sie nach Crew gefragt. Sie sagte, dass es auf der schottischen Seite eine Stadt namens Crew gebe, die so klein sei, dass sie wahrscheinlich nicht auf Karten erscheinen würde. Sie sagte, es sei immer ein kleiner Ort gewesen.

J: *Und was hat dein Papa in Crew gemacht?*
A: Es lief nicht gut, fürchte ich. Aber hier wird er sein Geschäft selbst führen.
J: *Was für ein Geschäft?*
A: Einen Schusterladen, den wir haben werden.
J: *War er in Crew ein Schuster?*
A: Er arbeitete für einen Schuster, als Lehrling.
J: *Bist du zur Schule gegangen?*
A: Nein. Meine Mutter, sie hat mir beigebracht, was sie kann. Es ist nich' passend Frauen, viel zu wissen. Mein Papa sagt, sie werden unzufrieden mit ihrem Los als Frau, wenn sie wie ein Mann mit dem Gehirn denken. Es ist gegen die Natur.

Hier zeigte Johnny eine unerwartete Ader des Chauvinismus, indem er sagte (selbstgefällig, wie ich dachte): "Dein Papa ist sehr klug!" Mary fuhr fort:

A: Papa lernte sein Handwerk, und ich bat darum, zur Schule

zu gehen und auch ein Handwerk zu lernen, und er lachte mich aus. Er sagte, er würde genug Geld für uns alle verdienen. Und ich sollte lernen, eine Dame zu sein und lernen, die Dinge zu tun, die eine Frau tut. Ja, und ich sollte nicht versuchen, ein Mann zu sein. Es verwirrt das Gehirn, es widerspricht der Natur. Der Mann sollte lernen und die Frau sollte zu Hause bleiben. Aye, 's viel zu lernen, zu kochen und zu nähen, um das Zuhause gemütlich zu machen. 's eine Sünde und eine Schande, das nicht richtig zu machen.

Als wir Mary das nächste Mal fanden, war sie älter und verheiratet.

J: *Was machst du gerade?*
A: Ich warte auf die Sonne.
J: *Oh, die Sonne ist noch nicht aufgegangen?*
A: Nein.
J: *Wie lange bist du schon wach?*
A: Schon eine Weile. Ich mag es, wenn es so ist, nicht dunkel, nicht hell. Ich warte nur.
J: *Magst du es, die Sonne am Morgen aufgehen zu sehen? Das ist wirklich schön.*
A: Es gefällt mir.
J: *Wie ist dein Name?*
A: Mary.
J: *Wie ist dein Nachname, Mary?*
A: (Lacht) Es ist Riley.
J: *Bist du verheiratet, Mary?*
A: Das bin ich.
J: *Wie lange seid ihr schon verheiratet?*
A: Eine lange Zeit... viele Jahre.
J: *Und was macht dein Mann?*
A: Er macht Schuhe. Und Stiefel und Pantoffeln.
J: *Wie alt bist du, Mary?*
A: Ich... ich denke fast 40... Ich glaube, ich bin 40.
J: *Wie viele Kinder hast du?*
A: Eins; Ich habe eine Tochter.

J: *Wie heißt sie?*
A: Ich habe sie Mary genannt.
J: *Nach dir?*
A: Nach der Heiligen Maria – möge die Jungfrau sie immer beschützen.
J: *Mal sehen, dein Zuhause.... in welcher Stadt ist es?*
A: Loch.
J: *Wie lange lebst du schon in Loch?*
A: Fast mein ganzes Leben lang. Ich kam als kleines Mädchen hierher.
J: *(Er wusste, dass Loch See bedeutet) Wohnst du in der Nähe von Wasser?*
A: Ziemlich nah. Man kann's von der Stadt aus sehen. Die Stadt ist in der Nähe des Wassers gebaut.
J: *Oh, dann wohnst du also direkt in der Stadt.*
A: Ein wenig am Rand, aber in der Stadt.
J: *Mal sehen, du bist in England, oder?*
A: Aye, England.
J: *Wer ist der König?*
A: Wir haben eine Königin.
J: *Wie heißt sie?*
A: Mary.

Das war das Einzige, was sie sagte, das wahrscheinlich ein Datum liefern konnte. Untersuchungen ergaben, dass es eine Königin Maria I. (engl. Mary Tudor) gab, die auch Bloody Mary genannt wurde und von 1553-1558 regierte. Diese Maria war die Tochter von Heinrich VIII.; daher die Halbschwester von Elisabeth I. Der Spitzname "blutig" wurde ihr von den Protestanten gegeben, weil Mary beabsichtigt hatte, die römisch-katholische (papistische) Kirche als englische Staatskirche wieder aufzubauen, auch wenn es Krieg bedeutete. Etwa 300 Protestanten wurden in dieser Zeit "gemartert". Es gab auch eine gemeinsame Herrschaft von Wilhelm III. und Maria II. von 1689-1694. Es hätte einer dieser Herrscher sein können.

J: *Hast du jemals die Königin Mary gesehen?*
A: Ich war noch nie dort, es ist zu weit weg.

J: *Wo wohnt sie?*
A: Im Süden des Landes. Ich habe gehört, dass sie hier manchmal – zu einem Schloss in der Nähe kommt. Aber ich habe sie nie gesehen.

Untersuchungen ergaben, dass Balmoral Castle, in den Wäldern von Aberdeenshire in den schottischen Highlands, die schottische Residenz des amtierenden britischen Monarchen ist. Könnte das das Schloss sein, von dem sie sprach?

J: *Sie reist wahrscheinlich dorthin, wie für einen Sommerurlaub?*
A: Aye, es ist besser hier als da. Sie mag das Wasser.
J: *Wo ist dein Mann heute?*
A: Er arbeitet.
J: *Hat er einen eigenen Laden?*
A: Ja ja, so ist es. Er muss hart arbeiten, ein spezielles Paar Stiefel. Es muss heute fertig sein.
J: *Oh, hat er die ganze Nacht gearbeitet, oder ist er früh aufgestanden und zur Arbeit gegangen?*
A: Er ist vor einer Weile gegangen. Ich habe ihm Frühstück gemacht.
J: *Was hattet ihr zum Frühstück?*
A: Seine Lieblingspfannkuchen. Ein kleiner Kuchen, den er isst, und ich mache extra Kuchen zum Mittagessen. Du legst sie in Butter, Honig und Marmelade. Sie sind gut, kalt oder heiß. Ein sehr süßer Kuchen. Ich bin eine sehr gute Köchin, weißt du.
J: *Ja. Schläft deine Tochter noch?*
A: Aye. Sie sieht aus wie ein Engel. Ihr Haar – ist sehr schwarz. Ein schönes Kind, wunderschön. (Es war so viel stolz in ihrer Stimme.)
J: *Wie alt ist sie?*
A: Sie wird bald neun Jahre alt werden.

Wir trafen Mary in einer anderen Sitzung wieder, ungefähr im ähnlichen Alter.

J: *Was machst du gerade, Mary?*
A: Feg'n und putz'n und Dinge zum glänz'n bringen. Ich gebe eine Party.

(Sie klang glücklich und aufgeregt.)

J: *Das tust du!*
A: Es ist der Geburtstag meiner Tochter.
J: *Wie alt ist sie?*
A: Sie wird zehn Jahre alt.
J: *Wie alt bist du, Mary?*
A: Oh... (kichert) ... Ich bin 40. Etwa 40.
J: *Wer kommt zur Geburtstagsfeier?*
A: Alle ihre Freunde, die sie kennt.
J: *Geht sie zur Schule?*
A: Sie geht in der Stadt hier zur Schule, einer kleinen Stadt, die Schule ist klein. Und sie lernt gut. Sie ist ein kluges Kind. Nicht wie ihre Mutter! Hellwach.
J: *Wie heißt ihre Schule?*
A: (Lachend) Loch-Schule. Wir nennen sie nicht anders. Der Priester sagt, ja, wir nennen sie manchmal beim Kirchennamen, weißt du. Sie unterrichten sie dort gut.
J: *Wie lautet der Name der Kirche?*
A: St. Joseph's. Nach dem heiligen Vater haben wir sie benannt.

Dies war das einzige Leben, in dem sie als Katholikin sprach.

J: *Was bereitest du für die Party vor?*
A: Vanities! Meine Tochter liebt sie so sehr.
J: *(Verwirrt) Was sind Vanities?*
A: Es ist ein Hauch von Gebäck. Es sieht leicht und flauschig aus, und du denkst, dass es auch innen schön sein wird. Aber wenn man es öffnet, ist es fast leer, ein Loch im Inneren. Also nennen wir es Vanities, aufgeblasen von Eitelkeit.

Recherchen in alten Kochbüchern haben nichts mit diesem

Namen ergeben. Ich persönlich denke, es klang sehr nach Blätterteig.

A: Und ich werde ihnen wie Damen Tee einschenken. Sie möchte, dass es wie eine Damenparty wird.
J: *Ich schätze, alle kleinen Mädchen tun gerne so, als wären sie Damen.*
A: Oh, ja. Und sie wird die Schönste von allen sein. Wunderschön. Aber wenn es dir nichts ausmacht, würde ich gerne weiterarbeiten, damit ich mich nicht verspäte.
J: *Ja, mach ruhig weiter. Sie wird sich für den Rest ihres Lebens an diese Party erinnern.*
A: Aye, ich hoffe es. Wir haben so lange auf sie gewartet!
J: *Was wirst du ihr zu ihrem Geburtstag geben?*
A: Ihr Vater hat ihr die besten Schuhe gemacht, und ich habe ihr ein Kleid aus *Samt* gemacht! Sie wird so stolz sein.
J: *Das wird sie bestimmt.*

Als wir Mary das letzte Mal trafen, war sie eine alte Frau und sie sagte, sie strickte einen Schal.

J: *Das ist ein wunderschöner Schal, den du strickst.*
A: Aye, die Farbe 's hell, sie wird mich aufmuntern.
J: *Das ist schön. Mary, du hast mir deinen Nachnamen nicht gesagt.*
A: Ah! Du bist freundlich und interessiert an mir? Wirst du mich für eine Weile besuchen?
J: *Ja, das werde ich.*
A: Das ist gut. Das ist gut. Mein Name ist Smythe-Riley. (Anscheinend war Smythe ihr Mädchenname.)
J: *Bist du hier draußen einsam?*
A: Die Leute kommen, um meine Strickereien zu kaufen. Die Enkelkinder kommen manchmal vorbei.
J: *Hast du viele Enkelkinder?*
A: Ney, aber zwei. Süß. Die Brownies sind süß.

Es wurde gesagt, dass die Brownies-Abteilung der Pfadfinderinnen so genannt wurde, weil die alten irischen

Großmütter ihre Enkelkinder so nannten.

J: *Mal sehen. Du sagtest, du wärst 70?*
A: Aye. 's alt, aber ich hatte ein gutes Leben. Ich warte jetzt, meine Gesundheit ist nicht mehr gut. Wenn ich mich nicht zu sehr bewege, schmerzen meine Füße nicht. Ich massiere meine Finger. Ich kann gut stricken. Es ist gut, etwas Gutes zu tun. Der Verstand, der Verstand ist der Ort, an dem wir alt werden.
J: *Und wo ist diese Hütte, Mary? An welchem Ort sind wir hier?*
A: (Lacht) Warum, wir sind in England! Aye, man kann die schottische Küste sehen.
J: *Wie heißt die Stadt?*
A: Wir leben am Rande der Stadt, sie heißt Loch.
J: *Ist es eine große Stadt?*
A: Oh... was nennst du groß? Nicht wie in London. Ich habe gehört, dass London groß ist.
J: *Warst du schon mal in London?*
A: Nein, nie. Ich habe das Wasser einmal nach Schottland überquert, ich habe das Wasser einmal nach Irland überquert, aber ich war noch nie in London oder einer Großstadt. Ich bin ein einfaches Mädchen, hab' ein einfaches Leben.
J: *Bist du Engländerin, Schottin, Irin, oder...?*
A: Ich bin hier geboren. Ich spreche wie mein Mann, nachdem ich viele Jahre mit ihm gelebt habe. Er war halb... er war halb Ire; er war halb Schotte. Ein guter Mann. (Das erklärte den derben irischen Akzent.)
J: *Welche Art von Arbeit hat dein Mann geleistet?*
A: Er arbeitete hier in der Stadt, er machte Schuhe, er war ein Schuster. Er fertigte auch Stiefel und Schuhe für Damen. Der Beste. Er hatte genau das Paar gemacht, das ich jetzt habe. Ich kümmere mich darum. Sie sind das letzte Paar, das er für mich gemacht hatte.
J: *Wie war der Name deines Mannes?*
A: Thomas. Thomas Riley. Ein guter Mann.
J: *Wie lange ist es her, dass Thomas gestorben ist?*

A: Ah, fast 20 Jahre nun.

Sie müssen damals die Schuhe viel besser hergestellt haben, um 20 Jahre lang zu halten. Aber sie war auch eine alte Frau, die sich offensichtlich nicht viel bewegte.

J: *Wie viele Kinder hattest du, Mary?*
A: Nur eines, das lebt. Es betrübte den armen Thomas; er hätte sich eine größere Familie gewünscht. Meine Babys starben, bevor sie geboren wurden. Ich hatte nie ein Baby ausgetragen, nur dieses eine. Sie ging über die volle Distanz. Ich nannte sie Mary.

Es schien, dass Mary eine lange Zeit in diesem englischen Leben lebte, und anscheinend auch glücklich war. Es schien keinen Zusammenhang mit Anitas gegenwärtigem Leben zu geben, außer der Tatsache, dass sie jetzt katholisch war und ihre Kinder die örtliche katholische Schule besuchten.

Kapitel 9

Starkes Gretchen

Ich nahm an, dass es zu dem Zeitpunkt, als wir so weit in der Regression drin waren, nichts mehr geben würde, was uns überraschen könnte. Aber jede Sitzung enthielt etwas Frisches und Neues, um unseren Geist zu stimulieren.

Der folgende Abschnitt geschah, als Anita in eine Zeit zurückversetzt wurde, kurz bevor sie als süße und milde Mary in das Leben in England hineingeboren wurde. Dies war natürlich ein Geisteszustand, aber was sie uns sagte, war verwirrend. Sie sprach über einen seltsamen neuen Ort, den sie vorher nicht erwähnt hatte, einen Ort, der anders klang als die Geisterebene, wo wir sie normalerweise fanden.

J: *Okay, Mary, es ist weit zurück. Was siehst du da?*
A: Es ist schwarz, dunkel. Es wird bald heller werden.
J: *Was ist es.... Nachts?*
A: Es war Nacht, es ist Morgengrauen.
J: *Was machst du gerade?*
A: Ich bin zum ersten Mal an diesen Ort gekommen. Mein Geist ist ausgeruht – Hunderte von Jahren.
J: *Welcher Ort ist das hier?*
A: England, glaube ich. Und ich bin jetzt bereit, meine Serie zu beginnen.
J: *Serie von was?*
A: Meine Lektionen. Meine Seele muss gereinigt werden, und ich muss lernen. Ich werde verschiedene Schritte durchgehen, wie ich meine innere Stimme sagen höre. Und jedes Mal werde ich etwas anderes lernen, etwas Neues. Jeder wird lernen. Ich werde beginnen; ich werde beobachten und zusehen.
J: *Wo warst du?*

A: Ich habe mich ausgeruht, viele Jahre.... Hunderte, wie es scheint. Ruhend.
J: *Wo ruht ihr euch aus?*
A: Über der Erde, über allem. Keine Gefühle, Vibrationen oder Farben. Wenn du dich ausruhst, bist du völlig in Frieden.
J: *Aber du bist von der Erde weg?*
A: Weg. Ich habe gehört, dass es da Ärger gibt.
J: *Auf der Erde?*
A: Immer Probleme, arme Seelen. Vom Frieden zur Erde geschickt. Bevor wir zurückkommen können, werden wir es lernen.
J: *Du kommst auf die Erde, um Lektionen zu lernen?*
A: Ja, ich muss lernen.
J: *Du hast dich lange Zeit ausgeruht?*
A: Eine lange, lange Zeit.
J: *Warum? War dein Geist müde?*
A: Er ging durch viel Gewalt. Viel Gewalt, und mein Geist war zerrissen und verletzt. Ich musste mich ausruhen. Es war hier, aber ich habe diese Sprache nicht gesprochen. Aber jetzt spreche ich mit dir. Ich erinnere mich an einen Teil... aber um wirklich ausgeruht zu sein, sollte ich mich nicht erinnern. Die Stimme sagt mir, wenn der Zeitpunkt näher kommt, werde ich immer mehr vergessen. Ich darf mich nicht erinnern. Es würde meine Sprache, mein... es würde alles, mein Denken, mein Lernen beeinflussen. Ich sollte mich nicht an die Vergangenheit erinnern. Der Geist tritt frisch und ohne Wissen ein. Und ausgeruht betrittst du den Körper.... und du beginnst. Du beginnst.

Das war verwirrend. Um Fragen zu stellen und die Sitzung auf einen Punkt zu bringen, den wir verstehen konnten, versuchte Johnny, sie auf eine Zeitperiode oder ein Jahr auszurichten.

J: *Mal sehen... du sagst, du hast Hunderte von Jahren ausgeruht. Ich werde bis drei zählen, und wir gehen 100 Jahre zurück. Du wirst mit mir in der Sprache sprechen können, in der ich spreche. Sag mir, was machst du gerade?*
A: Vorbereiten. Ruhen.
J: *Und wo ruhst du dich aus?*

A: Es gibt keinen Namen... es gibt keinen Namen, wie wir den Ort nennen. Wir sind hier, wir sind zusammen.
J: *Wir? Gibt es viele von euch?*
A: Viele Geister, viele, und wir ruhen uns aus. Manchmal kehrt man sehr schnell zurück, sagen sie mir. Wenn etwas, das du getan hast, sehr falsch ist, möchtest du zurückkehren, bevor die Erinnerung vollständig gelöscht ist. Und du versuchst, nicht die gleichen Fehler zu machen, sonst wirst du *verdammt* sein, immer wieder zurück zu kommen, immer wieder. Es ist besser, sich auszuruhen und zu vergessen.
J: *Okay. Ich werde bis drei zählen, und wir gehen weitere 100 Jahre zurück. Was machst du jetzt?*
A: Beginne mein Ausruhen.

Sie hat gerade erst ihre Zeit in dieser mysteriösen Ruhestätte begonnen? Wie weit zurück liegt die Lebensdauer davor? Wir würden so lange zurückgehen, bis wir es herausgefunden haben.

J: *Okay. Ich zähle bis drei, und wir gehen zurück ins Jahr 1300. Du wirst mit mir in der Sprache sprechen können, die ich spreche. Was machst du gerade?*
A: Ich bereite mich auf das Fest vor.
J: *Wofür ist das Fest?*
A: Das Fest ist für die großen Feiertage. Es wird ein Festessen geben, wenn die Männer zurückkehren.
J: *Wo sind die Männer?*
A: Sie sind im Krieg. Wir sind siegreich – wir verlieren nicht.

Diese Persönlichkeit war sehr dominant und willensstark.

J: *Wer bist du?*
A: Ich bitte um Verzeihung? Ich verstehe... die Frage... nicht.

Jeder, der eine Fremdsprache gelernt hat, wird erkennen, was hier passiert. Johnny bat sie, auf Englisch zu sprechen. Um von einer Sprache in eine andere zu übersetzen, musst du die Wortstellung in deinem Kopf umkehren. Anscheinend verstand sie die Frage nicht, weil sie in einer anderen Sprache dachte.

J: Oh.... *Wie heißt du?*
A: Mein Name? Gretchen.
J: *Gretchen. Und hast du einen Nachnamen?*
A: Ich werde nach dem Namen meines Vaters – Müller genannt.
J: *Gretchen Müller. Und wo lebst du? In welchem Land bist du?*
A: Du wirst mein Land als Deutschland kennen. Es wird Deutschland sein.
J: *Wie nennst du es?*
A: In der Sprache, die du mir sagst, dass ich mit dir sprechen soll, nenne ich es Deutschland.
J: *Sag mir, wie du dein Land in deiner Sprache nennst?*
A: Deutschland. (Sie hat es anders ausgesprochen – Do-schland). Der Akzent lag auf der letzten Silbe.) Ich bin dein Mutterland.

Ich dachte, es würde immer das Vaterland genannt, oder ist das nur in den modernen Zeiten?

J: *Und die Männer sind im Krieg. Mit wem kämpfen sie?*
A: Sie kämpfen gegen die Burg am Rhein. Und wir gewinnen; unsere Männer sind viele und stark.
J: *Wie viele Männer hast du auf deiner Burg?*
A: Wären... fast hundert, glaube ich, würdest du sagen. Viele Männer.
J: *Und dein Vater, ist er jetzt beim Kampf dabei?*
A: Mein Vater ist weg. Mein Onkel, alle Männer, die Leibeigenen, die Diener, sie kämpfen für den gemeinsamen Schutz. Wir werden nicht überrannt werden; wir sind stark.
J: *Gretchen, was macht dein Vater auf der Burg, wenn er dort ist und nicht kämpft?*
A: Er macht die Dinge, die alle Männer tun. Er hilft seinem Bruder. Seinem Bruder gehört diese Burg, sie ist im Besitz der Familie. Wir alle leben hier – die Familie.
J: *Und es ist das Schloss des Bruders deines Vaters....*
A: Mein Onkel. Wilhelm. *Starker* Wilhelm Müller.
J: *Und die andere Burg, gegen die sie kämpfen. Sind sie hergekommen, um einen Streit anzufangen?*
A: (Empört) Sie versuchten, Land zu nehmen, das uns gehörte!

Unser ganzes Land ist natürlich nicht in unserer Burg hier. Wir leben gut zusammen, in der Nähe, aber unser Land ist überall. Sie haben versucht, etwas von unserem Land zu *nehmen!* Zuerst jagten sie, dann wollten sie sogar ein paar Dinge auf unserem Land pflanzen. Und das war zu viel. Mein Onkel sagte, dafür müssen wir den Krieg erklären.

J: *Sag mir, wie alt bist du, Gretchen?*
A: In der Nähe des Heiratsalters.
J: *Wirst du heiraten?*
A: Wenn mein Onkel und mein Vater einverstanden sind und in unserem Land ein geeigneter Mann mit passendem Eigentum gefunden wird, werde ich heiraten.
J: *Freust du dich auf die Hochzeit?*
A: Alle Frauen sollten heiraten, starke Söhne haben. Wir sind ein starkes Volk, wir werden nie erobert werden, wir sind die Stärksten. Wir sind stark im Geist, im Körper, im Verstand, und ich werde solche Kinder haben, wenn ich heirate. Die Stärksten. Wir kämpfen mit anderen Burgen um uns herum, aber wir gewinnen immer. Es wird keine Burg geben, die unsere erobert.

Es schien, dass die Idee einer starken deutschen Rasse viele Jahrhunderte zurückreicht. Es muss sehr stark in den Menschen verwurzelt sein.

J. *Und ist dein Schloss ein großes?*
A: Das ist es, für ein Schloss ist es groß. Wir umfassen viele Familien; es gibt viele sichere Orte. Das Gelände ist groß. Die Wände sind dick und hoch.
J: *Und dein Alter jetzt, wie viele Jahre ist es her, seit du geboren wurdest?*
A: Achtzehn, glaube ich, das ist es was sie mir sagen. Es ist nicht dasselbe, schau; eine Mutter würde das alles im Auge behalten. Mein Vater kann damit nicht belästigt werden. Er ist beschäftigt, er arbeitet hart.

Johnny hoffte, sie dazu zu bringen, etwas Deutsch zu sprechen. Auch wenn wir sie nicht verstehen würden, hätten wir zumindest einiges aufgenommen. Er dachte, vielleicht könnte es jemand anderes übersetzen.

J: *Was ich von dir möchte, Gretchen, ist, dass du mit mir in deiner eigenen Sprache sprichst. Erzähl mir alles über das Schloss. Beschreibe, wie groß es ist, wie viele Menschen dort leben und was du dort alles tust, – in deiner Sprache.*
A: Wie könntest du mich verstehen?
J: *Nun..... Ich werde deine Sprache lernen.*
A: (Wütend) Ich habe keine Zeit, sie dir beizubringen. Ich muss bei dem Fest sein. Ich kann eine Weile mit dir reden, aber ich habe keine Zeit, dir die Sprache beizubringen.
J: *(Verblüfft) Oh, nun, ich... jemand anderes "lernt" mich an. Ich möchte nur, dass du mir ein paar Worte in deiner Sprache sagst.*
A: Ich werde dir die freundlichsten Worte in meiner Sprache sagen, in jeder Sprache, Worte die du bereits kennst. **Ich liebe dich** (I love you). Du kannst sie in jeder Sprache sagen, sie sind immer freundlich.
J: *Und in deiner Sprache, wie nennt man dein Schloss?*
A: (Ungeduldig) *Mein* Schloss? Das Schloss meines *Onkels*. Es heißt Müller, *Starker* Müller's Schloss.
J: *Und in deiner Sprache nennst du es auch "Schloss"?*
A: (Scharf) Du willst, dass ich lehre, und ich habe nicht die Zeit dafür, sage ich dir! (Sie hatte ein ziemliches Temperament.)
J: *Es tut mir leid, Gertrude... Gretchen.*

Das machte sie wirklich wütend. Sie begann zu schreien.

A: Du kannst dich nicht an meinen Namen erinnern; du kannst dich nicht an die Sprache erinnern. Kannst du mir jetzt wiederholen, was ich dir in meiner Sprache gesagt habe?

Johnny machte einen tröstenden Versuch, "Ich liebe dich" auszusprechen.

A: (Sie hat sich beruhigt.) Dein Akzent ist schlimmer als meiner, und meiner trägt einen ländlichen Akzent.
J: *(Gelacht) Nun, wir alle müssen lernen, es braucht Zeit. (Er beschloss, das Thema zu wechseln.) Was bereitest du für das*

A: *Fest vor?*
A: Den Hirsch. Wildfleisch.
J: *Magst du Hirsch?*
A: Die Männer lieben Fleisch, also servieren wir Fleisch. Starke Männer, starkes Essen. Wir essen, was wir anbauen, wir essen, was wir fangen, und wir werden alle stark sein. Stark zu sein ist alles. Am wichtigsten von allem. Du musst sehr stark sein, um zu überleben, zu leben.

So hatten wir eine andere Persönlichkeit kennengelernt, eine, die sicherlich ein genaues Gegenteil von der sanften, milden Mary war. Dieses deutsche Mädchen hatte Mut.

Wir beschlossen in der Sitzung der nächsten Woche zu sehen, ob wir herausfinden konnten, was mit ihr passiert war, das so gewalttätig war, dass sie so lange in den Ruhezustand versetzt worden war. Die Idee war für Anita ein wenig beunruhigend, weil sie eine große Abneigung gegen Gewalt jeglicher Art hatte. Sie hatte Angst, dass die Gewalt eine persönliche Sache hätte sein können, und war besorgt, dass es traumatisch sein könnte, sie durchzustehen. Sie war bereit, die Regression zu versuchen, aber es beunruhigte sie trotzdem.

Als Johnny mit der Induktion begann, wurde Anita gereizt und widersetzte sich. Dies war das einzige Mal, dass sie dagegen an kämpfte. Es war, als ob ein Teil von ihr wusste, dass wir uns etwas Unerträglichem nähern würden, das lange Zeit unterdrückt worden war. Aber sie war durch viele Wochen der Arbeit in Hypnose konditioniert worden, so dass sie sich nach wenigen Augenblicken entspannte und in den vertrauten tiefen Trancezustand rutschte.

Johnny hatte ihr gesagt, dass er sein Bestes tun würde, um sie durch die Erfahrung mit so wenig Trauma wie möglich zu führen. Anita hatte viel Vertrauen in ihn entwickelt, wie sich in dieser Sitzung zeigte.

Da alle Anzeichen dahin zeigten, dass Gretchen Anfang des 13. Jahrhunderts lebte, führte Johnny sie in diesen Zeitraum zurück und fragte: "Was machst du gerade?"

A: Nähen. Ich mache einen Schal.
J: *Wie alt bist du?*
A: Ich bin mir nicht sicher.

J: *Wie heißt du?*
A: Gretchen.
J: *Wo wohnst du, Gretchen?*
A: Bei meinem Vater.
J: *Ist es schön draußen?*
A: Nein, es regnet... es regnet sehr stark.
J: *Wo ist deine Mutter?*
A: Sie ist schon lange tot.

Dies erklärte, warum sie in der anderen Sitzung sagte, dass sie nicht wusste, wie alt sie war, weil eine Mutter solche Dinge im Auge behalten würde.

J: *Oh, hast du dich dann um dich selbst gekümmert?*
A: Mein Vater, er kümmert sich um mich.
J: *Gehst du zur Schule, Gretchen?*
A: Was?
J: *Ich frage, ob du zur Schule gehst?*
A: Nein.... was ist das?
J: *Oh, weißt du, das ist, wenn sie dir neue Dinge beibringen, wie man verschiedene Dinge macht.*
A: (Defensiv) Mir wird beigebracht, Dinge zu tun. Meine Tante, mein Vater, die Frauen hier lehren mich. Ich weiß, wie man Dinge macht.
J: *Hat dir deine Tante beigebracht, so zu nähen?*
A: Sie *versucht es*. Meine Tante kann nähen und Dinge herstellen.
J: *Und wo wohnst du, Gretchen?*
A: Mit meinem Onkel, meiner Tante, meinem Vater, dem, was von unserer Familie übrig ist.
J: *Hast du ein großes Haus?*
A: Ein Haus? Ein Schloss, ein Zuhause, ein Ort zum Leben.
J: *Du hast ein Schloss?*

Wie immer war eine gewisse Wiederholung notwendig, um zu überprüfen, ob sie die gleichen Dinge sagen würde.

A: Wir nennen es so. Sehr groß.
J: *Wie viele Menschen leben in deinem Schloss, Gretchen?*

A: Innerhalb der Wände?
J: *Ja. Es gibt mehr als nur dich, deine Tante und deinen Onkel und deinen Vater, nicht wahr?*
A: Oh ja, ja. Die Familie meines Onkels, Diener, Menschen, die auf dem Land arbeiten. Sie kommen hierher; wir haben fast hundert zusammen. Einige sind nicht die ganze Zeit hier.
J: *Hast du dein Essen außerhalb des Schlosses angebaut?*
A: Diejenigen, die essen, arbeiten, die, die nicht arbeiten, essen nicht!
J: *Arbeitest du in den Feldern?*
A: Nein! Ich koche, ich werde nähen. Ich arbeite nicht auf den Feldern.
J: *Wer macht das alles auf den Feldern?*
A: Die Bauern. Einiges Essen bauen wir hier an, aber nicht alles. Außerhalb der Mauern ist es nicht sicher.
J: *Warum ist es nicht sicher, Gretchen?*
A: Sie werden dich wegbringen, wenn sie dich sehen.
J: *Wer wird dich wegbringen?*
A: Die von der nächsten Burg. Unten am Rhein, die nächste Burg. Wir kämpfen die ganze Zeit, die ganze Zeit.
J: *In welchem Land bist du?*
A: Deutschland. Es ist Deutschland.
J: *So nennst du es also?*
A: Es wird Deutschland sein.
J: *Aber jetzt ist es nicht Deutschland?*
A: Mein Vater sagt, es ist ein guter Name. Wir sind keine Barbaren. Wir töten nur, um zu überleben. Wir werden ein Land sein, wir werden nicht das Land eines anderen sein.
J: *Wer ist jetzt der Herrscher deines Landes?*
A: Ich bin mir nicht sicher. Die Kirche hat die Autorität darüber, was wir tun. Die Männer mögen das nicht – Männer werden Männer sein.
J: *Sie mögen es nicht, wenn die Kirche ihnen sagt, was sie tun sollen?*
A: Niemand sollte einem Mann sagen, was er auf seinem eigenen Land tun soll; es ist seins.

Recherchen ergaben später, dass Deutschland damals noch nicht unter diesem Namen bekannt war. Es war Teil des Heiligen

Römischen Reiches. Technisch gesehen hatte die Kirche also die Autorität über das gesamte Gebiet.

J: *Gibt es einen König?*
A: Nein – Ich weiß nicht, was du meinst.
J: *Vielleicht ein... wie wäre es mit einem Herrscher – ein Kaiser?*
A: Ein Herrscher? Wir haben einen Herrscher. Sein Name ist Earl. Er wird der Herrscher sein.
J: *Earl. Ist das sein ganzer Name?*
A: Das ist alles, was ich von ihm gehört habe.
J: *Er regiert alle Schlösser um dich herum?*
A: Nein, aber er wird es tun. Er ist ein Freund.
J: *Oh, er* wird *Herrscher sein.*
A: Das wird er. Wenn alle Männer ihm helfen werden, dann kann er der Herrscher sein. Einige Schlösser widersetzen sich dem.
J: *Sie wollen ihn nicht als Herrscher?*
A: Um stark zu sein, müssen wir nur einen Anführer haben. Jede Burg will ihr eigener Anführer sein. Wir werden ein starkes Land sein, wenn wir einen Anführer haben werden.
J: *Okay, Gretchen, mal sehen. Wir schreiben das Jahr 1300?*
A: Wenn du sagst, dass es das ist, dann ist es das. Ich achte nicht auf das Datum.
J: *Oh, du behältst die Zeit nicht im Auge?*
A: Ich habe keine Bedenken. Nur wenn es Frühling ist oder Herbst. Ich kenne die Aufgaben, die wir im Frühjahr und Herbst erledigen. Der Winter gefällt mir am besten.
J: *Winter, warum?*
A: Es gibt weniger Arbeit. Und die Männer bleiben zu Hause.
J: *Sie gehen nicht auf die Felder und zur Jagd?*
A: Sie können sich im Sommer gegenseitig töten, wie Narren; aber im Winter bleiben sie eher zu Hause.
J: *Okay, Gretchen, ich werde bis drei zählen, und wir gehen viele Sommer, viele Winter voraus. (Zählt) Was machst du jetzt?*

Als Johnny die Zahl "drei" erreichte, versteifte sich Anita im Stuhl und packte die Arme fest. Ihr Mund war fest verschlossen und ihr Gesicht trotzig. Als sie sprach, war es durch zusammengebissene Zähne.

A: (Lange Pause) Ich weiß nichts, ich kann nichts sagen. Ich werde nichts sagen. Es wird nichts nützen, zu fragen. – Ich werde dir nicht sagen, wo sie sind!
J: *(Überrascht) Wo wer ist?*
A: Mein Vater, mein Onkel und die Männer.
J: *Oh! Wer fragt dich das?*
A: ICH WERDE NICHT ANTWORTEN!

Dies war eine unerwartete Wendung der Ereignisse. Es war offensichtlich, dass wir uns in dem Teil ihres Lebens befanden, den wir herausfinden wollten, aber wie sollten wir vorgehen? Wie kommt man um diesen Block herum? Das würde etwas Fingerspitzengefühl und Strategie erfordern.

J: *Gretchen, hat jemand nach deinem Vater gesucht?*
A: Du weißt, wo er ist!
J: *Ist dein Vater schon lange weg?*
A: ICH WERDE ES NICHT SAGEN. ... Ich habe keine Angst. Ich habe *keine* Angst!
J: *Es ist alles in Ordnung, Gretchen. Du kannst es mir sagen. Wer fragt dich, wo dein Vater ist?*
A: (Trotzig) Woher weiß ich, dass du es nicht sagen wirst?

Er versuchte, sich einen Weg auszudenken, um zu ihr durchzudringen und ihr Vertrauen zurückzugewinnen.

J: *Ich war auf vielen dieser Reisen dein Freund.*

Anita entspannte sich spürbar etwas, blieb aber dennoch angespannt.

A: Wirst du mir helfen, nach ihnen zu suchen?
J: *Ja, ich werde dir helfen.*

Das mag seltsam erscheinen, aber Johnny hat seine eigenen Richtlinien erfunden. Er kam zu dem Schluss, dass der einzige Weg, sie zum Reden zu bringen, darin bestand, die Geschichte als Teilnehmer zu erleben. Außerdem hatte sie vielleicht unterbewusst

Angst, es alleine durchzustehen.

A: Wenn sie sie finden, werden sie getötet!
J: *Vielleicht können wir sie warnen.*
A: Ich will aus dem Schloss raus, aber meine Tante sagt, nein. Alle Leute sagen: Nein. Aber ich weiß, wo sie sind, ich muss sie warnen. (Sie war sehr verzweifelt.)
J: *Wer ist hier im Schloss?*
A: Die Männer von der anderen Burg. Sie kamen.
J: *Wie sind sie reingekommen?*
A: Wir wussten nicht, wer sie waren, sie waren anders gekleidet. Derjenige, der vorausging, saß auf dem Pferd meines Vaters. Und wir ließen sie hinein; und als sie drin waren, wussten wir, dass sie nicht unsere Leute waren. Nicht unsere Männer, die zurückkommen. Und sie sind jetzt schon seit fast drei Tagen hier. Und ich werde es ihnen nicht sagen!
J: *Nein. Beobachten sie die Tore, damit wir nicht entkommen können?*
A: Sie beobachten uns. Sie haben gesucht, alles zerrissen. Alles angeschaut.... aber sie wissen nicht, dass mein Vater Hilfe gesucht hat. Wir werden Hilfe aus dem Norden bekommen. Ich kenne den Weg. Ich weiß… durch die Bäume. Ich war noch nie dort, aber ich weiß es, ich habe zugehört.
J: *Was glaubst du, wie schnell diese Hilfe hierher kommen könnte?*
A: Wenn mein Vater auf dem Weg ist, wenn er lebt, könnte er in Kürze hier sein, vielleicht in einem Tag. Wir könnten schnell reiten, wir könnten heute Abend rausreiten.
J: *Glaubst du, wir kommen an ihnen vorbei?*
A: Wir wissen es nicht, wenn wir es nicht versuchen. Dürfen keine Angst haben; Angst zu zeigen ist schwach. Ich habe keine Angst vor ihnen, ich werde keine Angst haben.
J: *Wie viele von ihnen sind vor drei Tagen in das Schloss geritten?*
A: Über... über…Ich kann nicht zählen … mehrere. Nicht genug, nicht so viele wie alle unsere Männer, nicht einmal ein Teil von dem, was wir haben.
J: *Wenn alle deine Männer hier wären, wären sie überhaupt nicht reingekommen.*

A: Niemand könnte kommen, wenn sie alle hier wären. Niemand würde reinkommen. Wir dachten, es wäre mein Vater.
J: *Ich frage mich, woher sie sein Pferd haben. Vielleicht hat er sich verirrt.*
A: (Leise) Deshalb.... im Innersten.... habe ich Angst. Er liebte dieses Pferd, er hätte es nicht gehen lassen. Sie müssen es genommen haben... fürchte ich. (Schreit) **Ich habe *keine* Angst**... vor diesen Leuten!
J: *Nein. Aber weißt du, wenn sie deinen Vater erwischt hätten, wären sie nicht hier und würden dich fragen, wo er ist; sie würden es bereits wissen. Also können sie es nicht wissen.*
A: Das ist es, was ich mir einrede.
J: *Er muss noch am Leben sein, irgendwo, wo er Hilfe bekommt.*
A: Vielleicht.... vielleicht ist er verletzt.
J: *Das könnte sein.*
A: Ich muss nach ihm suchen. Mein Onkel hätte durchkommen können.
J: *Ist dein Onkel mit deinem Vater mitgeritten?*
A: Er ritt kurz darauf hinaus. Es war am sichersten, nicht gemeinsam zu reisen. Wenn der eine es nicht schaffen würde, würde der andere es tun. (Lange Pause) Sobald es dunkel ist, gehe ich.
J: *Nun, vielleicht kannst du direkt an ihnen vorbeihuschen, und sie werden nichts bemerken.*
A: Ich denke, ich kann es. Ich kann durch die Mauer gehen.
J: *Kennst du eine Tür, von der sie nichts wissen?*
A: Es ist nicht wirklich eine Tür. Es gibt einige Felsen, die in der Wand lose sind. Und ich denke, wenn ich da reinkomme... auf der anderen Seite der Mauer, ist es auch dort locker. Die Wand ist nicht zu dick. Ich komme durch. Ich habe sie reden hören. Es ist in der nördlichen Ecke.
J: *Vielleicht kannst du draußen ein Pferd finden, damit du nach Norden reiten kannst.*
A: Keine Ahnung. Ich gehe, wenn ich muss. Vielleicht könnte ich den Weg leichter finden, wenn ich gehen würde. Ich weiß nicht, wie lange ich dafür brauchen würde... Ich versuche zu denken... bange. Sie haben Land um uns herum, sie könnten da sein. Wenn ich gehe, könnte ich mich verstecken. Ich komme vielleicht da durch.

J: Was haben diese Leute getan? Haben sie das Land um die Burg erobert und sind schließlich in die Burg gelangt?
A: Sie töteten die Menschen, die für uns arbeiteten; sie verbrannten ihr Land, ihre Häuser – außerhalb der Mauern. Und wir haben mit ihnen gekämpft, wir haben lange Zeit mit ihnen gekämpft. Sie gewinnen an Stärke gegen uns.
J: Sie bekommen mehr Hilfe?
A: Das tun sie.
J: Nun, wir werden einfach weiter hier warten, bis es draußen dunkel wird.
A: Du kommst mit mir mit!
J: Ja. (Pause) Wird es schon dunkel?
A: Fast dunkel.
J: Vielleicht können wir zwischen uns beiden die Steine herausholen.
A: Wir müssen es versuchen, wir müssen es versuchen. Ich weiß, wo sie hier lose sind. Sei sehr vorsichtig, wenn du sie zurückstellst, damit sie nicht wissen, wohin wir gegangen sind.
J: Ja.
A: Die Luft riecht übel... Hier drin ist es auch dunkel. Sehr dunkel... Beeilung, versuchen wir, es auf der anderen Seite zu finden. Hart drücken! (Flüstert) Psst!
J: (Lange Pause) Was hörst du da?
A: Sie sind gerade draußen!

Ich konnte sie fast vor meinem geistigen Auge, gegen die Wand gedrückt, und den Atem anhalten sehen.

J: Oh-oh. Wir müssen warten.
A: Kannst du atmen?
J: Ich denke schon; es riecht aber ziemlich übel. Glaubst du, sie haben gehört, wie du versucht hast, den Stein herauszudrücken?
A: PSSSSST! (Anita hielt buchstäblich einige Sekunden lang den Atem an.) ... Da... sie sind weg... sie sind weg... Sei vorsichtig. ... Sei ganz leise. (Flüstert) Nicht fallen lassen!
J: Junge, es ist pechschwarz.
A: Psssst! Arbeite... Ich kann hindurch.

J: *Du gehst vor, dann komme ich.*
A: Ich will nicht warten.... Ich werde weitermachen.
J: *Ich bin direkt hinter dir. (Pause) Kannst du den Weg finden?*
A: Muss es zu den Bäumen schaffen... Ich sage mir selbst, dass ich keine Angst habe. (Armselig) Ich habe keine Angst; ich habe keine Angst... Das muss der Weg sein, der einzige Ort. (Plötzlich) Da ist jemand!

Man konnte die Angst spüren. Dann erhob sich Anita plötzlich wieder gegen den Stuhl, packte die Arme und keuchte scharf, wie durch einen plötzlichen Schock.

J: *Was ist los?*
A: Sie haben mich gesehen... Ich dachte nicht, dass sie mich sehen würden, aber sie taten es. Ich muss weiter.
J: *Mach schon.*
A: Sie denken, dass ich tot bin.
J: *Was?... Haben sie dich erwischt?*
A: Sie haben mich geschlagen!
J: *Dich geschlagen? Womit haben sie dich geschlagen?*

Unnötig zu sagen, dass wir überrascht waren.

A: Ein Felsen... Ich blute, aber ich kann weiter.
J: *Blutest du sehr stark?*
A: Ich werde kriechen... Ich werde gehen. ... Schauen sie zu?
J: *Ich glaube nicht.*
A: Ich blute.
J: *Glaubst du, du schaffst es?*
A: Mein Körper bleibt hier. (Lange Pause) Mein Körper bleibt hier.
J: *Dein Körper bleibt dort? Was machst du???*
A: Ich werde trotzdem gehen.
J: *Um deinen Vater zu finden?*
A: Ich muss sie warnen. Das ist seltsam. Ich schaue mich selbst an... Wie kann ich an zwei Orten sein?
J: *Du hast das noch nie zuvor gemacht?*
A: Nein, ich habe das noch nie gemacht. Sie ziehen meinen Körper mit.

J: Oh, sind sie gekommen und haben ihn abgeholt? Ich dachte, sie wären weg.
A: Sie haben gewartet, sie haben nur gewartet.
J: Was machen sie jetzt?
A: Sie haben ihn an das Pferd gebunden. Sie nehmen ihn mit – ziehen ihn mit zurück. Sie werden mich in Stücke schneiden (Revoltiert). Vor den anderen Leuten, um sie zum Reden zu bringen. Ich kann es nicht spüren... Ich sehe es... (Entsetzt)...
J: Aber du bist nicht da.
A: Ich bin es, aber ich bin es auch nicht. Ich bin verwirrt – sehr verwirrt. Ich fühle, ich kann weitermachen. Ich muss meinen Vater warnen. Hilfe muss bald hier sein. Alles ist jetzt leicht. Ich kann sehen; ich kann sehen.
J: Weißt du, sie können dich jetzt nicht sehen.
A: Nein, sie haben mich nicht gesehen, oder? Ich stand auf und beobachtete sie. Ich ... ich weiß nicht, was das ist. Mir wurde gesagt, wenn man stirbt, ist man in der Erde, bis Gott einen auferweckt.
J: Jetzt weißt du es anders.
A: Es ist sehr verwirrend. Ich bin jetzt schneller, siehst du? Wir kommen zum Schloss... Ich habe meinen Vater nirgendwo gesehen.
J: Ist das das Schloss, in das er gehen wollte?
A: Sein Freund, sein Verbündeter, ein Ritter.
J: Wie ist sein Name?
A: Earl.
J: Oh, das ist Earl, derjenige, der der Herrscher werden sollte?
A: Ich glaube nicht, dass er es jetzt jemals sein wird.
J: Warum?
A: Sie werden für eine Weile verlieren. Es wird noch lange dauern, bis... sie hören mich nicht klopfen!
J: Du kannst einfach direkt reingehen.
A: Durch das Tor?
J: Direkt durch die Mauer. Hast du es versucht?
A: Nein, ich habe es nie versucht.
J: Siehst du, wie es funktioniert. (Pause) Hat dich die Wand aufgehalten?
A: Nein. Sie hat dich auch nicht aufgehalten, oder? Los geht's! Hier beim Tor ist niemand, der mich hören kann. Wir gehen

einfach von einem Raum zum anderen. Sie antworten nicht. Es ist, als würde ich rennen... aber ich bewege mich nicht so. Sehr schnell. Ich glaube, das ist er.
J: *Siehst du ihn?*
A: Ja. Er schläft. Er wurde verletzt.
J: *So müssen sie sein Pferd bekommen haben.*
A: Er wurde verletzt, und sie versuchen, ihm hier zu helfen. Er hört mich auch nicht. (Frustriert) Wie kann ich ihn wecken? Wie kann ich ihn wecken? Was? ... Ich kann ihn nicht rütteln. Ich versuche, ihn zu berühren, und ich bewege ihn nicht, wenn ich ihn berühre. Er kann mich nicht spüren. Ich werfe etwas nach ihm! Hier ist sein Stiefel.
J: *Kannst du den aufheben?*
A: Ja.
J: *Gibt es noch jemanden im Raum?*
A: Nein. Er ist allein hier. Da! Er bewegt sich! Er rief etwas.
J: *Was hat er gesagt?*
A: Er schrie um Hilfe!
J: *Wahrscheinlich weiß er nicht, was ihn aufgeweckt hat.*
A: Ich werfe mehr Sachen. Die Sachen fliegen überall hin, und er weiß nicht, was los ist.
J: *Nun, ich denke,* er ist *verwirrt.*
A: Da kommen sie. Ich versuche es noch einmal. Man sagt ihm, dass es ein Teufel ist, der die Dinge dazu bringt, das zu tun.
J: *Kannst du sagen, wie schwer er verletzt wurde?*
A: Er ist nicht so schwer verletzt, wie sie denken. Da! Das ist richtig, das ist richtig! Denke... Denke nach. ... Ja.
J: *Konntest du ihm deine Gedanken übermitteln?*
A: Ja. Er sagt ihnen, dass er zurückkehren muss, aber sie haben Angst, ihn gehen zu lassen. Er sagt ihnen, sie sollen mit ihm gehen. Sie haben Angst zu gehen.
J: *Sie werden nicht helfen?*
A: Sie sagen ihm, er soll bis zum Morgen warten. Sie denken, es könnte das Fieber sein. Er hat jetzt das Gefühl, dass ich versuche, ihn zu erreichen. Er denkt an mich, er hat Angst um mich. Und während er an mich denkt, kann ich es ihm sagen. Er hört meine Stimme nicht, aber er kann mich in seinem Kopf hören. Er sagt, er muss gehen. Sie werden mit ihm gehen. Wenn er anfängt zu gehen, werden sie mit ihm gehen. Ich bin

jetzt schwächer. Ich weiß nicht...
J: *Was glaubst du, was du jetzt tun wirst?*
A: Ich habe ihn gewarnt... Ich möchte zurückgehen und sehen...
J: *Sehen, was im Schloss passiert ist? Gehst du zurück?*
A: Ich werde zurückgehen. Ich will wissen, was mit *mir* passiert ist.
J: *Was haben sie gemacht, als wir gegangen sind?*
A: Sie wollten mich aufschneiden. Sie sprachen darüber – ich hörte sie. Sie schnitten mir den Kopf ab und legten ihn auf das Tor, innen, damit ihn alle sehen konnten. Ein Teil von mir liegt in jedem Teil des Schlosses. Sie werden nicht zulassen, dass meine Leute mich begraben. (Entsetzt) Das ist nicht richtig! (Schüttelt den Kopf) Nein, das ist nicht richtig.... Ich sehe, wie sie es tun!
J: *Bist du jetzt wieder im Schloss?*
A: Meine arme Tante wird verrückt. Eine Frau schreit, weint... sie töten sie! (Schluchzend) Sie haben ihren Kopf abgeschnitten. (Stöhnen) Ohhhhh. Sie sagen ihnen, dass sie es sagen müssen, aber sie wollen es nicht sagen. (Geschrien) Sei tapfer, sag nichts! Ich habe meinen Vater erschreckt, vielleicht kann ich sie erschrecken! Ich warte, bis der Anführer im Raum ist, und er dorthin geht. Ich werde sein Schwert nehmen und es werfen. Ha! Er ist jetzt nicht mehr so mutig.
J: *Hat ihn das erschreckt?*
A: Er ist erschüttert, er ist sehr erschüttert davon. Ich hebe es auf und werfe es immer und immer wieder. Er versucht seinen Leuten zu sagen – "das Schloss ist verflucht!" Ich warf sein Schwert so hart, dass sein Helm beschädigt wurde. Er weint; er hat solche Angst!
J: *Warum fliehen sie nicht?*
A: Was muss ich tun? Die Männer werden nicht auf ihn hören. Wenn sie kommen, liegt das Schwert auf dem Boden, und ich bin sehr ruhig. Sobald sie gehen, bringe ich es wieder in Bewegung. Ich muss es nicht einmal werfen. Ich kann ihm sagen, dass es sich bewegen soll und das macht es dann. Es tanzt vor ihm, und er greift nach ihm. (Lacht) Jetzt werde ich ihn es greifen lassen. Ich werde ihm nicht wehtun..... Ich lasse zu, dass er sich verletzt. Siehst du! Sie denken, er hat es selbst

getan. Er packte so fest zu, aus Angst, dass es sich bewegen würde. Es schnitt ihm durch die Hand. Die Anführer – sie werden Anführer – sie denken, dass er verrückt geworden ist. Sie lassen ihn nur bluten. Sie werden nicht einmal versuchen, ihm zu helfen. Sie bringen ihn hier raus. Sie wollen nicht, dass die Leute wissen, dass er das getan hat.

J: *Wohin bringen sie ihn?*
A: Die Mauer! Sie wussten es die ganze Zeit!
J: *Oh, die Öffnung in der Mauer?*
A: Sie werden ihn einfach da drin einsperren, lebendig. Sie sperren ihn da drin ein.
J: *Vielleicht kann man die Öffnung auf der anderen Seite finden.*
A: Er ist schwach... er wird ersticken. Ich werde ihm nicht helfen. Ich habe einen Job zu erledigen – ich muss dieses Schloss retten.
J: *Wer ist jetzt der Anführer?*
A: Die beiden, die ihn gefunden haben, streiten sich. Sie haben beide Angst. Sie sind keine Anführer, wie er es war.
J: *Vielleicht denken sie immer noch, dass das Schloss verflucht ist.*
A: Sie wissen es nicht genau. Es scheint seltsam zu sein. Er war völlig in Ordnung, und dann wurde er einfach verrückt. Und sie sagen, es war seine Schwäche, weil er die Frauen schreien hörte.
J: *Wenn du sie überzeugst, werden sie vielleicht alle mitnehmen und gehen.*
A: Nein, ich werde nicht mit ihnen reden. Sie halfen ihm mit mir. Sie haben Teile meines Körpers überall im Schloss hingetan. Und jetzt mach ich – ich stelle mich vor das Feuer. Sie sehen mich, sie sehen mich direkt an. Sie sind vor Entsetzen sprachlos! Sie rannten sich fast gegenseitig um, als sie den Raum verließen. Wohin sie auch gehen, ich folge ihnen. Niemand kann mich sehen außer ihnen – sogar im Innenhof. Die Pferde spüren, dass ich hier bin. Die Pferde wissen, dass etwas nicht stimmt. Ich tätschle und beruhige sie. Die Männer sagen den anderen, dass sie auf der Suche nach meinem Vater sind und lassen sie ohne Anführer zurück. Sie suchen nicht nach meinem Vater, sie wollen nur aus dem Schloss raus. Ich gehe gleich mit ihnen. Wenn ich sie dazu bringe, in den

Norden zu gehen, reiten sie direkt in die Gruppe meines Vaters. Ich stehe auf der Straße nach Süden... Sie galoppieren jetzt nach Norden. Wohin sie auch schauen, sie sehen mich. Ich kann sie dazu bringen, zu gehen, wohin ich will. Das macht Spaß! Es macht Spaß, das zu tun! Mein Vater, er wird stolz auf mich sein, wenn er es weiß. (Pause) Seht sie euch an! Sieh sie dir einfach nur an, wie sie da liegen.

J: *Was ist passiert?*
A: Sie sind direkt von der Klippe gefallen! Sie galoppierten mit den Pferden direkt von der Klippe. Ich habe jetzt keine Zeit, mit ihnen zu reden. Ich weiß nicht, ob sie tot sind. Ich gehe zurück zum Schloss. Ich werde das Schloss retten, bis mein Vater da ist. Ich bin mir nicht sicher, wie ich das machen soll; es sind noch welche drin. Drei sind weg. Das weiß ich jetzt. Früher wusste ich nicht, wie viele Männer hier sind. (Stolz) Jetzt weiß ich es!

J: *Wie viele?*
A: Es sind 14 weitere Männer hier.
J: *Noch vierzehn weitere zu erledigen?*
A: Ja. Sie haben alle Frauen im Hauptsaal eingesperrt. Einer nach dem anderen nehmen sie sie heraus und töten sie. Ich rede mit dem ersten, aber ich habe keine Zeit zu bleiben. Ich bitte sie darum. Sie ist neu, sie kennt diesen Geist auch nicht. Sie hat Angst, so wie ich, und ich sage ihr, sie wird den Dreh raus haben. Ich bitte sie, hier zu bleiben und mit allen anderen Frauen zu reden, die sie töten. Ich bleibe in dieser Burg. Ich bleibe in dieser Burg, bis sie alle weg sind. Ich lasse sie einen nach dem anderen oder alle zusammen gehen! Das ist die Burg meines Onkels!

J: *Warum töten sie die Frauen?*
A: Sie wollen, dass sie ihnen sagen, wo gewisse Sachen sind, wer die geholte Hilfe sein wird, wer die Männer auf Earls Seite sind. Einige dieser Frauen wissen es nicht einmal, und sie töten sie trotzdem. (Ekelhaft) Oh, das sind Bestien! Das sind böse, böse Menschen.

J: *Gibt es einen Anführer dieser 14 Männer?*
A: Sie tun nur, was ihnen gesagt wurde, bevor die anderen gingen. Einige von ihnen wissen nicht, dass die anderen weg sind. Wenn sie es wüssten, würden sie selbst sofort hier weg

und sich gegenseitig umbringen, um herauszufinden, wer der Anführer sein würde.
J: *Vielleicht gibt es eine Möglichkeit, wie du ihnen zeigen kannst, dass sie weg sind.*
A: Ich will sie erschrecken.... aber nicht diese Frauen, diese armen Frauen. Sie haben Angst.
J: *Wie bringen sie die Frauen um?*
A: Sie schneiden eine Hand ab.... dann einen Arm... sie schlagen einige. Oh, es ist schrecklich! Ich muss sie aufhalten. Wenn ich vor ihnen stehe, haben sie vielleicht Angst. Sie versuchen so zu tun, als würden sie mich nicht sehen. Jeder von ihnen schaut auf den anderen. Lustig!
J: *Denkst du, sie sehen dich?*
A: Sie sehen mich! Sie versuchen nicht zu sagen, dass sie mich sehen. Sie beschließen, diesen Raum zu verlassen. Einer nach dem anderen, sie gehen... jeder einzelne. Einer davon soll bleiben und diese Frauen bewachen. Sie sagen ihm: "Töte keine andere Frau. Warte! Etwas ist komisch in diesem Schloss." Da ist etwas Seltsames. Sie verstehen es nicht. Niemand wird es in Worte fassen. Sie haben Angst, sehr viel Angst. (Lauter) Jetzt sollten sie Angst haben. Mein Vater kommt. Es ist fast Nacht. Er reitet hinein.... sie klettern über die Mauern, und die Männer sind im Torhof. Sie können nicht gewinnen, sie sind umzingelt. Mein Vater sah meinen Kopf.... er wusste, was passiert war. Warum er zurückgerufen wurde. Sie haben die anderen gefangen genommen.
J: *Werden sie sie töten?*
A: Sie werden sie in der Wand versiegeln. Das machen sie mit Gefangenen. Und unter dem Boden. Dieser Ort... oh, so viele sind hier gestorben. Es war meine Burg, es war meine, und ich liebte sie.
J: *Nun, dein Vater ist jetzt zurückgekommen, und...*
A: Ich rede mit ihm.
J: *Kann er dich hören?*
A: Er gibt sich sehr viel Mühe. Er ist so verletzt, dass ich tot bin. Ich versuche, ihn zu trösten. Er denkt, dass die Stimme die Erinnerung an mich ist, aber er hört zu. Ich sage ihm, dass ich bleiben und das Schloss beschützen werde.
J: *Wie lange wirst du bleiben?*

A: Bis dieser Kampf vorbei ist. Ich denke, ich kann so lange bleiben, das hoffe ich. Niemand darf diese Burg einnehmen. Ich kann vielleicht nicht *so* lange bleiben. Ich sage ihm, er soll keine Angst haben, sondern mich vor dem Kamin suchen. Ich bitte ihn, mir zuzuhören. Ich hoffe, er wird mir zuhören. Er kann mich jetzt hören, unsere Gedanken können sich vollständig treffen. Sie klopfen an die Tür, unterbrechen seine Gedanken, die Verbindung bricht ab. Versuch' nicht, es ihnen zu sagen. Sie werden dir nicht glauben!
J: *Nein, sie werden es ihm nicht glauben.*

Johnny entschied, dass es Zeit war, aus der Sache herauszukommen. Genug war genug.

J: *Du wirst jetzt vorwärts treiben, Gretchen. Treiben...*
A: Ich bleibe in dieser Burg! Ich muss hier bleiben! (Geschrien) Ruf mich nicht zurück! Ich will nicht gehen. Ich will nicht gehen! Mein Job ist noch nicht erledigt! Ich bleibe hier!

Dies hätte ein Problem darstellen können, wenn es nicht korrekt gehandhabt worden wäre. Aber Johnny blieb ruhig und kontrolliert.

J: *Wir treiben jetzt vorwärts, Gretchen, wir treiben vorwärts. (Er benutzte einen sehr beruhigenden Tonfall.) Die Kämpfe auf der Burg sind vorbei. Deine Arbeit ist erledigt. Das Schloss wurde gut geschützt.*
A: Sie nennen es jetzt "verflucht".
J: *Das Spukschloss.*
A: Sie haben so viel verbrannt. Die Steine sind da. Einige gaben nach, als die Pfeiler verbrannt wurden. Es ist mein Schloss!
J: *Was wirst du jetzt tun, Gretchen?*
A: Ich muss mich ausruhen. Ich war zu stark. Warum musste ich so sein? Ich sollte ein guter Kämpfer sein, aber nicht so stark. Meine Stimme sagt mir... Ich war sehr mutig. Ich hatte gute Eigenschaften, aber ich darf der Stimme nicht widerstehen. Ich blieb zu lange dort, und einige Dinge, die ich tat, waren nicht richtig, während ich dort blieb. Ich sagte, ich weiß es nicht... aber vielleicht habe ich es getan. Es ist falsch für mich,

dort zu bleiben, und ich versuche, jetzt zurückzugehen, um Leute zu erschrecken, die es sich ansehen. Ich will nur nicht, dass sie es stören. Es sollte meins gewesen sein. Und ich will Gretchen sein. Ich kann nicht loslassen, ich kann es nicht loslassen. Ich muss lange warten, und dann werde ich es vergessen.

J: *Hat dir die Stimme das gesagt?*
A: Ja. Und nicht dorthin zurückzukehren. Es ist sehr langwierig, wenn ich immer wieder zurück gehe.
J: *Wo ruhst du dich aus?*
A: Nun, er will, dass ich gehe.... den ganzen Weg zurück. Ich war vielleicht noch nicht bereit, geschickt zu werden. Er sagte, ich sei zu stark. Ich muss den ganzen Weg zurück zum Ruhen gehen. Ich fing an zu weinen.... und er verspricht mir, dass das Schloss immer da sein wird. Er wird die Erinnerung löschen, ich werde mich ausruhen. Ich werde zurückkommen. Wenn ich zurückkehre, kann ich zurückkehren, aber nicht als Gretchen. Ich werde wieder Leben, aber ich darf nicht so stark sein. Mein Geist war zu stark.
J: *Hat dir die Stimme gesagt, wann du zurückkehren wirst?*
A: Wenn ich ausgeruht bin. Und er sagt mir, dass ich wirklich ein perfekter Geist bin. Diese Person, die Zeiten, machten mich zu stark. Das ist das Problem, du wirst involviert. Du *wirst* diese Person. Mein Geist war so stark. Sie sagten mir, ich sei stark und könne alles tun, weil ich *Gretchen* war. Und ich war es – mein Geist glaubte ihnen. Selbst der Tod hielt mich nicht auf. Es ist nicht üblich, das zu tun. Die meisten Geister sind nicht so stark. Ich werde ein anderer Mensch sein, viel milder, sanfter.
J: *Kommen wir der Zeit nahe, zu der du wieder zur Erde zurückkehren wirst?*
A: Ich muss mich ausruhen.
J: *Weißt du, wer du sein wirst, wenn du zurückkehrst?*
A: Eine sanfte Frau, ruhig, friedlich. Ich werde von diesem Land weg sein, und es tut mir leid. Ich liebte dieses Land.
J: *In welchem Land wirst du sein, wenn du zurückkehrst?*
A: Ich werde in England sein. Mir wurde etwas versprochen; ich werde eines Tages nach Deutschland zurückkehren. Ich werde dorthin zurückgehen. Nein... Ich werde eines Tages wieder

Deutscher sein. (Beachten Sie, dass Anita jetzt deutscher Abstammung ist.) Aber jetzt muss ich von all der Gewalt weg – weg von dem, was alles passiert ist. (Pause) Ich erinnere mich sehr schwach... (Sie wurde träger)... Ich erinnere.... nun... nicht mehr viel. Ich kann eine Weile in Frieden sein und einfach ein Geist sein.

So überraschend es auch erscheinen mag, als Anita erwachte, gab es bei ihr keine negativen Auswirkungen. Wenn die Leute das Band hörten, nahmen sie an, dass es sehr hart für sie gewesen sein musste, aber sie hatte keine Erinnerung daran und wir mussten ihr berichten, was passiert war. Später, als sie das Band hörte, sagte sie, es sei wie eine Geschichte zu hören, aber sie hatte ein mentales Bild von einem Mädchen mit langen blonden Zöpfen. Sie sagte, dass sie sich diesem vermeintlich anderen Leben sehr nahe fühlte, so, wie man sich einer Schwester gegenüber fühlen würde, und man nicht wollen würde, dass sie sich verletzte. Also haben wir vereinbart, alles zu tun, was wir können, um ihre Alter Egos zu schützen.

Wenn die Leute zu Johnny sagen: "Du klangst, als wärst du wirklich da", (während der Schlosszeit), sagt er immer, mit einem Augenzwinkern, "Vielleicht war ich es!".

Die folgende Sequenz ist ziemlich kompliziert und wir haben darüber nachgedacht, sie aus der Geschichte zu streichen. So viele der Dinge, über die Anita sprach, waren zunächst seltsam und schwer zu akzeptieren. Dann haben wir entschieden, dass unser Versagen, etwas zu verstehen, nicht unbedingt bedeutet, dass es unbegründet ist. Es wird auch veranschaulichen, wie verwirrt wir oft waren.

Wir hatten gerade ihr traumatisches Leben als Gretchen beendet und brachten sie zurück in das gegenwärtige Leben. Wir hielten im Leben von Mary in England zur Orientierung an und fragten, was sie tut.

A: (Klang verwirrt) Ich schaue zu, viele Dinge. Etwas Seltsames. ... Werde ich immer so sein? ... Ich bin anders.
J: *Was schaust du dir an?*
A: Ich habe ein Leben... aber ich beobachte es!

J: *Du hast was?*
A: Ich schaue es mir an... Ich komme und gehe... Ich sehe Dinge... Ich sehe mich selbst, aber ich bin...
J: *Du bist was?*
A: Sehr seltsam! Ich verstehe das nicht!
J: *Bist du zurück auf die Erde gekommen?*
A: Ich bin mir nicht sicher, ob ich sie beobachte, oder ob ich sie bin... (Verwirrt) Vielleicht könntest du für mich fragen.
J: *(Er versuchte, sie zu beruhigen.) Ich glaube, dass du sie bist. Ja, du bist sie. Du bist zurück auf die Erde gekommen. Du hast ein anderes Leben angenommen.*
A: Ich beobachte aus der Ferne. ... Ich spüre ihr Glück.
J: *Wie heißt sie?*
A: Ich bin mir im Moment nicht sicher. ... Ich beobachte sehr genau... Ich muss sehr vorsichtig sein und zusehen.
J: *Was macht die Frau jetzt?*
A: Sie ist eine sehr nette Person. Ich beobachte sie, und sie ist hübsch. Sie bürstet sich die Haare. Sie hat Angst vor mir. Das fühlt sie auch, so wie ich... Ich rede mit ihr, und sie spricht mit mir. Es ist sehr.... sie wünscht sich, ich hätte das nicht getan.
J: *Was tun?*
A: Ich rede mit ihr, und sie wünscht sich, sie könnte mich nicht hören, aber ihr Verstand ist stark.
J: *Wie heißt sie?*
A: Ich wünschte, ich könnte sie anders nennen. Ich mag ihren Namen nicht.
J: *Wie heißt sie?*
A: Ich bin mir nicht sicher. Es ist ein männlicher Name, so klingt es, wenn sie gerufen wird. Es gefällt mir nicht. Ich sage ihr, sie soll ihn ändern.
J: *Ihren Namen ändern?*
A: Sag ihnen einfach, dass er anders ist. Sei nicht zu stark. Wenn sie dir einen starken Namen geben, bist du vielleicht wie... das andere Mädchen. Zu stark. Sie war zu stark – nicht!

Dies könnte auch etwas Licht in einen Teil einer früheren Bandaufnahme bringen, der verwirrend war. Sie war angeblich Mary in England. Sie räumte das Haus auf, handelte aber verärgert, offensichtlich unbehaglich und ängstlich. Sie schien nicht zu wissen, wovor sie Angst hatte. Als Johnny sie fragte, wie sie hieß, antwortete sie: "Mary. Ich mag diesen Namen. Es ist ein schöner Name, so zu heißen." Doch später leugnete sie es, indem sie sagte: "Ich bin nicht wirklich Mary. Das ist der Name meiner Schwester. Ich weiß nicht, warum ich das gesagt habe. ... Ich war krank... Ich war diesen Winter krank. Ich will aufstehen und nie wieder ins Bett gehen.... Ich habe heute solche Angst. Ich verstehe nicht, was los ist."

Wie ich bereits sagte, ist es verwirrend und kompliziert. Wenn es dem ewigen Geist möglich ist, mit sich selbst zu sprechen – vielleicht das Unterbewusstsein mit dem bewussten Verstand – vielleicht haben wir irgendwie beide Seiten des Gesprächs angezapft. Wir hatten bereits so viele seltsame Dinge erlebt, dass es scheint, dass nichts unmöglich ist. Könnte ihr Geist versucht haben, sie dazu zu bringen, ihren richtigen Namen zu ändern, weil er männlich klang und sie in diesem Leben als Mary sanft und mild sein musste. Sie musste das genaue Gegenteil von Gretchen sein? (Siehe nächstes Kapitel.) Jedes andere Mal während ihres Lebens in England bezeichnete sie sich selbst immer als Mary. Als wir als Kind mit ihr sprachen, fragten wir nicht nach ihrem Namen, sondern nahmen ihn einfach als selbstverständlich hin.

Was auch immer die Antwort war, es hat sich anscheinend von selbst ergeben, und sie war nicht wieder von so etwas betroffen.

Eine einzigartige Sache, die bei den fünf Leben, die Anita durchlebte, offensichtlich ist, ist, dass sie alle weiblich waren. Als ich das Anita gegenüber erwähnte, sagte sie: "Nun, natürlich! Ich bin eine Frau. Ich wäre nichts anderes." Zu der Zeit, als wir noch nichts über die Reinkarnation wussten, erscheint das wie eine logische Erklärung. Aber in den folgenden Jahren und Tausenden von Fällen später merke ich, dass wir viele, viele Male männlich und weiblich sein müssen. Wir müssen ausgeglichen sein, deshalb können wir nicht immer wieder zurückkommen, um unsere Lektionen über das gleiche Geschlecht zu lernen. Wir müssen wissen, wie es ist, beide Standpunkte zu erleben. Warum war Anitas Leben dann nur weiblich?

Als ich sie untersuchte, fand ich heraus, was meiner Meinung nach die Antwort ist. Sie sagte, dass das Leben von Gretchen ihr erstes Leben auf der Erde war, und es wurde entdeckt, dass sie wahrscheinlich zu früh geschickt wurde. Sie war noch nicht bereit, das Leben als Mensch zu erleben. Die Lebenszeit von Gretchen war als eine willensstarke Frau. Die Zeiten und die Kultur machten sie zu stark, so dass nicht einmal der Tod sie aufhielt. Sogar in ihrem Geisteszustand tat sie Dinge, die gegen die Regeln verstießen. Es wurde schließlich beschlossen, sie in die Ruhestätte zu setzen, um die Erinnerungen zu löschen, damit sie wie ein normaler Mensch funktionieren konnte. Und es dauerte Hunderte von (unseren) Jahren, um die Erinnerungen wegzunehmen. Als sie schließlich zurückkehren durfte, musste es also eine lammfromme, sanftmütige Frau sein. Das totale Gegenteil vom starken Gretchen. Jedes Leben danach waren verschiedene Arten von Frauen. Ich kann jetzt sehen, dass, wenn man ihr erlaubt hätte, als ein Mann zu reinkarnieren, die starken Tendenzen vervielfacht worden wären, und das konnte nicht zugelassen werden. Es wäre schwieriger gewesen, sie zu neutralisieren und auszugleichen. Vielleicht wird sie in einem zukünftigen Leben bereit sein, zu erleben, ein Mann zu sein, nachdem ihr Geist konditioniert und darauf vorbereitet wurde, mit diesen Eigenschaften kontrolliert umzugehen.

Kapitel 10

Ein Geist wurde geschaffen

Während der nächsten Sitzung ereignete sich ein noch ausgefallenerer Vorfall, als ein seltsames Wesen auftauchte. Wir hatten uns entschieden, zu testen, wie weit Anita in der Zeit zurückgehen würde. Wir wollten herausfinden, wie viele Leben sie gelebt hatte. Wir erwarteten, viel weiter zurück zu gehen als es tatsächlich passierte. Anitas erstes Leben schien im 13. Jahrhundert, dem frühen 14. Jahrhundert, als Gretchen in Deutschland gewesen zu sein.

Wir hatten vorher mit ihr als Geistform gesprochen, als sie zwischen den jeweiligen Leben war, aber diesmal war es anders. Von dem Moment an, als diese neue Einheit zu sprechen begann, wussten wir, dass es etwas Außergewöhnliches an ihr gab. Wir nannten diesen hier den vollkommenen Geist. Es hatte etwas, das sehr schwer zu beschreiben ist: eine ätherische, eindringliche, jenseitige Art und Weise, die gleichzeitig beeindruckend und bedenklich war. Die volle Bandbreite ist nur beim Anhören des Bandes zu spüren. Die Stimme sprach mit perfektem, sorgfältig ausgeprägtem Englisch, in einem einzigartigen königlichen Tonfall. Andere haben das auch gespürt, dass diese Stimme definitiv nicht von dieser Welt war. Es gab uns das Gefühl, dass wir jemanden so fortgeschrittenes ansprachen, dass dieses Wesen die Antworten auf alles hatte. Es schien alles Wissen zu besitzen.

Nach reiflicher Überlegung und wahrscheinlich mit der Konsultation anderer, die mehr darüber gelernt haben als wir, hätten wir an tiefgehendere Fragen denken können. Aber dieses Wesen kam völlig überraschend und wir konnten nur fragen, woran wir im Moment gedacht haben. Alles, was wir unter diesen Umständen zu fragen gedachten, muss sicherlich trivial erscheinen. Dies ist eines der Probleme mit der regressiven

Hypnose, wenn man eine Person zurückführt, weiß man nie, in welche Zeit sie kommen wird. Erst später ist man erfahren genug, auch eingehendere Fragen zu stellen.

Aber leider wurde dieser schöne Geist nie wieder gesehen. Wurde es uns erlaubt, für einige kurze Momente einen Blick auf einen Geist bei seiner Entstehung zu werfen, in seinem Anfangszustand? Wir wussten nicht, was uns damals begegnete, und wir wissen es immer noch nicht. Aber was wir sahen, war schön und wunderbar.

Ich hoffe nur, dass einige der Gefühle, die in uns erzeugt wurden, in einem so schwachen Medium hierfür, wie dem geschriebenen Wort, durchkommen können.

J: *Okay, Gretchen, ich werde bis drei zählen, und wir gehen zurück ins Jahr 1250. (Gezählt) Wir schreiben das Jahr 1250. Was machst du da?*
A: Ich bin ein Geist.
J: *Was siehst du da?*
A: Ich sehe nur das, was hier ist, was gut ist. Ich war noch nie auf der Erde.

Johnny hat anscheinend entweder nicht verstanden, was sie sagte, oder war unvorbereitet auf ihre Antwort.

J: *Oh, du bist gerade erst auf die Erde gekommen?*
A: Ich war noch nie dort. Frage, was du wünschst. Was ich weiß, kann ich dir sagen. Was ich nicht weiß, wird nicht offenbart, ich habe es nicht gelernt. Ich kann dir nicht helfen, mein Sohn. Als Geist bin ich hier glücklich.

Die Stimme wurde mit Autorität erfüllt, das gesprochene Englisch war rein und präzise. Diese Persönlichkeit schien genau zu wissen, was sie sagte, und schien sehr überlegen zu sein. Aber Johnny verstand es immer noch nicht.

J: *Und du bist gerade erst zur Erde zurückgekehrt?*

A: Ich war noch nie auf der Erde, mein Sohn. Du musst dort sein, weil sie mir sagen, wenn du gehst, verlierst du das Wissen. Ich werde Geduld mit dir haben.
J: Danke.

Johnny zögerte, als er versuchte zu verstehen, was vor sich ging.

A: Ich bin freundlich und ich bin gut. Ich habe alle Tugenden.
J: *Wie lange bist du schon ein Geist?*
A: Seitdem ich erschaffen wurde. Ich zähle nicht in Jahren. Ich wurde erschaffen.
J: *Und weißt du, wo du erschaffen wurdest?*
A: Ich weiß es – du meinst einen Namen? Einen Namen für diesen Ort?
J: *Wie nennt ihr diesen Ort?*
A: Ich habe keinen Grund, diesen Ort irgendwie zu benennen. Ich weiß einfach, dass ich hier bin, dass alles gut und schön ist. Ich habe, was ich brauche. Ich weiß, was ich weiß, und ich werde tun, was mir gesagt wird. Aber man kann ihn jedes beliebige Wort nennen, das gut ist. Das wird akzeptabel für mich sein.
J: *Okay. Ich werde bis drei zählen, und wir gehen zurück ins Jahr 1150. (Gezählt) Wir schreiben das Jahr 1150. Was machst du gerade?*

Johnny wusste nicht, dass sie für sie den Anfang erreicht hatte und nicht weiter gehen würde.

A: Ich bin erschaffen und warte. Ich kenne die Güte jetzt. Ich wurde geschaffen, um dem Schöpfer zu gefallen, und mein Geist ist gut, alles Gute in mir. In mir ist kein Böses.
J: *Wie lange ist es her, dass du erschaffen wurdest?*
A: Zeit gibt es hier nicht. Seit *Anbeginn* der Zeit wurde ich erschaffen.
J: *Und du hast hier gewartet, seit du erschaffen wurdest?*
A: Ich habe hier viel Freude genossen.
J: *Du bist noch nie in Form eines Körpers zur Erde oder an einen anderen Ort geschickt oder gerufen worden?*

A: Nein, nein.
J: *Aber glaubst du, dass du das irgendwann tun wirst?*
A: Wir alle, wir sind geschaffen, um dem Schöpfer zu gefallen, und wir gehen und helfen. Der arme, arme Vater ist so enttäuscht von der Familie, die er selbst geschaffen hat.
J: *Hast du den Vater gesehen?*
A: Ich habe meinen Schöpfer gesehen.
J: *Hast du mit deinem Schöpfer gesprochen?*
A: Er hat mit uns allen gesprochen.
J: *Kannst du ihn mir beschreiben?*
A: Kannst du einen Geist verstehen?
J: *Ich werde es versuchen.*
A: Er ist Leichtigkeit. Er ist die Aura der Güte. Er kann sich zu jeder Zeit zu allem, was es will, materialisieren. Und der Schöpfer kann etwas berühren und es ist das, was er sagt. So wurde ich erschaffen. Er nahm ein wenig Güte, und ich wurde erschaffen. Und ich bin ganz gut, und ich gefalle ihm jetzt. Und ich werde eines Tages gehen, und ich werde lernen und den Menschen auf der Erde helfen – der Familie. Ich werde viele Male dort sein; das hat er mir gesagt. Wir alle müssen gehen, denn nur eine bestimmte Anzahl von Geistern wird erschaffen, und wir leben immer und immer wieder. Du lernst schlechte Dinge auf der Erde und verlernst sie. Du kommst rein und gut zurück.
J: *Hat der Vater, der Schöpfer, alles auf der Erde erschaffen?*
A: Er hat die Erde selbst erschaffen.
J: *Und hat er alles darauf erschaffen?*
A: Alles, was auf der Erde ist, hat er erschaffen. Er schuf die Erde und mehr.
J: *Sag mir bitte, hat er auch andere Welten als die Erde erschaffen?*
A: Natürlich, natürlich; er hat unsere Sonne erschaffen. Er erschuf den Mond. Er schuf alle Planeten um die Erde herum. Jeder hat seine eigene Lebensform, seine eigenen Geister. Nur die Erde ist so aufgewühlt, dass er uns gebeten hat, zu gehen und zu helfen, und wir müssen den Menschen dort helfen. Er hat sie erschaffen. Er wusste bei der

Erschaffung, dass sie nicht das tun würden, worum er bat, aber er fühlte sich, in seiner Güte, gezwungen, dem schönsten aller Planeten Bewohner zu geben. Ein Tier mit Wissen, und er wusste, dass sie das Wissen nicht richtig anwenden würden. Obwohl er versucht ihnen zu helfen, lehnen die Menschen den Glauben ab.

J: *Und er hat Leute erschaffen und auf diesen Planeten Erde gebracht. Hat er Leute erschaffen und auf andere Planeten gebracht?*

A: Nicht Leute, wie wir sie im menschlichen Körper kennen, wie ich ihn annehmen werde auf der Erde. Aber für jeden Planeten denjenigen, der am besten zu dem passt, was er dort geschaffen hat. Für sonnennahe Planeten hat er Feuergeister geschaffen, die in der Hitze leben können, und ihre Körper unterscheiden sich klar von denen der Menschen. Diejenigen, die weiter von der Sonne entfernt sind, haben Körper, die ohne Wärme leben können. Die Erde ist sein Favorit.

J: *Und der Vater – hat er jemals einen Sohn auf die Erde gebracht?*

A: Der Vater, wie ich es gesagt habe, verwirklicht nach Belieben, was er sich wünscht. Und so war es auch; er versuchte, der Erde zu helfen.

J: *Er selbst ist als Jesus auf die Erde gekommen?*

A: Ein Teil von ihm selbst. Er war eins, aber er wurde zwei, und er versuchte zu helfen. Es war vor vielen Jahren. Und dann lehnten die Menschen, so wie immer zuvor und wie immer weiter, die Hilfe ab. Die Ungeduld des Schöpfers ist unendlich klein, so klein ist seine Ungeduld, dass er es immer wieder versucht. Er wird es weiter versuchen, bis zum Ende.... bis zum wahren Ende wird er es versuchen.

J: *Bis zum wahren Ende? Wann ist das Ende?*

A: Oh, weit, weit in die Zukunft. Wenn der Tag kommt, an dem er selbst auf der Erde lebt, oder alle Menschen von der Erde holt. Ich bin mir nicht sicher. Er hat in jeder Hinsicht versucht, ihnen etwas zu offenbaren, und sie werden die Offenbarung nicht annehmen. Eines Tages wird alles enden, aber es wird in vielen Millionen Jahren sein. Nicht so bald. Er wird es weiter versuchen. Und er wird eines Tages selbst zurückkommen, so wie beim ersten Mal.

J: *Du weißt aber nicht, wann er zurückkommen wird?*
A: Ich kenne nicht die *genaue* Zeit.
J: *Weißt du, wann er plant, zurückzukommen?*
A: Ich kenne das Jahrhundert. Es wird im 21. Jahrhundert geschehen, dass er selbst – nicht in der gleichen Weise wie bisher, erscheinen wird. Aber er wird erscheinen und sagen: "Ich bin Gott!" Und er wird wie bisher abgelehnt werden.
J: *Du meinst, die Leute wollen ihn einfach nicht akzeptieren?*
A: Einige.
J: *Wird er in menschlicher Gestalt erscheinen?*
A: Er wird zuerst als Geist erscheinen, glaube ich. Und er wird sich vor ihren Augen materialisieren.
J: *Er wird sich materialisieren und dann die menschliche Gestalt des Geistes annehmen?*
A: Korrekt, korrekt.
J: *Wird er einen anderen Namen haben, als Gott?*
A: Er wird Gott sein. Er wird sich so nennen, weil die Menschen ihn so genannt haben, und sie werden das in ihren Religionen erkennen.
J: *Wird er in menschlicher Form genauso aussehen wie beim ersten Mal, als er hier war?*
A: Nein. Er erschien ihnen, wie die Menschen in jenen Zeiten. Er wird nicht als alter Mann mit einem fließenden Bart kommen, wie sich die Menschen Gott vorstellen. Er wird ihnen wie ein ganz normaler Mensch erscheinen. Und sie werden seine Größe in Abrede stellen, wie sie es zuvor getan haben.
J: *Und er wird hierher kommen... aber das ist nicht das Ende der Welt.*
A: Das ist nicht das Ende, von dem gesprochen wird, nein. Er versucht es oft. Wie ich schon sagte, seine Geduld ist groß. Er ist nicht ungeduldig mit den Geistern. Wenn wir falsch liegen, lässt er es uns tun. Und als wir zurückkommen, spricht er zu uns, und er sagt uns, dass wir uns geirrt haben. Jetzt müssen wir zurückkehren, und wir müssen lernen. Wir dürfen das nicht noch einmal tun. Wir wurden gut

geschaffen, und wir müssen gut lernen. Wir werden gut sein. Wir werden sein, wie er ist – wie ich es jetzt bin.

J: *Ich verstehe. Hat Gott jemals über den Teufel oder das Böse gesprochen?*

A: Ich weiß, dass die Menschen auf der Erde ein Böses fürchten. Den Teufel, sie nennen ihn – Satan. Was sie *hören,* ist nur Egoismus, und jeder Mann, jede Frau hat es im Herzen. Das ist der Teufel, und jeder Mensch sieht ihn anders. Die Kirche hat viel getan, um diese Illusion zu schaffen, aber es ist nur eine Illusion.

J: *Aber die Kirche ist da und repräsentiert Gott.*

A: Sie muss mit den Menschen in Begriffen sprechen, die die Menschen begreifen und verstehen können. Sie können nicht verstehen, wie sie Gott und der Teufel auf einmal sein können. Menschlicher Konflikt ist für ihren Verstand *sehr* schwer zu akzeptieren. Also, einfach erklärt: Es gibt einen Gott, der will, dass du Gutes tust, und er wird dir helfen. Und wenn sie dir sagen: Es gibt einen Teufel, und er wird dich dazu bringen, Böses zu tun. Ist es viel einfacher, viel einfacher.

J: *Es gibt also keine bösen Geister?*

A: Es gibt Geister, die egoistisch sind – das ist böse. Es gibt Geister, die eifersüchtig sind – das ist böse. Die meisten dieser Geister, wenn der Vater sie zurückholt und sie zu unserer Ruhestätte zurückkehren, wenn sie nicht gereinigt werden können, sendet er sie an einen anderen Ort. Er hält sie von den Leuten fern, um die er sich so sehr bemüht, dass sie Gutes tun.

J: *Weißt du, wohin er diese Geister schickt?*

A: In Begriffen, die du verstehst, kann ich es dir nicht erklären. Es ist weit weg, es ist im Weltraum. Ein Ort, an dem sie niemandem etwas antun können – nur ihre Bosheit, sich gegenseitig zu verletzen.

Könnte das das Äquivalent zur biblischen Hölle sein?

J: *Aber es ist weit draußen im Weltraum?*

A: Es unterscheidet sich von unserem Sonnensystem, wie du es jetzt mit mir beobachtest.

Wovon könnte sie sprechen – aus welchem Blickwinkel?

J: *Unser Sonnensystem ist Teil vieler Sonnensysteme, nicht wahr?*
A: Oh ja. Du erkennst und lernst schnell. Dies ist eines.
J: *Hat Gott... äh... äh... alle Sonnensysteme erschaffen?*
A: Nein, nein.
J: *Nur dieses Sonnensystem?*
A: Dieses System ist seines und er hat andere, aber nicht alle.
J: *Nicht alle?*
A: Nein. Er kontrolliert so viel, der menschliche Verstand, - sogar mein Verstand, auch jetzt noch - kann die große Weite, die Pracht von ihm *kaum* begreifen.
J: *Dann gibt es in anderen Sonnensystemen unter anderen Göttern.... wahrscheinlich auch andere Menschen, wie hier auf der Erde?*
A: Unser Gott hat Menschen geschaffen, aber ich bin mir sehr sicher, dass andere Götter andere Menschen in ihrer Form oder in ihrem Selbst unter anpassungsfähigen Bedingungen erschaffen könnten. Du musst verstehen, dass die Erde einzigartig ist, weil die Erde eine bestimmte Art von Mensch, eine bestimmte Art von Geist erfordert. Jeder Planet hat sein eigenes Leben, jeder was er braucht. Nur Gott in seiner Größe kennt jeden Bedarf. Er weißer kümmert sich um alles.

All dies war nicht nur beunruhigend, sondern auch verwirrend. Johnny und ich wurden mit Informationen bombardiert, denen wir noch nie zuvor ausgesetzt waren. Es war an der Zeit, auf komfortablere Böden zurückzukehren, wie z.B. die verschiedenen vergangenen Leben. Johnny beschloss, weiter zurückzugehen.

J: *Okay... Ich werde zählen. Mal sehen, wir sind weit zurück in der Zeit. Was ist es:1250, 1150?*

A: Du kannst das Jahr sagen, welches du willst. Für mich gibt es keine Zeit. Wir haben keine Zeit. Zeit ist für die Menschen.
J: Aber irgendwann in der Zukunft wirst du dazu berufen werden, zur Erde zu gehen?
A: Ich bin mir sicher, dass ich das werde. Jetzt in meiner Form bin ich gut. Und jeder neue Geist, der auf die Erde kommt, ist reine Güte und muss all die Dinge lernen, die es dort gibt. Ich bin ein Geist, der für die Erde geschaffen wurde.

Verständlicherweise fragten wir uns nach dieser eher erschütterden Erfahrung, wie Anita reagieren würde, wenn sie in die Gegenwart geführt und geweckt wurde. Das erste, was sie tat, war Gähnen und Strecken und fragte: "Wie wäre es mit einer Tasse Kaffee? Ich habe Durst." Der Kontrast war so dramatisch, dass wir in Lachen ausbrachen. Natürlich konnte Anita nicht wissen, was so lustig war. Sie hatte keine Erinnerung an alles, was sie gesagt hatte, und hatte einen schönen Schlaf genossen. Bei einer Tasse Kaffee am Küchentisch erzählten wir ihr, was gerade passiert war. Sie war vollkommen verblüfft. Dies war sicherlich nicht die Doktrin der katholischen Kirche, auf die sie sich berufen hatte, und es war zu viel für sie. Es war für sie sehr schwer zu akzeptieren, dass sie das alles gesagt hatte. Sie sagte, es sei zu viel auf einmal, und sie wollte ein wenig Zeit, um sich nach und nach daran zu gewöhnen. Sie fragte Johnny, ob er sie wieder hypnotisieren und die Erinnerung an das, was wir ihr gesagt hatten, löschen könnte, damit sie sich keine Sorgen machen musste. Das wurde erledigt, bevor sie ging.

Aber als Anita in der nächsten Woche zur regulären Sitzung kam, sagte sie uns, dass sie die ganze Woche über unruhig war. Sie wusste, dass die Erinnerung an die letzte Sitzung aus irgendeinem Grund gelöscht worden war. Sie dachte immer wieder, dass es etwas ziemlich Schlechtes oder Schreckliches enthalten haben musste, wenn sie sich nicht erinnern wollte. Die ganze Woche fragte sie sich, was es war. Ich sagte ihr, sie könne am nächsten Abend kommen und das Band hören, das sie beunruhigt hatte. Auf diese Weise konnte sie sich selbst davon überzeugen, dass es nichts gibt, wovor sie Angst haben müsste, oder nichts *Schlechtes*. Es war nur die andere Art von Theologie gewesen, die sie verärgert hatte.

Also kam sie am nächsten Abend vorbei und ich spielte das Band für sie ab, damit sie sich beruhigen konnte. Dann nahm sie das, was sie gesagt hatte, ohne Verwirrung an und wurde in anderen Sitzungen auch nie wieder auf diese Weise gestört.

Kapitel 11

Leben als Geist

Jedes Mal, wenn Johnny Anita durch ihre unterschiedlichen Leben zurückversetzte, passierten mehrere Vorfälle, in denen sie ein Geist im sogenannten "toten" Zustand war. In diesem Zustand "zwischen den Leben" sagte sie oft, dass es Zeiten gab, in denen eine Stimme dir sagen würde, wo du hingehen sollst um etwas zu tun, und du könntest dich nicht weigern, dies zu machen. Natürlich waren wir neugierig, was für Dinge sie dabei tun würde. Also ließen wir uns von Zeit zu Zeit von ihr sagen, was diese Aufgaben sind. Ich dachte, es wäre einfacher zu lesen, wenn sie alle in einem Kapitel zusammengefasst sind, anstatt in der Erzählung verstreut zu sein.

Wir haben unser ganzes Leben lang von Schutzengeln gehört. Ich persönlich hatte immer die Vorstellung, dass wir alle einen haben, der uns speziell zugewiesen ist. Vielleicht ist das wahr, aber aus unseren Untersuchungen geht auch hervor, dass jeder Geist, der in einem bestimmten Moment der Not nicht beschäftigt ist, von der "Stimme" in die Pflicht genommen werden kann. Sicherlich sind die Jobs, zu denen Anita sagte, dass sie aufgerufen wurde, sehr eng mit denjenigen verbunden, die normalerweise mit Schutzengeln in Verbindung gebracht werden. Was auch immer die Antwort ist, ich denke, es ist sehr beruhigend zu wissen, dass es diese Wesen gibt.

Das Folgende ist also eine Auswahl dessen, wie es ist, ein Geist zu sein, nach den Erzählungen von Anita. Persönlich empfinde ich es als viel befriedigender, so etwas zu tun, nachdem man gestorben ist, als auf einer Wolke herumzuschweben und für ewig eine Harfe zu spielen.

J: *Wir schreiben das Jahr 1810. Was machst du gerade?*
A: Ich schwebe nur herum und tue, was ich kann. Ich war an

verschiedenen Orten in diesem Land. Mir gefällt es hier drüben am besten.
J: *Wo bist du jetzt?*
A: Um New York und Boston herum – irgendwie hin und her. Mir gefällt es hier.
J: *Und du warst in anderen Teilen dieses Landes, sagst du?*
A: Ja, ich gehe überall hin und sehe verschiedene seltsame Menschen, die hier leben.
J: *In welchen Teilen des Landes leben diese seltsamen Menschen?*
A: Ich glaube, ich war fast mitten in diesem Land, als ich ein Geist wurde. Ich bin mir nicht sicher. Ich bin eine ganze Weile nach Westen gegangen. Ziemlich bald überquerte ich den Fluss. Ich weiß nicht, ob es das gleiche Land ist oder nicht. Wenn es nicht so ist, wird es bald so sein. Und es gibt Menschen, die dort leben, die sehr unterschiedlich sind. Sie sind in ihrem Inneren gut, aber sie sind wild. Sie verstehen viele Dinge nicht. Ich habe sie da drüben eine Weile beobachtet.
J: *Du hast sie beobachtet, wie sie leben?*
A: Ja.
J: *Worin haben sie gelebt?*
A: Es sind seltsam aussehende Gebäude. Pueblos. Ich glaube, dass sie so heißen. Sehr seltsame Leute.
J: *Wurden diese aus Holz gefertigt?*
A: Nein. Es gibt einige Stützen, aber sie sind irgendwie wie aus der Erde gemacht, und stark, fast wie Ziegel. Und überstrichen.
J: *Du sagst, diese Leute sind wie Wilde?*
A: Nun, sie machen einige Dinge anders, als die Menschen, die dort drüben, auf der anderen Seite des Flusses leben.

Sie bezog sich offensichtlich auf den Mississippi. Sie sprach davon, dass es sich fast um eine Trennlinie handelte.

J: *Sag mir bitte, welche Dinge dort anders sind.*
A: Nun, sie sehen anders aus, sie ziehen sich anders an, sie sprechen eine andere Sprache.

J: *Wie kleiden sie sich?*
A: Nun, sie haben kaum etwas an.
J: *Sie haben keine Kleider an?*
A: Oh, nun, weißt du. Sie deckt *ein bisschen* ab. Aber sie tragen keine Kleidung wie auf der anderen Seite des Flusses. Natürlich ist es sehr heiß. Und sie jagen und töten Tiere. Es war eine seltsame Erfahrung, diese Leute zu beobachten. Ich habe so etwas noch nie verstanden. Ich wurde dorthin geschickt, und als ich sie eine Weile beobachtete, bekam ich Angst. Ich wollte dort nicht geboren werden.
J: *Du wurdest dorthin geschickt. Glaubst du, dass du dort geboren werden solltest?*
A: Nein. Ich wurde dorthin geschickt, um zu helfen. Das habe ich herausgefunden, aber ich hatte am Anfang Angst. Ich hatte Angst, wie diese Menschen zu sein. Sie sind manchmal gewalttätig. (Beachten Sie die alte Angst vor Gewalt.) Aber ich musste jemandem helfen. Dieser Mann – er jagte und wurde verletzt. Er versuchte, ein Tier zu töten, und es lief direkt auf ihn zu. Und ich habe ihn zurückgezogen. Dann hielt ich das Tier auf. Es war verwundet; es würde bald sterben. Es hat nur einen letzten Angriff auf ihn gestartet, und ich habe es gestoppt. Er war überrascht, und er.... das ist so eine der Sachen über diese Menschen; sie glauben an Geister.
J: *Er weiß irgendwie, was das Tier dann aufgehalten hat?*
A: Ich denke schon. Er sagte seinem Volk, dass der Große Geist es aufgehalten hat. Natürlich bin ich kein großer Geist, aber er sagte ihnen, dass der Große Geist seine Hand ausstreckt und es gestoppt hat, und das ist genau das, was ich getan habe. Ich streckte meine Hand aus und schickte ihm die Botschaft, aufzuhören, und es stoppte und fiel tot um, bevor es sich mir näherte. Ich denke, was ihn wirklich glauben ließ, dass es der Große Geist war, war, dass ich ihn zurückziehen musste. Ich ließ ihn einen großen Satz zurück machen. Er wurde verletzt und konnte nicht mehr gehen, und plötzlich sprang er einen riesen Satz rückwärts. Zuerst hat ihm das Angst gemacht. Ich habe ihm geholfen. Ich

sagte ihm, was er für sein Bein tun sollte.
J: *Hat er dich verstanden?*
A: Nun, als er zurückkam, fanden sie es seltsam, wie er sein Bein umwickelt hatte, und das alles. Aber er sagte, eine Stimme sagte ihm, er solle es tun. Ich glaube, er hat mich gehört. Er tat genau das, was ich ihm gesagt habe. Er sagte, dass es der Große Geist war, der ihm geholfen hat, und jetzt denken sie, dass er vielleicht gesegnet ist. Sie denken, dass der Geist mit ihm reden wird.
J: *War das ein älterer Mann?*
A: Nein, das ist ein Grund, warum ich ihm geholfen habe. Er ist noch zu jung; er hat noch ein paar andere Dinge zu tun. Er darf jetzt nicht sterben.
J: *Und eine Stimme sagte dir, du sollst ihm helfen?*
A: Ja, wir machen das. Manchmal sind die Situationen sehr kompliziert, und die Leute geraten in ein sehr schlimmes Schlamassel. Sie brauchen Hilfe dabei. Manchmal gibt es nichts, was ein Sterblicher tun kann, um sie aus der Situation herauszuholen, in der sie sich befinden. Dann *müssen* wir eingreifen.
J: *Wenn du Menschen hilfst und mit ihnen redest, hören sie dann immer auf dich?*
A: Nein, nein. Oft wollen sie nicht zuhören. Selbst wenn sie sich am stärksten auf ein Problem konzentrieren und so *sehr* versuchen, einen Ausweg zu finden. Man *versucht*, mit ihnen zu reden, und sie wollen es einfach nicht glauben. Und manchmal, genau wie bei diesem Jäger, muss ich sie bewegen. Manchmal machen sie einfach Dinge und können sich dann nicht selbst helfen oder glauben nicht, dass sie es können.
J: *Aber man sagt dir, du sollst das tun?*
A: Uns wird gesagt, was wir tun sollen. Wir wissen es einfach.

J: *Wir schreiben das Jahr 1933. Was hast du in letzter Zeit gemacht, June?*
A: Nun, ich habe mich um einen Jungen gekümmert, habe ihm

geholfen.
J: *Warum, war er krank?*
A: Er war krank und ist von zu Hause weggelaufen. Ich musste ihn natürlich nach Hause bringen.
J: *Wo hat er gewohnt, in Chicago?*
A: Oh, nein. Das war in Tennessee. Es war eine kleine Stadt in den Bergen. Der kleine Junge rannte weg und hat sich eine Erkältung zugezogen, weil er nicht daheim war. Ich habe ihm geholfen.
J: *Konnte er nicht den Weg zurück nach Hause finden?*
A: Nein, er hatte große Angst. Ein sehr netter kleiner Junge. Es war sehr kalt, noch kein Schnee, aber fast. Er hätte sich eine Lungenentzündung eingefangen.
J: *Hatte er vernüftige Kleidung an, um sich warm zu halten?*
A: Nein, er ist an diesem Tag weggelaufen als es ziemlich warm draußen war. Er lief in den Wald, damit sie ihn nicht finden konnten, und er verirrte sich.
J: *Hast du den Jungen heil zurückgebracht?*
A: Oh, ja.
J: *Waren seine Eltern froh, ihn zu sehen?*
A: Ja.
J: *Ich wette, er läuft jetzt nicht mehr von zu Hause weg.*
A: Nicht bis es wirklich warmes Wetter ist. Ich glaube, er wird wieder weglaufen. Er ist ein sehr starkes Kind.
J: *Wie heißt der Junge?*
A: Jimmy. Ich kenne seinen Nachnamen nicht. Als ich dort ankam, weinte seine Mutter nach Jimmy, also wusste ich, dass das sein Name war.

J: *Wir schreiben das Jahr 1930. Was machst du da?*
A: Ich warte darauf, dass etwas passiert.
J: *Weißt du, was passieren wird?*
A: In ein paar Minuten wird etwas passieren. Ich muss hier sein.
J: *Sollst du etwas tun?*
A: Ja, ich muss diesen Kindern helfen.
J: *Wo bist du?*
A: Ich bin am Fluss. Der Missouri River ist es, glaube ich.

J: *Bist du in einer Stadt?*
A: Nein, es ist auf dem Land.
J: *Bist du in der Nähe einer Stadt?*
A: Ja. Ich glaube... Atchinson. Das ist der Name der Stadt.
J: *Was wird dort am Fluss passieren?*
A: Ein kleiner Junge wird hineinfallen... und der andere kleine Junge wird ihn retten müssen. Ich muss ihm helfen. Der Fluss ist hier sehr tief, und es gibt eine starke Strömung. Dieser kleine Junge ist nicht sehr stark. Ich werde ihm helfen, seinen Freund zu retten.
J: *Was machen die Kinder da draußen am Fluss?*
A: Sie fischen.
J: *Nur die beiden?*
A: Ja. Sie sollten nicht hier sein. Sie sollten in der Schule sein. Sie waren hungrig, wollten etwas essen und dachten, sie könnten einen Fisch zum Abendessen für die Familie fangen.
J: *Sind es Brüder?*
A: Nein, ich glaube, es sind Cousins. Sehr gute Freunde – miteinander verwandt.
J: *Wohnen sie im selben Haus?*
A: Ja, das tun sie.
J: *Und der eine Junge wird reinfallen. Was macht er – einen Fisch fangen, der ihn hineinzieht?*
A: Der Holzsteg ist steil. Er rutscht darauf aus. Der andere Junge hat Angst. Ich werde ihm helfen, keine Angst zu haben.
J: *Weiß er, wie man schwimmt?*
A: Nein. Deshalb muss ich ihm helfen. Er weiß nicht, wie man schwimmt.
J: *Wie alt sind diese Jungs?*
A: Ich denke, sie sind sehr jung, vielleicht zehn oder zwölf, kleine Kinder. Ich werde ihnen helfen. Siehst du, wie gut er schwimmt? Sie werden es nie erfahren.
J: *Er wird nur wissen, dass er es gerade gemacht hat.*
A: Es ist sehr lustig. Ich mag diesen Jungen.
J: *Weißt du, was er tun wird, wenn er erwachsen wird?*
A: Nein. Ich denke, er wird einfach zum Landwirt heranwachsen. Ich würde gerne etwas für ihn tun. Ich denke, ich werde ihn für immer wissen lassen, wie man schwimmt. Er wird es von nun an für immer wissen. Ich werde es ihn nicht vergessen

lassen, wie er es gemacht hat. Er wird schwimmen können. Das wird ihm gefallen.

J: Ich wette, der andere Junge hatte wirklich Angst.
A: Er wusste, dass der andere Junge nicht wusste, wie man schwimmt. Er wusste es überhaupt nicht. Sie werden ihr ganzes Leben lang darüber lachen. Dass er nicht wusste, wie man schwimmt, und er sprang einfach rein und schwamm und rettete ihn. Und danach konnte er schön schwimmen, werden sie sagen. Sie sind nette Jungs. Das ist sehr schwierig für ihre Familien – sie sind arm. Sie versuchten zu helfen. Deshalb haben sie geangelt. Ihre Familie ist hungrig.
J: Lebt ihre Familie dort in der Nähe auf einem Bauernhof?
A: Ja. Sie wollten etwas zu Essen besorgen. Das ist alles, was sie tun wollten.
J: Mal sehen. Atchinson, ist das die nächste große Stadt am Fluss?
A: Das ist sie, sie liegt am Fluss.
J: Und wir sind in... Welcher Staat ist dies – Missouri?
A: Nein, wir sind in Kansas. Es ist hier sehr flach.
J: Viel Ackerland in der Nähe?
A: Viel.

Ich schaute auf einer Karte nach, ob Atchinson, Kansas, an einem Fluss liegt. Sie hatte Recht – es ist am Missouri River.

❦

J: Ich nehme nicht an, dass du jemals aufgerufen wurdest, bösen Menschen zu helfen, oder?
A: Oh, doch.
J: Hast du jemandem geholfen?
A: Nun, manchmal durchlaufen Menschen verschiedene Phasen in ihrem Leben. Manchmal durchlaufen sie eine Zeit, in der sie sehr schlecht sind, dann ändern sie sich. Manchmal waren sie sehr gut, dann ändern sie sich und tun etwas Schlechtes. Aber wenn es nötig ist, helfen wir ihnen, wenn es noch nicht ihre Zeit ist. Manchmal helfen wir ihnen durch eine Krankheit, oder wir helfen ihnen, Dinge zu erledigen. Ich habe einem Mann geholfen, der einmal schlecht war.

J: *Wie hast du ihm geholfen?*
A: Nun, er war ein sehr böser Mann, gemein, aber... er muss viel Güte in ihm gehabt haben. Weil ein Pferd ausbüchste und es hätte dieses kleine Mädchen auf der Straße umgerannt. Er warf sich selbst hin, um sie zurückzuwerfen. Und als er sie packte und zurückwarf, fiel er und der Huf des Pferdes trat ihn – an seinen Kopf. Die Leute dachten, er würde davon sterben, und viele von ihnen waren sogar froh darüber. Aber ich wurde geschickt, um ihm zu helfen. Weil er etwas Gutes getan hatte, würde es sein Leben verändern. Und danach wurde sein ganzes Leben verändert. Er wusste, dass es wie ein Wunder war, dass es ihm wieder gut ging. Und er veränderte sich, er begann zu spüren, dass es einen Grund gab, dass er wieder gesund wurde. Das erste Mal, dass ihm etwas Glückliches passierte, war, nachdem er etwas Gutes getan hatte, und so begann er sich zu verändern.
J: *Du sagst, er war ein schlechter, böser Mann? Was hat er getan?*
A: Nun, er hatte Geld gestohlen. Er hat sogar einige Menschen getötet und war damit durchgekommen. Die Gesetzeshüter konnten nichts beweisen. Er hat viele Leute betrogen. Beim Kartenspielen, er spielt und betrügt. Einmal nahm er einem Mann alles ab, selbst sein Land. Und der Mann sagte, dass er falsch gespielt hat. Er hat den Mann erschossen – einfach erschossen. Aber später, nachdem ihm geholfen wurde, begann er sich zu ändern und es tat ihm sehr leid, was er getan hatte. Er zog weg, aber bevor er ging, gab er sein ganzes Geld dem Pfarrer in der Stadt, um eine Kirche zu bauen. Die kleine Stadt hatte noch keine Kirche. Die Leute dachten, durch den Tritt an den Kopf, wurde er verrückt. Sie fanden es sehr seltsam, dass sich dieser Mann, der einen so schlechten Ruf hatte und so viele schlechte Dinge getan hatte, sich plötzlich änderte. Ich habe mit ihm gesprochen, während er krank war. Wir tun das manchmal, wenn eine Person krank ist. Wir versuchen, ihnen zu helfen. Dann sprechen sie mit uns. Es scheint, als wäre es dann für einen Menschen einfacher. Manchmal erinnern sie sich nicht mehr daran, wenn es ihnen besser geht, manchmal schon. Aber wir können ihnen sagen, wie sie sich selbst helfen können. Auch wenn sie sich später

nicht erinnern, mit uns gesprochen zu haben, erinnern sie sich manchmal an das, was wir ihnen gesagt haben. Das ist das Wichtigste.

J: *Du sagst, sie sind krank und sagst ihnen, wie sie sich selbst helfen sollen? Nun, wie ging das? Du sagst, dieser Mann wurde an den Kopf getreten. Wie konnte er sich mit seiner Wunde selbst helfen?*

A: Sein Kopf war verletzt und ich konnte meine Hände einfach auf ihn legen...

J: *Dann hast du seinen Kopf geheilt. Ich meine, du hast ihm nicht gesagt, wie er es selbst heilen soll.*

A: Nein. Ich habe mit ihm gesprochen. Er war außer sich, als ich ankam. Die Leute dachten, er sei im Delirium, und als sie weggingen, sprach ich mit ihm. Und ich legte meine Hände auf ihn... nahm den Druck vom Gehirn. Der Knochen hatte einen kleinen Riss, und es bildete sich ein kleines Blutgerinnsel. Ich habe es entfernt. Und dann sagte ich ihm, dass er sich ausruhen und fast 48 Stunden lang schlafen würde. Und als er erwachte, war er völlig normal. Und ich sprach mit ihm über die Dinge, die er getan hatte. Er hörte zu.

J: *Du hast ihn dazu gebracht, auf das zurückzublicken, was er getan hat?*

A: Ja. Ich stellte ihn neben sich und neben mich, und wir blickten auf einige der Dinge zurück, die er getan hatte. Und er weinte, und es tat ihm sehr leid. Dann setzte ich seinen Geist wieder in seinen Körper und heilte seinen Geist. Er konnte weitermachen; das hat ihn nachhaltig beeinflusst. Es war nichts, was der Arzt getan hat, weil er gar nichts dagegen tun konnte. Das Blutgerinnsel bildete sich, und sie wussten nicht, was sie tun sollten. Sie konnten es nicht einmal sehen. Oftmals wissen diese Ärzte nicht einmal, dass es da ist.

J: *Aber siehst du das, oder wird es dir gesagt?*

A: Nun, mir wurde gesagt, dass er verletzt ist und Hilfe braucht.

J: *Ich meine, das Blutgerinnsel...*

A: Als ich ihn ansah, konnte ich sehen, was los war. Ich wusste, wenn ich meine Hand darauf lege, würde es heilen. Ich hatte diese Sache noch nie zuvor gemacht, aber...

J: *Dir wurde gesagt, dass du das kannst?*

A: Ja, das ist etwas, was ich kann. Fast jeden Tag scheint es, als

würde ich etwas anderes herausfinden, was ich noch tun kann.
J: *Junge, es gibt da viel zu lernen.*
A: Es gibt viel zu lernen, das ist sehr richtig. Du wirst sehen.
J: *Sind alle Geister in der Lage, das zu tun?*
A: Wenn es notwendig ist, dass sie... Ich denke, das könnten sie. Ich denke, das können sie alle. Jeder, mit dem ich gesprochen habe, kann es. Es ist nur ein sehr... Ich denke, es liegt in der Natur der Geister, diese Dinge zu tun. Wir sollen das tun.

Der folgende Vorfall war ungewöhnlich, denn obwohl ihr nie gesagt wurde, dass sie dies tun sollte, kehrte Anita dreimal zum gleichen Ereignis zurück. Sie erzählte jedes Mal im Wesentlichen die gleiche Geschichte, wenn auch in unterschiedlichen Worten. Ich habe sie hier zu einer einzigen zusammengefasst.

J: *Wir schreiben das Jahr 1810. Was siehst du da?*
A: Eine Stadt. Einige Gebäude.
J: *Was machst du gerade?*
A: Ich warte auf etwas.
J: *Hast du lange gewartet?*
A: Oh, ich weiß nicht wirklich. Ich kann die Zeit nicht mehr so genau sagen wie früher.
J: *Wo bist du?*
A: Ich bin hier, in New York. Ich warte darauf, dass etwas passiert. Es wird bald etwas passieren. Etwas Schlimmes. Wenn es passiert, werde ich helfen.
J: *Das ist das Jahr 1810? Welcher Monat und welcher Tag ist es?*
A: Das ist im März... der 18...
J: *Und du weißt nicht, was passieren wird?*
A: Es wird bald zu schneien beginnen. Und es wird immer schlimmer und schlimmer. Und ein Kind wird Angst haben, sehr viel Angst haben. Ja, ich werde einem kleinen Mädchen helfen. Ich habe sie jetzt eine Weile beobachtet. Sie ist ein sehr nettes kleines Mädchen, sehr freundlich.
J: *Was macht sie?*
A: Nun, sie lebt auf einer Farm. Es geht nicht so sehr darum, was

sie jetzt macht. Sie ist.... bevor sie stirbt, wird sie wichtig sein. Sie wird einige Dinge tun und vielen Menschen hier in dieser Stadt helfen. Das ist alles geplant. Sie wird in Gefahr sein. Ich muss ihr das Leben retten, damit sie nicht stirbt. Sie wird Angst haben, sehr viel Angst haben. Und ich werde ihr helfen, nach Hause zu kommen.

J: *Woher weißt du, dass diese gefährliche Situation passieren wird?*
A: Wir wissen, wann etwas passieren wird. Manchmal, wenn wir zum ersten Mal an einem Ort sind und wir eine Weile zusehen, weißt du es. Und ich wusste, als ich dieses kleine Mädchen sah, dass sie diejenige war, die ich retten musste. Und als ich sie ansah, sah ich all die Dinge, die sie in ihrem Leben tun wird.
J: *Kennst du den Namen dieses kleinen Mädchens?*
A: Nein, kenne ich nicht. Ich nehme an, ich könnte ihn herausfinden. Ich ...
J: *Nun, das ist nicht wirklich wichtig, oder?*
A: Nein, es ist nicht wichtig, wie der Name ist. Sie wird vielen Menschen in dieser Stadt helfen. Ich denke... oh, ja... sie wird jemanden heiraten, der sehr wohlhabend ist. Und sie wird vielen armen Menschen helfen, und das ist sehr wichtig. Und ich denke, sie wird einigen Menschen helfen, die weggelaufen sind, einigen Schwarzen.

Ich vermutete, dass sie sich auf die unterirdische Eisenbahn nach Kanada bezogen haben könnte, die entflohenen Sklaven half, ihren Herren vor und während der Bürgerkriegsjahre (1860er Jahre) zu entkommen.

A: Und sie wird den armen Menschen hier in dieser Stadt helfen. Deshalb ist es wichtig, dass sie lebt. Sie hatte Angst, heute Morgen loszugehen. Kinder fühlen Dinge mehr als Eltern manchmal.
J: *Oh, sie weiß, dass etwas passieren wird?*
A: Ja. Sie hat ein wenig Angst, und ihre Mutter schickt sie zur ... Schule? Ja, es ist die Schule. Sie geht zur Schule.
J: *Wird ihr auf dem Schulweg etwas zustoßen?*
A: Ja. Es wird anfangen zu schneien, wenn sie zur Schule geht,

und es wird sehr stark schneien. Sie erwarten keinen Schnee mehr. Sie hatten ein paar schöne Tage und denken, dass es Frühling ist und es nicht mehr schneien wird. Aber es wird schneien, und sie werden die Kinder, die einen langen Weg vor sich haben, früher gehen lassen. Sie wird in dem ganzen Schnee da draußen sein. Wenn ich ihr nicht helfen würde, könnte sie hinfallen, sich verlaufen oder erfrieren. Sie hat große Angst und ist allein, also werde ich ihr helfen.

J: *Gut! Du wirst sie nach Hause führen?*
A: Ja. Ich werde ihre Hand nehmen und sie wird das Gefühl haben, dass sie einen Kraftausbruch hat, wie ein zweiter Wind, und ihre Schritte werden leichter sein. Ich werde sie ein wenig mitreißen und ihr helfen. Ihr etwas mehr Kraft geben, die sie braucht, damit sie nach Hause kommt.
J: *Hat sie noch einen langen Weg vor sich?*
A: Ja, sie hat fast zwei Meilen vor sich. Ich will nicht, dass ihr jetzt etwas passiert. Später werden die Leute sie fragen, wie sie es überhaupt geschafft hat. Und sie wird ihnen sagen: "Ich weiß nicht, ich bin einfach gelaufen." Bevor wir nach Hause kommen, wird der Schnee auf der Höhe ihrer Taille liegen. Es schneit und bläst sehr stark. Beim letzten Stück vor dem Haus, sind einige Stellen, an denen noch nicht einmal die Pferde durchbrechen konnten.
J: *Ist sie jetzt sicher nach Hause gekommen?*
A: Ja, sie ist in Sicherheit. Ihre Familie hatte sogar Angst, in diesem Schneesturm nach ihr zu suchen. Sie waren so überrascht, sie zu sehen.
J: *Wusste sie, wie sie es geschafft hat?*
A: Nein, sie wird es nie wissen. Sie hat es geschafft, das ist alles, was sie sagen wird. Ihre Mutter fühlt, dass es ein erhörtes Gebet war.... und sie hat Recht.

Da uns ein Datum genannt worden war: der 18. März 1810, schrieb ich an das Wetteramt im Staate New York, um zu sehen, ob sie Aufzeichnungen über einen schweren, unzeitgemäßen Schneesturm hatten, der an diesem Tag auftrat. Ich bin wieder in eine Sackgasse geraten. Sie antworteten, dass sie mir nicht helfen könnten, weil ihre Wetteraufzeichnungen nicht so weit zurückreichten.

J: *Wir schreiben das Jahr 1934. Was machst du jetzt?*
A: Ich habe mich überall umgesehen.
J: *Was hast du dir angesehen?*
A: Ich will Dinge sehen. Ich liebe es, nach Osten zu gehen. Ich mag den Osten. Es ist sehr schön dort. Ich würde dort gerne eines Tages wohnen.
J: *Am Wasser?*
A: Ja, ich beobachte das Wasser sehr oft.
J: *Warst du schon mal dort?*
A: Ich denke, vor langer Zeit muss ich hier gewesen sein. Ich fühle mich diesem Ort sehr nahe.

Sie lebte in der Nähe dieser Gegend als Sarah. In den 1970er Jahren zog sie auch von Beeville, Texas, nach Maine. Damit hätte sich vielleicht ihr Wunsch erfüllt, eines Tages im Osten zu leben.

J: *In welchem Teil des Ostens bist du?*
A: Im Norden. Ich liebe die Berge, Bäume und das Wasser. Es ist sehr schön hier. Ich musste hierher kommen, wegen... Ich bin mir nicht sicher, wann. Es ist sehr schwierig, die Zeit zu bestimmen. Aber ich kam hierher, um jemandem zu helfen, der gefallen ist, sich verlaufen hat.
J: *Hingefallen?*
A: Ja, im Schnee. Und ich half ihm, zu der Party zurückzukehren, auf der er war. Dann dachte ich, ich würde gerne so lange hier bleiben, wie ich könnte.
J: *Bis du wieder gerufen wirst?*
A: Ja, es ist sehr schön hier und ich mag es, die Leute zu beobachten.
J: *Was machen die Leute da?*
A: Nun, ich sehe mir gerne diese hier an. Sie kommen an diesen Ort und stellen lustige Dinge unter die Füße und rutschen einen Hügel hinunter. Sie lachen und sind sehr glückliche Menschen.
J: *Sie legen etwas unter die Füße und rutschen einen Hügel hinunter?*

A: Ja. Ich sehe mir das gerne an. Ich würde das gerne tun, aber ich kann es nicht schaffen, dass etwas so an mir bleibt. Das habe ich versucht.
J: Hast du versucht, sie unter die Füße zu machen?
A: Es war sehr lustig. Die Leute waren sehr verängstigt, als es passierte.
J: Was ist passiert?
A: Ich sah, wie ein Mann diese Dinge abstellte, und ich bewegte mich zu ihnen hinüber und legte sie auf den Boden. Es überraschte jeden – er dachte, sie seien gefallen. Ich hatte es sehr schwer, sie aus der Tür zu bekommen. Ich bin mir nicht sicher, wie diese Leute das machen. Ich glaube, sie haben sie draußen angebracht. Wenn ich es nicht durch die Tür geschafft hätte, hätte ich es nie hinbekommen. Ich musste sie ausziehen und die Tür öffnen und sie wieder anziehen. Ich konnte die Dinge nicht durch die Tür bewegen, ohne eine schreckliche Aufregung zu verursachen. Ich versuchte, nicht bemerkt zu werden, aber alle schienen mich zu sehen. Als sie sahen, wie diese Skier durch die Tür gingen, hatten sie große Angst. Alle vier saßen zu Tode erschrocken da. Und als ich nach draußen kam, begannen sie zu rutschen und zu rutschen. Der arme Mann musste fürchterlich lange suchen, um sie zu finden.
J: (Großes Lachen) Er musste überall nach ihnen suchen?
A: Nun, einer war ziemlich nah dran, an einem Baum. Aber er hat danach laut gelacht. Er sagte, er dachte eine Minute lang, es gäbe einen Geist.
J: Er weiß nicht viel darüber, oder?
A: Nein, ich glaube nicht, dass er jemals einen Geist gesehen hat. Er scheint es nicht zu wissen. Es war sehr schwer, aber es hat Spaß gemacht. Ich werde das noch einmal versuchen. Diese Leute kommen allerdings nicht mehr an diesen Ort zurück.
J: Das tun sie nicht?
A: Es war ein kleines Häuschen, das einem Mann gehörte. Sie hatten den Schlüssel für ein Wochenende. Sie hatten wirklich Angst.
J: Sie dachten nicht, dass diese Skier das tun sollten.
A: Nein. Sie verstanden nicht, was los war. Ich dachte, sie wären alle beschäftigt. Ich wäre sofort mit ihnen rausgegangen und niemand hätte etwas bemerkt. Aber sie haben sie gehört. Sehr

lustig, sie haben darüber gelacht. Ihre Mädchen aber waren so verängstigt. Sie sind gleich danach gefahren. Sie sind im Dunkeln verschwunden, sind abgehauen. Der Mann wollte dort bleiben, aber sie gingen alle sofort weg, sobald sie ihre Sachen gefunden hatten. Packten ihre Kleider und gingen.

J: *Wie sind sie da raufgekommen; sind sie gefahren?*
A: Sie kamen mit einem Auto und einem Zug. Sie kamen aus... aus einer Großstadt. Ich habe das Mädchen danach eine Weile beobachtet. Sie ging nach Hause und hatte solche Angst. Sie wusste, dass sie nicht hätte da sein sollen. Sie dachte, deshalb sei es passiert. Sie dachte, sie ging zu einem verfluchten Ort. Sie war ein junges Mädchen, sehr hübsches Mädchen, etwa 18, 19 Jahre.
J: *Du sagst, sie wusste, dass sie nicht da sein sollte?*
A: Nein. Sie ging mit jemandem, mit dem sie nicht hätte dort sein sollen. Sie dachte, es wäre eine Strafe. Also folgte ich ihr. Ich wollte ihr sagen, was passiert ist, aber ich konnte nie mit ihr reden. Ich beobachtete sie eine Weile, und einmal versuchte ich, mit ihr zu reden, aber ich konnte sie nicht dazu bringen, mich zu hören. Sie war sehr verängstigt. Alles schien sie sehr zu erschrecken. Aber das ist schon eine Weile her. Ich gehe manchmal zurück zu diesem Ort und beobachte die Leute, die dorthin kommen. Man sagt immer noch, dass es dort spukt. Sie denken, es war ein Geist.

Dieser Vorfall zeigte, dass sogar ein Geist einen Sinn für Humor haben kann und sich Zeit nehmen kann, um etwas Spaß zu haben. Es klang nicht gerade nach den furchterregenden Geistern, an die wir uns gewöhnt haben, unser ganzes Leben lang von ihnen zu hören.

J: *Sag mir, gibt es Geister für die verschiedenen Tiere?*
A: Nicht wie ich. Sie sind keine Geister; sie sind eine andere Art von Wesen. Sie spüren Dinge, sie haben eine Intelligenz, die Menschen überhaupt nicht verstehen.
J: *Sie haben keinen Geist?*
A: Nicht wie Menschen. Die Menschen sind sehr unklug was Tiere angeht. Sie denken, wenn das Tier intelligent ist, wird es das tun, was die Person von ihm verlangt. Manchmal sind

Tiere intelligenter. Wenn sie Gefahr spüren können, tun sie keine Dinge, die die Leute von ihnen erwarten.

J: *Wir schreiben das Jahr 1930. Was machst du?*
A: Nun, ich bin noch nicht lange hier.
J: *Wo bist du?*
A: Sie sagten mir, der Name dieser Stadt sei Seattle.
J: *Ist es eine große Stadt?*
A: Oh, ziemlich groß. Eine Menge hübscher Blumen.
J: *Was machst du?*
A: Nun... siehst du die Frau da drüben? Sie wird von einem Auto angefahren werden. Ich kann nicht verhindern, dass das Auto sie trifft. Ich kann es nicht aufhalten. Wenn sie getroffen wird, kümmere ich mich um sie.
J: *Oh, also stirbt sie nicht?*
A: Das ist richtig.
J: *Aber du kannst das Auto nicht davon abhalten, sie anzufahren?*
A: Nein, das kann ich nicht tun. Der junge Mann, der dieses Auto fährt, das ist ein Teil seines Lebens. Er wird diese Frau anfahren, und er wird eine Weile glauben, dass sie sterben wird.
J: *Oh, das ist etwas, was ihm passieren wird. Muss das passieren?*
A: Es muss so sein. Er wird davor weglaufen. Er wird zu Tode erschreckt sein, dass diese Frau durch ihn gestorben ist. Aber ich werde ihr helfen, dass der Schmerz nicht so schlimm sein wird, ich werde ihr helfen, nach Hause zu kommen. Sie wird sich für eine Weile schlecht fühlen, und ich werde sie einschlafen lassen. Und wenn sie aufwacht, wird sie überhaupt nicht mehr verletzt sein. Es wird nie etwas darüber in der Zeitung stehen, aber der Junge wird sich lange Zeit Sorgen machen müssen. Es wird ihn dazu bringen, darüber nachzudenken, wie er gelebt hat.
J: *Wie hat er denn gelebt?*
A: Es ist ihm egal, was er macht oder wen er verletzt. Das allerdings, wird ihm Angst einjagen.

J: Die Frau wird angefahren... aber ich schätze, sie wird doch nicht zu hart getroffen werden, oder?
A: Oh, er wird sie sehr hart treffen. Es muss schwer genug sein, dass er glaubt, dass er sie getötet hat. Er muss in seinem Kopf glauben, dass er sie getötet hat. Er wird nach einer Weile auf diese Straße zurückkehren, wenn er nichts in der Zeitung findet. Er wird diese Straße hinauf und hinunter fahren, um nach dieser Frau zu suchen. Aber sie wird nicht mehr hier sein. Sie wird ihre Tochter besuchen. Sie wird für lange Zeit weg sein und einen schönen Aufenthalt haben. Dieser Junge wird sich große Sorgen machen. Er wird sein ganzes Leben lang leben, um den Mord an dieser armen Frau wiedergutzumachen.

Es ist erstaunlich zu erkennen, was für ein wunderbar komplexer Ablauf von Ereignissen ohne unser Wissen ständig hinter unserem Rücken stattfindet. Es scheint, dass alles einen Sinn hat, wenn nicht in unserem Leben, dann doch in dem, von jemand anderem. Es ist auch beruhigend, dass eine höhere Intelligenz offenbar den Überblick über alles behält.

Kapitel 12

Ein Geist schaut sich die Zukunft an

In einigen der früheren Sitzungen, während sie sich in der Geisterebene befand, sprach Anita davon, dass sie in der Lage sei, Menschen anzusehen und Dinge über sie zu wissen. Zum Beispiel, als sie im Leben in Chicago starb und darauf wartete, dass Al starb, sagte sie, sie könnte ihn ansehen und wüsste, was mit ihm passieren würde. Wir waren fasziniert von der Idee, sodass wir damit experimentieren wollten. Es wäre sicherlich interessant, es auszuprobieren. Da es sich um eine Fähigkeit handelte, die nur mit der Geistform verbunden war, musste sie in einen Zeitraum zwischen den Leben versetzt werden. Als wir das zum ersten Mal versuchten, wurde sie durch die Leben von June und Jane hindurch bis 1810 zurückversetzt. Hier hielten wir an, und sie erzählte uns vom Leben als Geist, von dem einiges im vorherigen Kapitel bereits berichtet wurden.

J: *Wie viele Geister gibt es?*
A: Genau hier? Hier sind mehrere.
J: *Könnt ihr euch sehen?*
A: Oh, ja. ...Wir reden.
J: *Worüber redet ihr?*
A: Manchmal über Dinge, die wir getan haben, oder wo wir hingehen, oder wo wir waren.
J: *Kannst du mir einen dieser Geister beschreiben?*
A: Nun... such dir einen aus!

Johnny spielte mit, weil er offensichtlich nicht sehen konnte, was sie sah.

J: *Nun, der da drüben.*
A: Er? Oh, er ist nett. Er ist ein sehr angenehmer Mann. Er ist

nun schon seit einigen Jahren ein Geist. Er sieht sehr ähnlich aus, glaube ich, wie er aussah, als er noch am Leben war. Natürlich ist ein Geist nicht... nun, du siehst mich. Ich bin... nun, ich schätze, das Wort ist einfach "dünn". Du kannst einfach durch mich hindurchschauen. Ich kann durch ihn hindurchsehen. Ich kann durch andere Geister hindurchsehen. Es ist lustig, wie wir so sind und stark sind und Dinge tun können. Wir verändern uns. Bist du schon lange ein Geist?

J: *(Überrascht von ihrer Frage.) Nein, das bin ich sicher nicht.*
A: Nun, es braucht ein wenig, um sich daran zu gewöhnen.
J: *Das ist wirklich so. Das ist sehr seltsam.*
A: (Sie klang sehr beruhigend.) Nun, hab' keine Angst.
J: *Ich werde es versuchen. Hat dieser Mann gesagt, wofür er hierher gerufen wurde?*
A: Nun, er ist schon eine ganze Weile hier und hat einigen Leuten geholfen. Ich glaube, er wartet jetzt darauf, wiedergeboren zu werden. Er weiß jetzt, wohin er geht. Es wird noch eine Weile dauern, aber er wird wiedergeboren werden.
J: *Woher weiß er das?*
A: Nun, es wurde ihm gesagt, er fühlt es. Ich kann dieses Gefühl nicht beschreiben. Du wirst dich daran gewöhnen. Es ist nicht so, wie zu Lebzeiten und jemand sagt etwas und du hast es mit den Ohren gehört. Oder wenn eine Person von dir weiter entfernt war und ihre Stimme schwach klang. Du hörst *diese* Stimme, als wäre sie direkt bei dir. Du hörst die Stimme, fühlst sie meistens. Aber es ist immer sehr genau, es ist nicht vage. Du weißt genau, was du tun sollst. Und wir können sogar miteinander reden, ohne auch nur ein Wort zu sagen. Oder wie ich jetzt mit dir rede. Manchmal tun wir das auch. Es kommt darauf an.
J: *(Er entschied, dass es Zeit war, das Experiment zu starten.) Sag mir, kannst du voraussehen?*
A: Nun, ja, wenn wir es versuchen, uns zu konzentrieren. Wenn wir es wirklich wissen müssen, oder wenn wir es wissen wollen, können wir es sehen. Manchmal sage ich

den Leuten, was passieren wird, um sie zu beruhigen.
J: *Kannst du jetzt nach vorne schauen und etwas sehen, was passieren wird, und es mir sagen?*
A: Nun... über dich oder über das Land, oder...

Johnny hatte vor, zuerst etwas über das Land herauszufinden, aber als sie das sagte, war seine Neugierde zu groß.

J: *Über mich. Kannst du etwas an mir sehen, das passieren wird?*
A: Ich konzentriere mich. (Pause) Ich kann dir ein paar Dinge erzählen. Ich kann dir sagen, dass du kein Geist bist. (Überrascht) Ich weiß nicht, was das ist. Du bist kein Geist!
J: *Bin ich nicht?*
A: Nein, du lebst! Aber nicht zu diesem Zeitpunkt [1810]. Du wirst viel mehr Leben führen als das, in dem du gerade bist.
J: *Bin ich in meinem ersten Leben?*
A: Nein, o nein! Du hast viele Leben vor dem gelebt. Und du wirst noch viel mehr leben.
J: *Kannst du mir sagen, was ich in diesem Leben tun werde?*
A: Nun, es ist sehr seltsam, weil du mit mir aus einem anderen Leben, einer anderen Zeit sprichst. Ich denke, du lebst... in der Zukunft! Von mir aus betrachtet. Ich weiß nicht, wie weit. Aber ich kann dich so sehen, wie ich denke, dass du aussiehst. Und ich kann dir sagen, in diesem Leben wirst du ein sehr, sehr langes Leben führen. Du bist im Grunde genommen ein sehr guter Mensch. Es gibt einige Dinge, die du tust, die nicht ganz richtig sind. Es gibt Dinge... aber im Grunde genommen beginnen die Lektionen, dich dorthin zu führen. Du hast viel gelernt.
J: *Und du sagst, dass ich in diesem Leben ein langes Leben führen werde?*
A: Ja, ich denke, du wirst alt werden. Ich sehe dich, wenn ich dich jetzt als einen sehr alten Mann ansehe. Du hast Enkelkinder... nein, es gibt Urenkelkinder. Du hast Urenkelkinder. Du wirst *viel* länger leben, als die Menschen in dieser Zeit. Das ist eine Möglichkeit, wie ich wusste, dass du in der Zukunft bist.

Er fragte sie, wo er wohnen würde, und sie beschrieb den Ort weiter. Eine seltsame Sache, die sie sagte, war, dass der Bundesstaat, in dem wir uns niederließen, zu diesem Zeitpunkt kein Bundesstaat war [1810]. Wir ließen uns schließlich in Arkansas nieder, was zu der Zeit, als sie zurückversetzt wurde, kein Bundesstaat war. Außerdem wusste niemand, wohin wir gehen würden, wenn Johnny in den Ruhestand gehen würde. Damals waren wir uns selbst noch nicht einmal sicher, und wir dachten, es würde mehrere Jahre dauern, bis wir uns darum kümmern müssten. Sie beschrieb unseren Platz auf dem Land perfekt. Da Johnny daran interessiert war, neben seinem regulären Marine-Job als Fluglotse (Radaroperator) auch in Teilzeit Fernseh- und Radio-Reparaturarbeiten durchzuführen, fragte er sie, welche Art von Arbeit er leisten würde. Sie wurde sehr verstört und unbehaglich. Sie sagte, es sei etwas sehr Seltsames für sie.

A: Es ist... mit Drähten... Schläuchen. Es ist seltsam... beängstigend. Du bist ein anderer Mensch. Ich habe das noch nie zuvor so gemacht... wie hier. Es ist sehr verwirrend, wenn ich Dinge sehe, die ich nicht verstehe. Diese Röhren sind sehr lustig. Es hat mit der Zukunft von hier aus gesehen zu tun, viel später. Du wirst, glaube ich, in einem anderen Jahrhundert damit beginnen, daran zu arbeiten. Ich denke an das Jahr 1930, wenn sie anfangen warden, damit zu arbeiten. Daran wirst du in deinem Leben arbeiten.
J: *Ich schätze, dann wird es mir gefallen?*
A: Es wird dir gefallen. Ich habe das Gefühl, dass du in diesem Leben sehr glücklich bist. Du hast einige Probleme, aber es sind keine schweren Probleme. Nun, weißt du, für jeden Menschen, der lebt, für ihn sind seine Probleme groß. Aber im Vergleich zu den Problemen, die du vielleicht hast, sind diese klein. Dieses Leben ist glatter als euer letztes Leben.
J: *Mal sehen, wir sollen von Zeit zu Zeit wiedergeboren werden und neue Lektionen lernen?*
A: Es gibt keine Zeiteinteilung. Ich dachte zuerst, es gäbe eine.

Es gibt keine.
J: *Aber ich verstehe richtig, dass wir Lektionen zu lernen haben?*
A: Ja, man muss jedes Mal etwas lernen. Du bist gerade jetzt in diesem Leben dabei, Dinge zu lernen, die du vom letzten Mal lernen musstest. Ich sehe Güte um dich herum, du bist am lernen. Deshalb wirst du noch lange leben. Du wirst in diesem Leben viel erreichen. Und jedes Mal danach wird es ein etwas einfacheres Leben geben. Du wirst in deinen nächsten Leben verschiedene Probleme haben, aber jedes Mal, wenn die Lebensspannen sanfter zu werden scheinen, sieht es so aus, als ob du mehr erreichen und wichtigere Dinge erledigen würdest. Das ist es, was ich sehe, wenn ich dich ansehe. ... Aber es ist beunruhigend.

Weil sie so verärgert darüber schien, die Dinge so weit in der Zukunft zu betrachten, dass sie sie nicht verstand, ließ Johnny sie das nie wieder von so weit hinten in der Zeit tun. Später, als wir diese Art von Experiment ausprobierten, brachte er sie nur in die 1930er Jahre zurück, in ihren neuesten Geisteszustand, und es schien sie nicht so sehr zu stören. Zu diesen Zeiten erzählte sie uns wieder von unserer Zukunft und wollte auch etwas über ihre eigene herausfinden. Als sie von ihrer eigenen Zukunft sprach, sagte sie, sie könne ihrem Geist nur schwer folgen. Sie sprach davon, sich selbst zu beobachten, als ob sie objektiv einen Fremden ansah. Das alles war für uns aus persönlicher Sicht sehr interessant. Wir dachten jedoch, wir sollten versuchen, einige Dinge herauszufinden, die für mehr Menschen von Belang sind. Was zum Beispiel mit unserem Land passieren würde. Denken Sie bitte daran, dass diese Sitzungen Mitte 1968 stattfanden.

Anita wurde in das Jahr 1930 zurückgeführt und befand sich im Geister-Zustand zwischen den Leben.

J: *Kannst du dich konzentrieren und viele Jahre nach vorne schauen und mir sagen, was passieren wird?*
A: Ich kann es versuchen. Niemand hat mich je darum gebeten. Manchmal weiß ich, was passieren wird.

Manchmal sehe ich es sehr deutlich. Ich konzentriere mich dann sehr stark. Das tue ich nur, wenn ich versuche, Menschen zu helfen. Ich suche dann etwas Bestimmtes, versuche etwas zu finden, das ihnen Mut macht, oder, dass sie sich auf etwas freuen können, oder es ihnen hilft. Also versuche ich, nach vorne für diese Person zu schauen. Manchmal, wenn ich das tue, sehe ich Dinge, die viele Menschen betreffen.

J: *Das ist es, woran ich dachte, wenn man nach vorne schauen und sehen könnte, was dieses Land machen würde, wird das viele Menschen betreffen. Sie würden es wahrscheinlich gerne wissen. Mal sehen, das ist das Jahr 1930? Kannst du weit in die Zukunft bis 1968 blicken? Das wären 38 Jahre voraus.*
A: Es ist ein sehr schlechtes Jahr. Es passieren viele schlimme Dinge. Es wird viele Kriege geben.
J: *Wird dieses Land in den Kriegen involviert sein?*
A: Ja. Viele Menschen sterben, Familien leiden. 1968 wird es zwei Kriege geben.

Das war eine Überraschung. Wir haben immer noch in Vietnam gekämpft, aber wo sonst?

A: Ja, aber man nennt sie nicht Kriege. Sie werden es nicht einen Krieg nennen, aber es ist ein Krieg. Es gibt zwei Länder, gegen die dieses Land kämpfen wird.
J: *Kannst du mir sagen, welche beiden Länder Krieg mit diesem Land führen werden?*
A: Nun, es wird gegen ein Land gekämpft, aber es ist nicht das Land, gegen das wir wirklich kämpfen. In zwei Ländern wird gekämpft, aber das gleiche Land hat sie beide gegründet. Wir kämpfen gegen... Russland.
J: *Wir kämpfen gegen Russland?*
A: Beide Male, aber an verschiedenen Orten, in verschiedenen Ländern. Wir kämpfen nicht hier, und wir kämpfen nicht in Russland. Wir werden in anderen Ländern kämpfen als diesen.
J: *In welchen Ländern wird gekämpft?*

A: Nun, sie kämpfen in einem sehr lange, länger als jeder denkt – Indochina... Vietnam. Es wurde bereits lange vor diesem Jahr 1968 gekämpft, seit... zehn Jahren wird dort gekämpft.
J: Das ist in Indochina?
A: Es war einmal Indochina, sie haben den Namen geändert. Es heißt Vietnam.
J: Und das andere Land?
A: Das andere Land wird später im selben Jahr sein. Wir werden einen Krieg in Korea beginnen.
J: (Überrascht) In Korea?
A: Ja. Wir haben gegen dieses Land schon einmal gekämpft, vor fast 20 Jahren, und sie kämpfen wieder. Es wird im Jahr 1968 beginnen. Ich sehe es im Jahre 1968, im Spätherbst.... Ich denke, zu November – Erntedankfest. Es gibt viele Menschen, die verärgert sind, weil der Krieg gerade erst begonnen hat.
J: Es gibt nicht viel, wofür man danken könnte, oder?
A: Nein.

Wie wir heute wissen, sind wir nicht mehr mit Korea in den Krieg gezogen, aber der Pueblo-Vorfall ereignete sich in diesem Jahr. Wurde ein Krieg durch die damals ergriffenen Maßnahmen verhindert? Für diejenigen, die sich vielleicht nicht mehr daran erinnern, was passiert ist, sind vielleicht ein paar Worte der Erklärung angebracht. Aus dem Collier's Encyclopedia Jahrbuch für 1968:

Die internationale Aufmerksamkeit galt im Januar Korea, als koreanische Streitkräfte das US-amerikanische Navy Geheimdienstschiff *Pueblo* eroberten. Unter der Behauptung, dass das Schiff beim Eindringen in deren Küstengewässer erobert worden sei (eine von den Vereinigten Staaten verweigerte Anklage), hielt die nordkoreanische Regierung das Schiff und 82 Besatzungsmitglieder trotz der Bemühungen der US-Regierung, ihre Freilassung zu erwirken, weiterhin fest. Die Episode führte zu einer Stärkung der US-Schutztruppen in Südkorea. Es wurde berichtet, dass die Nordkoreaner unterdessen ihre eigene militärische Position aufbauen, und es wurde befürchtet, dass die eine oder andere Seite zu einer Provokation verleitet werden könnte, die zu einer Wiederaufnahme der umfassenden Feindseligkeiten führen könnte. Die Kriegshysterie ließ jedoch nach, als klar wurde, dass die Vereinigten Staaten keine Pläne hatten, kriegerische Maßnahmen zu ergreifen, um das Schiff und seine Besatzung zu befreien. Nordkorea ließ die Besatzung der *Pueblo* im Dezember frei, nachdem es eine Vereinbarung mit den Vereinigten Staaten getroffen hatte, in der die Vereinigten Staaten ein falsches Spionagegeständnis unterzeichneten und es öffentlich ablehnten. Ein solcher Kompromiss hat offenbar keinen Präzedenzfall im Völkerrecht.

J: *Das Jahr 1968 – das ist das Jahr, in dem dieses Land einen neuen Präsidenten wählt, nicht wahr?*
A: Es könnte sein, es könnte sein.
J: *Kannst du auf das Ende von 1968 und den Anfang von 1969 schauen? Kannst du sehen, wer jetzt zum Präsidenten dieses Landes gewählt wird? Er wurde im November gewählt, nicht wahr? Und er tritt sein Amt im Januar an?*
A: Ich weiß nicht. Ich habe noch nie Politik angesehen. Ich mag sie nicht.

In diesem Leben ist Anita sehr an Politik interessiert und wollte, dass wir so viel wie möglich über die bevorstehenden Wahlen rausfanden.

A: Aber ich sehe den Präsidenten. Wir sind im Dezember. Dies wäre der bisherige Präsident im Jahr 1968. Es wird sehr bald einen neuen im Büro geben, aber nicht vor dem nächsten Jahr. Das gefällt mir nicht. Es wurde eine andere Person gewählt. Dieser Mann, dieser Mann ist sehr böse.... viel Schwarzes um ihn herum.
J: *(Das war eine Überraschung.) Wie heißt er?*
A: Der Mann, der jetzt im Amt ist, von dem ich spreche. Sein Name beginnt mit einem J (Johnson?).
J: *Und er ist derjenige, der das Böse um sich hat?*
A: Ja, er ist in viele Dinge verwickelt, in die er nicht

verwickelt sein sollte. Er hat dem Land viel Ärger bereitet.
J: *Wird er im nächsten Jahr weiterhin der Präsident sein?*
A: Nein, es wird nächstes Jahr einen anderen Mann geben.
J: *Schau nach vorne und stell dir diesen Mann vor. Kannst du den neuen Präsidenten sehen?*

Es herrschte große Anspannung. Diese Spannung brachte mich um.

A: Ich sehe ihn.
J: *Wie sieht er aus?*
A: Er ist groß und dunkel.
J: *Hat er etwas Schwarzes um sich herum?*
A: Nein, so ist er nicht, aber er ist verwirrt. Er ist ein schwacher Mann. Das war eine schlechte Wahl.
J: *Wie heißt er denn?*
A: Nixon.

Dies war eine große Überraschung, denn Nixon hatte seine Kandidatur noch nicht einmal angekündigt oder überhaupt etwas über sein Antreten zur Wahl verkündet. Es wurde angenommen, dass Robert Kennedy mit großer Mehrheit gewählt werden würde. Sein Erfolg war fast garantiert.

J: *Und du sagst, es gibt einen Krieg mit Vietnam und Indochina. Kannst du ein Ende dieses Krieges sehen?*
A: Es wird bald vorbei sein. In diesem Jahr wird es Gespräche geben. Und die Menschen wollen unsere Soldaten zu Hause haben, aber sie werden trotzdem dort sein. Und es wird immer noch Kämpfe geben, das ganze Jahr '68. Wir werden versuchen, da rauszukommen, aber es ist sehr aufwändig, aufwändiger als jeder glaubt. Viel mehr, als die Menschen in diesem Land wissen. In diesem Jahr wird es Friedensgespräche geben, aber es wird noch lange dauern, bis *alle* Soldaten das Land verlassen, um nach Hause zu kommen. Der andere beginnt mit sehr kleinen, trivialen Dingen. Sie nennen es nicht Krieg, aber ich schon. Es ist ein Krieg. Ganz '68 ist Krieg.... ein sehr schlechtes Jahr.

J: *Und dieser neue Mann, der Präsident werden wird, ist nicht in der Lage, die Kriege zu stoppen?*
A: Er ist ein schwacher Mann, und sie versuchen, ihm zu helfen. Sie haben ihn durchgeboxt – den am wenigsten störenden. Er hat nicht viel Macht. Er kann nicht tun, was er möchte. Und er ist manchmal verwirrt, auf wen er hören soll. Er wird sich sehr anstrengen, und er hat eine ordentliche Unterstützung. Aber er sollte nicht Präsident sein. Er war eine schlechte Wahl.
J: *Wer hätte Präsident sein sollen?*
A: Der Mann, der es eigentlich sein sollte, sieht ganz anders aus als er. Er ist kleiner.... blond. Er hätte diesmal Präsident werden sollen.
J: *Wollte er Präsident werden, und dieser Mann wurde es stattdessen?*
A: Er hielt sich zu lange zurück. Er hätte es sein sollen, aber er war sich nicht sicher, ob er dazu bereit war es zu sein.

Wir waren uns nicht sicher, ob sie von Robert Kennedy oder vielleicht von Gerald Ford sprach. Dies wurde nie klargestellt.

J: *Siehst du, dass noch etwas anderes* Großes *passiert? Irgendetwas, das viele Menschen betreffen könnte?*
A: Menschen, die andere Menschen verletzen. Viele Unruhen. Es wird in diesem Jahr viele Unruhen geben.
J: *Gibt es einen Aufstand, der besonders groß ist?*
A: Der Größte wird sein... es sieht so aus, als ob es der in Chicago wäre.
J: *Zu welcher Jahreszeit passiert das?*
A: Sehr heiß... ein heißer Sommer.
J: *Ist es ein Aufstand der Schwarzen?*

Es gab viele von ihnen, die in den 1960er Jahren auftraten.

A: Es sind auch andere Leute beteiligt. Ein paar Weiße, Schwarze...
J: *Die Weißen verursachen die Unruhen?*
A: Einige von ihnen sind der Grund dafür.

J: *Warum glaubst du, dass sie das tun? Kannst du es sehen?*
A: Ich denke, es geht darum, das Land zu schwächen. Sie wollen zeigen, wie stark ihre Kräfte sein können. Sie sind ein sehr egoistisches Volk... nutzen die Schwarzen zu ihrem Vorteil.
J: *Sind das Leute aus diesem Land?*
A: Einige... einige... Sie sind schon lange hier, haben sich hier breit gemacht.
J: *Verursachen die nur eine Menge Unruhe?*
A: Ja. Viel Tumult... Oooh... Ich mag dieses Jahr nicht. Nur sehr wenige Dinge waren in diesem Jahr gut. So viele Menschen wurden sinnlos getötet. 1968 wird katastrophal sein – Viel Ärger, ein sehr schlechtes Jahr.

Wir dachten, sie sprach von einem Rassenaufstand in Chicago, denn das schien die offensichtlichste Schlussfolgerung zu sein. Wir waren alle überrascht, als wir im August 1968 am Fernseher saßen und den Aufstand auf den Straßen vor dem Democratic National Convention in Chicago sahen. Es wurde so schlimm, dass mehrere tausend Nationalgardisten und die Armee der Notenbank gerufen wurden, um der Polizei zu helfen. Die Medien waren der Meinung, dass einer der Faktoren, die den Ausbruch verursachten, war, dass Chicago einen der heißesten Sommer der Geschichte erlebte. Als Anita bei uns saß und der Bereitschaftspolizei zusah, die mit den Randalierern kämpfte, sagte sie, es sei ein sehr seltsames Gefühl. "Ich habe all diese Szenen schon einmal gesehen", sagte sie.

Dann, als die Wahlkämpfe bis in den Sommer und Herbst hinein andauerten, war es sehr seltsam. Es war eine Stimmung ohne jegliche Spannung. Die ganze Aufregung war weg. Schließlich wussten wir bereits, wer nominiert werden würde und wer die Wahl gewinnen würde. Und nachdem die Abstimmung ausgezählt war und Nixon dort stand und Glückwünsche entgegennahm, war es ein Gefühl von Déjà-vu. Wir hatten es bereits gesehen; wir hatten es schon Monate zuvor erlebt.

1968 war ein sehr schlechtes Jahr in mehrfacher Hinsicht. Die Morde an Martin Luther King, Jr. und Robert Kennedy fanden auch in diesem Jahr statt. Wir wurden mehrmals gefragt, warum sie diese Ereignisse nicht gesehen und darüber berichtet hat. Vielleicht hat sie das getan, als sie sagte: "Ich mag dieses Jahr nicht. Nur sehr wenige gute Dinge in diesem Jahr. So viele Menschen wurden sinnlos getötet. 1968 wird katastrophal sein – Viel Ärger, ein sehr schlechtes Jahr."

Seitdem habe ich durch die weitere Arbeit mit der Hypnose gelernt, dass das Subjekt oft viel mehr sehen wird, als berichtet wird. Wenn ihnen keine direkte Frage dazu gestellt wird, kann es sein, dass sie etwas gar nicht erwähnen. Oftmals kommen die Szenen sehr schnell für sie.

Die Sitzung wurde fortgesetzt.

J: *Sag' mir, im Jahr 1968 wurde in diesem Land Davon gesprochen, etwas auf den Mond zu schicken. Werden sie dies schaffen?*
A: Sie bauen Dinge, die auf den Mond sollen, aber es läuft nicht so, wie sie es vorhaben. Die *Menschen* werden noch nicht dort sein. Nächstes Jahr.
J: *1969?*
A: Nächstes Jahr landen Menschen auf dem Mond.
J: *Werden sie zurückkommen?*
A: Nicht ohne... Tragödie. Es ist alles sehr dunkel, überhaupt nicht gut. Es ist nicht gut.
J: *Ist es dieses Land, das diese Leute schickt?*
A: Wir werden dort sein, aber nicht in diesem Jahr: 1968. 1969 werden wir Männer auf den Mond schicken.
J: *Und einige von ihnen werden zurückkommen?*
A: Ich weiß nicht, wie viele gehen, und ich weiß nicht, wie viele zurückkommen, aber der Anführer davon wird getötet. Er wird sterben.

Wie wir jetzt wissen, landeten wir auf dem Mond mit der ersten bemannten Expedition im Jahr 1969. Wir saßen vor unseren Fernsehern und sahen in Ehrfurcht zu, als eine weitere Vorhersage wahr wurde. Aber was ist mit der Tragödie? Die einzigen, von denen wir *wussten,* waren das Raumschiff Apollo, das auf dem Boden brannte und alle an Bord tötete, und die russischen Kosmonauten, die starben, als sie versuchten, den Mond zu erreichen. War es möglich, dass es noch andere Todesfälle unter den Astronauten gab, die die Regierung nie veröffentlicht hat?

J: *Also werden sie auf dem Mond landen. Glaubst du, sie sollten das tun?*
A: Nein, aber es schadet niemand anderem außer ihnen. Es war nicht für sie bestimmt, das zu tun, aber es richtet auch keinen Schaden an. Sie werden nicht das erreichen, was sie denken damit erreichen zu können. Sie wollen Weltraumplattformen haben. Sie wollen die Welt beherrschen. So wird es nicht sein. Eines Tages, noch *weit* entfernt, wird es solche Sachen im Weltraum geben. Sie denken, dass sie jetzt alles erobern können, nur indem sie dorthin gelangen, aber sie haben noch viel, viel mehr zu lernen. Sie wissen vieles nicht. Sie werden nie erreichen, was sie denken, dass sie es jetzt erreichen werden.
J: *Planen sie, zu anderen Welten zu reisen?*
A: Sie wollen erkunden. Sie denken, dass es da draußen *Dinge* gibt.
J: *Gibt es da draußen Dinge?*
A: (Sie lächelte, als hätte sie ein Geheimnis.) Oh, ja; oh, ja! Aber nicht was sie denken.
J: *Was sind das für Dinge, die es da draußen gibt?*
A: Nun, es gibt viele andere Planeten, jeder mit Leben darauf. Aber nicht das, was sie zu finden erwarten.
J: *Erwarten sie, menschliches Leben finden, so wie sie?*
A: Nein, nicht wirklich. Aber sie denken, dass sie in der Lage sein werden, sofort zu kommunizieren zu können. Das ist nicht wahr. Das werden sie nicht; für lange Zeit, vielleicht nie. Ich sehe nicht, dass sie das jemals erreichen, so wie sie es sich vorstellen.
J: *Es gibt Dinge, die gesehen, und über die im ganzen Land berichtet wurde. Sie nennen sie "Raumschiffe, fliegende Untertassen und Feuerbälle". Sie sagen, sie kommen von einer anderen Welt, einem anderen Planeten. Hast du die*

gesehen?
A: (Lächelt wieder.) Natürlich!
J: *Was sind das?*
A: Das sind Raumfahrzeuge. Sie reisen in ihnen.
J: *Wer?*
A: Nun, das hängt davon ab, welches du meinst. Es gibt Dinge, die Menschen sehen. Sie denken, dass es fliegende Untertassen seien. Sie nennen das unidentifizierte Flugobjekte, die nichts anderes sind als ein Geist. Manchmal sind es Schiffe, die von einem anderen Planeten kommen. Die Menschen haben im Grunde genommen große Angst vor diesen Dingen. Wenn sie etwas herausfinden, erzählen sie den anderen Leuten nichts davon. Sie sind sehr verängstigt darüber, was es sein könnte, weil sie nicht darüber reden können.
J: *Du sagst, das sind Raumschiffe von einem anderen Planeten?*
A: Einige von ihnen, ja.
J: *Gibt es Personen darin, Personen wie uns?*
A: Es könnte eine Person darin sein, wenn sie es wollten. Diejenigen, die in diesem Jahr und in den letzten Jahren gesehen wurden, sind eine Lebensform, die verschiedene Körper annehmen kann. Verschiedene Zusammenstellungen, die sie anders aussehen lassen. Sie könnten wie Menschen aussehen.
J: *Weißt du, von welchem Planeten sie kommen?*
A: Ich kenne den Namen nicht. Es wurde mir gesagt. Ich kann mich nicht mehr erinnern. Er ist nicht aus diesem Sonnensystem. Sie sind aus einem anderen. Das, welches unserem am nächsten ist.
J: *Oh. Das nächstgelegene Sonnensystem zu diesem Sonnensystem?*
A: Ja. Sie sind hier. Sie sind ein sehr neugieriges Volk. Sie befinden sich in einem anderen Entwicklungsstadium. Sie beobachten die Erde und ihre Probleme. Sie stören nur sehr selten. Sie beobachten und lernen. Sie sind sehr neugierig.
J: *Glaubst du, sie werden auf der Erde landen und versuchen, hier zu leben?*

A: Nein, nicht so, wie du denkst, nicht so, wie du denkst. Sie sind schon lange hier.
J: *Sind sie das?*
A: Sie sind kamen und gingen. Sie können wie Menschen auf der Erde aussehen. Die Leute wissen es nicht, wenn sie jemanden sehen. Sie schaden keinem – niemals jemandem. Sie beobachten, manchmal kommen sie und leben eine Weile hier. Ein sehr hektischer Ort, die Erde. Sie mögen es hier nicht. Und sie gehen zurück.
J: *Versuchen sie, den Menschen zu helfen?*
A: Nein, sie mischen sich nur sehr selten ein.
J: *Sie beobachten nur, um zu sehen, was los ist? Sie sind wirklich neugierig?*
A: Ja. Sie durchliefen vor einigen tausend Jahren eine Phase, die der unseren jetzt sehr ähnlich war.

Es war erstaunlich, diese Informationen zu erhalten. Besonders, da damals über UFO's und Aliens noch wenig berichtet und geschrieben wurde.

Kapitel 13

Kennedy und Skorpion

Die Sitzungen waren inzwischen so zur Routine geworden, dass wir anfingen, erfinderischer zu werden. Wir hatten alle fünf Leben von Anita so gründlich wie möglich abgedeckt, und wir suchten nach neuen und anderen Experimenten, um sie auszuprobieren. Das Folgende war Teil der letzten Sitzung, die wir abgehalten haben. Anita hatte bereits gezeigt, dass sie in die Zukunft blicken und bestimmte Ereignisse sehen kann. Nun machten uns Freunde den Vorschlag, dass wir uns ein bedeutendes Ereignis heraussuchen, sie zu diesem Datum gehen, und uns den Vorfall aus Ihrer Sicht beschreiben lassen sollten. Wir dachten, dies wäre sicherlich einen Versuch wert.

Das dabei am häufigsten vorgeschlagene Ereignis war die Ermordung von Präsident John F. Kennedy, vor allem wegen des Mysteriums, das den Vorfall noch heute umgibt. Diese Sitzungen fanden 1968 statt, nur fünf Jahre nach dem Vorfall 1963. Die Warren-Kommission hatte ihre Untersuchung abgeschlossen und kam zu dem Schluss, dass Lee Harvey Oswald als alleiniger Attentäter gehandelt hatte. Obwohl es Spekulationen über andere Theorien gegeben hatte, wurden die Ergebnisse der Warren-Kommission allgemein akzeptiert. Erst in späteren Jahren haben andere Theorien Gehör gefunden. So waren 1968 die Ergebnisse dieses Experiments ziemlich überraschend, obwohl sie nach den heutigen Maßstäben glaubwürdiger sind.

Aufgrund der Art des Experiments wollten mehrere andere Personen gerne an dieser Sitzung teilnehmen. Dies waren enge gemeinsame Freunde, die die Sitzungen verfolgt hatten und auf die man sich verlassen konnte, um Anitas Anonymität zu schützen. Obwohl wir die Art des Experiments besprochen hatten, hatten wir Anita nicht gesagt, was wir versuchen würden.

Wir dachten, dies würde das Ganze glaubwürdig machen. Wir werden es den Lesern überlassen, selbst zu entscheiden, ob sie das Ereignis tatsächlich sah und ob das, was sie sah, die Wahrheit sein könnte. Vielleicht wird es nie jemand wirklich wissen.

J: *June, du hast die Kraft, in der Zeit weit vorauszuschauen und Dinge zu sehen, die passieren werden?*
A: Ich konnte eine Menge Dinge über Al erzählen, wenn ich ihn nur ansah.
J: *Hast du jemals von Dallas, Texas, gehört?*
A: Vorher, meinst du?
J: *Ja, oder jetzt. Hast du schon mal von Dallas, Texas, gehört?*
A: Nein.
J: *Das ist eine große Stadt unten in Texas. Du hast von Texas gehört, nicht wahr? Das ist ein großer Staat im südlichen Teil Amerikas.*
A: Ich habe von Texas gehört. Ja, den Cowboys.
J: *Ich möchte, dass du dich konzentrierst und auf das Jahr 1963 schaust, im November, in Dallas, Texas. Da passiert etwas. Kannst du es sehen?*
A: Es ist eine große Stadt, größer als Chicago. Sie ist sehr groß. Es müssen fast eine halbe Million oder eine Million Menschen sein. Eine Großstadt.
J: *Nun, an diesem Tag im November es ist... äh... (Er versuchte sich zu erinnern, an welchem Tag es geschah)*
A: Ein sehr warmer Tag, nicht wahr?
J: *Ja. Es ist in der zweiten Novemberhälfte, etwa am 22., 23. November.*
A: Das Wetter ist ganz anders als sonst. Es ist ein sehr warmer Tag.
J: *Da ist ein Mann... in einem Auto... der die Straße hinunterfährt...*
A: Ja, es ist eine Parade.
J: *Eine Parade?*
A: Sieht so aus wie eine Parade.
J: *Der Mann im Auto – der mit dem anderen Mann und zwei*

Frauen dort sitzt?
A: Der offene Wagen, ja.
J: *Ja. Er ist der Präsident des Landes.*
A: (Überrascht) Ja! Eine hübsch aussehende... schöne Frau.
J: *Kannst du sehen, dass etwas passiert?*
A: (Überrascht) Er wird getötet werden!
J: *Wird er? Wann?*
A: Ich glaube, er... an diesem Tag, von dem du sprichst. Er ist in ein Kreuzfeuer von Kugeln geraten.

Bei dieser Bemerkung sahen sich alle im Raum an und keuchten. Kreuzfeuer! Dies war zu diesem Zeitpunkt noch nie vorgeschlagen worden.

J: *(Überrascht) Ein Kreuzfeuer?*
A: Ja. Er wurde von vorne und von hinten getroffen.
J: *Kannst du sehen, wer diese Schüsse abgibt? Wer schießt?*
A: Ja. Da sind zwei Männer. Da drüben ist ein Mann hinter dem Zaun.
J: *Kannst du sagen, wer er ist?*
A: Ich kenne seinen Namen nicht. Er sieht anders aus. Vielleicht ist er Südamerikaner oder so. Er sieht dunkel aus.
J: *Ist er ein fremder Typ?*
A: Ja. Er spricht Spanisch... spricht unsere Sprache nicht sehr gut.
J: *Und du sagst, er ist hinter einem Zaun?*
A: Ja, er stand auf einem Auto... und schoss.
J: *Womit wurde geschossen?*
A: (Empört) Er schoss mit einer Waffe.
J: *Ich meine, was für eine Waffe?*
A: Es sollte einen längeren Lauf haben. Es sieht so aus, als hätte es ein Gewehr sein sollen, ist es aber nicht.
J: *Es hat einen kurzen Lauf?*
A: Kürzer als ein Gewehr.
J: *Und du sagst, das war hinter einem Zaun.*
A: Ja, ein Brettzaun, hoch.
J: *Und wie weit ist dieser Zaun vom Auto mit dem Präsidenten entfernt?*

A: Nun, es ist nicht sehr weit. Es ist... Ich kann die Entfernung nicht sehen, aber es ist nicht sehr weit. Der andere Mann ist weiter weg. Er ist oben in dem Gebäude.
J: *Er ist in einem Gebäude? Kannst du mir den Namen des Gebäudes nennen? Kannst du den Namen darauf lesen oder hat es einen Namen auf der Vorderseite?*
A: Ich glaube, da ist einer. Es ist ein Lagerhaus. Ich denke, es steht (langsam, als ob sie lesen würde) Bücher Lagerhaus?
J: *Bücher Lagerhaus?*
A: Ja, ich glaube schon. Ich bin mir nicht sicher, aber ich glaube schon. Das Gebäude ist voller Bücher und Vorräte, vor allem Schulbücher.
J: *Kannst du den Mann sehen? Wie sieht er aus?*
A: Ich mag ihn nicht! Er ist dünn, hat nicht viele Haare und hat lustige Augen. Das Gesicht ist rund. Der Mann ist verrückt!
J: *Er ist verrückt?*
A: Der Mann ist krank in seinem Kopf. Er ist sehr verwirrt. Er ist erbärmlich. Er hat viele Dinge getan, die schlecht sind, aber er ist fest davon überzeugt, dass er Recht hat. Selbst jetzt denkt er, dass er etwas Wunderbares getan hat, wofür ihn die Leute loben werden.
J: *Hat er? Kannst du sagen, was er vorher gemacht hat?*
A: Nun, er ist verwirrt. Er hat viele Probleme mit seiner Frau. Sie will ihn verlassen, und er ist sauer auf sie. Und er hat alles versucht, um gut zu ihr zu sein, und sie will viel mehr, als er ihr je geben kann. Er weiß das jetzt.
J: *Du sagst, dieser Mann denkt, dass die Leute ihn für das, was er tat, loben werden?*
A: Die Leute, mit denen er zusammenarbeitet, tun es.
J: *Oh, er arbeitet mit Leuten zusammen?*
A: Ja.
J: *Kannst du diese Leute sehen?*
A: Vage. Er ist nicht eng mit ihnen verbunden. Er hat versucht, in diese Gruppe einzusteigen. Und sie wählten ihn sofort wegen seines Hintergrundes aus. Sie wissen, dass er gestört ist. Und sie haben ihn dazu gebracht, das zu tun. Er ist das Bauernopfer, könnte man sagen.

J: Nun, wenn er schießt, warum schießt dann dieser andere Mann auch von dem Auto aus hinter dem Zaun?
A: Sie werden kein Risiko eingehen. Sie müssen sehr *sicher* sein. Sie wollen diesen Mann unbedingt töten. Sie können kein Risiko eingehen.
J: *Wer sind* sie?
A: Was meinst du damit?
J: *Kannst du diese Leute beschreiben, die diese beiden Männer überredet haben, diese Person zu erschießen?*
A: Du meinst ihr Aussehen oder ihre Organisation?
J: *Ihre Organisation. Ihre Namen, wenn du sie sehen kannst.*
A: Ich bin mir mit den Namen nicht sicher, weil er keinen engen Kontakt zu ihnen hatte. Es ist schwer für mich, wenn er keinen Kontakt hatte. Sie sind Kommunisten.
J: *Ist das ihre Organisation?*
A: Ja. Sie gehören der Kommunistischen Organisation – der Kommunistischen Partei an.
J: *Und du sagst, dass dieser Mann hier oben in diesem Lagerhaus geopfert wird?*
A: Nun, sie wissen, dass er damit nicht durchkommt. Er kommt nicht aus dem Gebäude heraus, ohne gesehen zu werden. Die Leute werden die Waffe sehen, die aus diesem Gebäude abgefeuert wird. Sie wissen, dass er erwischt werden wird, aber sie haben ihn überzeugt, dass er das durchziehen kann. Er ist ein sehr egoistischer Mensch. Er glaubt ihnen, wenn sie ihm sagen, dass er es tun kann. Er wird erwischt werden und sie wissen es, aber sie denken, dass es besser ist, ihn zu verlieren, als die Person nicht zu erledigen. Er bedeutet ihnen nichts.
J: *Und... ihm wurde nicht zu viel über die Organisation erzählt?*
A: Er weiß sehr wenig darüber.
J: *Du sagst, er stand ihnen nicht nahe?*
A: Nicht in diesem Land. Er wurde kontaktiert und er hat versucht, sie zu kontaktieren.
J: *Hat er diese Organisation aus einem anderen Land kontaktiert?*
A: Ja, er war in ihrem Land, in Russland. Er weiß von dieser

Gruppe.
J: Okay. *Jetzt, an diesem Tag, über den wir sprechen, möchte ich, dass du dir diesen Tag ansiehst und mir sagst, wo ich bin. Ich bin nicht da in Dallas.*

Dies war ein Test, den Johnny sich spontan überlegt hatte, um zu sehen, wie viel Genauigkeit wir mit dem Obigen verbinden konnten. Anita hatte keine Chance zu wissen, dass er zum Zeitpunkt des Attentats an Bord eines Flugzeugträgers (USS Midway) war, der sich Hawaii näherte. Sie legten am nächsten Tag in Pearl Harbor an.

J: *Kannst du sehen, wo ich bin?*
A: (Pause) Ich versuche es, aber ich sehe nicht... Ich kann nichts sehen...
J: *Siehst du mich nirgendwo?*
A: Nein. Du bist nicht einmal in der Nähe.
J: *Nein, ich bin woanders. Du musst nochmal suchen.*
A: (Pause) Nein, ich kann nichts sehen. Es tut mir leid.
J: *Okay June, ich werde bis fünf zählen, und wir kommen vorwärts ins Jahr 1968. (Er hat Anita auf das heutige Datum gebracht.)*

Als Anita geweckt wurde, sagte sie als erstes, dass sie verwirrt war. Als sie gefragt wurde, warum, sagte sie: "Weil du mir eine Frage gestellt hast, die ich nicht beantworten konnte, oder?" Er sagte, er habe sie gefragt, wo er zu einem bestimmten Zeitpunkt sei. Sie sagte, sie habe die ganzen kontinentalen Vereinigten Staaten unter sich gesehen, wie eine kleine Landkarte für Kinder. Sie konnt den Umriss und Wasser sehen, das sich um die Ränder schmiegte, und das Zentrum füllte sich mit Tausenden von Menschen, wie viele kleine Ameisen. Sie ging die Küste sehr schnell auf und ab und hin und her über die Karte, und betrachtete jedes Gesicht. Dann sagte sie: "Ich konnte dich nicht finden. Ich weiß nicht, wo du warst, aber ich wette, du warst nirgendwo in den Vereinigten Staaten. Da bin ich mir sicher."

Was also in Bezug auf den Test wie ein Misserfolg aussah,

war wirklich kein Misserfolg. Sie sah einfach nicht weit genug über das Wasser.

Während der Zeit, in der wir die Sitzungen abhielten, verschwand das nukleare U-Boot *Skorpion* im Mai 1968 spurlos irgendwo im Atlantik. Es gab eine Menge Spekulationen darüber, was mit ihm passiert war. Also dachten wir, es wäre interessant zu sehen, ob Anita etwas darüber herausfinden könnte.

J: *June, während du das Jahr 1968 betrachtest, schaust du auf den Monat Mai, etwa Mitte des Monats. Schau nach Osten auf das große Meer.*
A: Ja, ich sehe Wasser.
J: *Im Osten des Landes gibt es ein Schiff, das unter Wasser fährt. Es wird U-Boot genannt. Und es war in einem anderen Land, auf der anderen Seite des Ozeans. Es kommt zurück in dieses Land. Kannst du es sehen? Es ist ein großes Schiff, das unter Wasser geht. Es muss, oh, fast hundert Männer darauf haben.*
A: Einer von ihnen ist verrückt, weißt du!
J: *Einer der Männer auf dem Schiff?*
A: Ja.
J: *Kannst du den Namen auf dem Schiff sehen?*
A: Nein, ich sehe Zahlen.
J: *Welche Zahlen?*
A: Es ist sehr schwer zu sehen. Ich will nicht ins Wasser gehen. Dieser Mann wird verrückt, und er tut etwas, das das Schiff beschädigt. Jeder auf diesem Schiff wird sterben. Wusstest du das?
J: *Nein!*
A: Sie werden ersticken.
J: *Wegen dieses Mannes?*
A: Ja. Er ist ein sehr seltsamer Mensch. Er dreht durch, und er geht in ein Zimmer, in dem er nicht sein sollte. Und während ein anderer Mann mit ihm spricht, beschädigt er die Steuerungs-Instrumente. Das Schiff beginnt zu tauchen, immer tiefer und tiefer, und es kann nicht wieder hoch.
J: *Es ist im Wasser, es geht nach unten?*

A: Ja. Es sinkt auf den Grund. Sie wissen, dass sie nicht wieder an die Oberfläche können.
J: *Sie können den Grund nicht verlassen?*
A: Nein. Er hat etwas beschädigt, als er das getan hat. Es trifft auf den Grund; das Schiff ist beschädigt - die Steuerung.
J: *Wie sieht dieser Mann aus, der durchdreht und das macht?*
A: Er ist ein großer, rothaariger Mann.
J: *Kannst du seinen Namen auf seinem Hemd sehen?*
A: Nein. Er hat keinen Namen auf seinem Hemd. Es ist nur ein Khaki-Shirt.

Wir gingen davon aus, dass er entweder ein Offizier oder ein Unteroffizier gewesen sein muss, da sie die einzigen Seemännder sind, die Khaki tragen. Die Seeleute tragen in der Regel T-Shirts mit ihren Namen darauf. Nach dem Erwachen diskutierte Anita über diese Vision, und sie konnte noch etwas davon visualisieren. Sie hatte definitiv das Gefühl, dass er kein Offizier war. Sie hatte ein starkes Gefühl, dass er ein Unteroffizier - ein Oberbootsmann oder eher ein Bootsmann war.

J: *Diese anderen Männer an Bord des Schiffes – sie sind nicht in der Lage, den Schaden am Schiff zu beheben?*
A: Das können sie nicht. Die Steuerung ist blockiert. Das können sie nicht. Das Schiff wird genau an dieser Stelle bleiben.
J: *Und du kannst sehen, wo es jetzt ist?*
A: Ich sehe Wasser überall um es herum. Es ist weit weg von jedem Ufer.
J: *Können sie nicht irgendwie mit den Leuten draußen kommunizieren?*
A: Nein, das können sie nicht. Sie haben es lange versucht. Sie versuchten das immer wieder, es zu reparieren, und sie verlieren Energie - sie verlieren die Kontrolle auf diesem Schiff. Nichts wird jemals von diesem Schiff gesehen werden, bis es durch den Druck in Stücke zerfällt.
J: *Wird es in Stücke zerfallen?*
A: Ja.

J: *Wird jemand Teile des Schiffes finden?*
A: Nicht in diesem Jahr 1968.
J: *Es wird später sein?*
A: Viel später. Sie werden Teile davon identifizieren. (Pause) Das ist sehr traurig.
J: *Können die Männer nicht hochschwimmen und auf der Wasseroberfläche treiben?*
A: Nein, sie befinden sich in großer, großer Tiefe. Es liegt daran, wie tief sie sind, aus diesem Grund können sie nicht hochschwimmen.
J: *Müssen sie im Schiff bleiben?*
A: Wenn sie versuchen, rauszukommen, werden sie sofort sterben. Es ist ein seltsames Schiff. So eines habe ich noch nie gesehen. Sehr gut gebaut, nicht wahr?
J: *Warum... Ich schätze schon.*
A: Es wäre nie passiert, wenn es diesen Mann nicht gegeben hätte. Es ist eine Schande. Einige höhere Leute als er wollten ihn nicht auf diesem Schiff haben, aber sie haben die erforderliche Papierarbeit nicht erledigt und er ist diese letzte Reise mit ihnen angetreten.
J: *Oh, jemand wollte ihn loswerden, bevor er auf diese Reise ging?*
A: Es gab Warnsignale unter Belastung bei ihm.
J: *Hmm, sind diese Männer da unten am Leben, während sie auf dem Grund liegen? Ich meine, das Schiff wird nicht sofort zerfallen?*

Da niemand wusste, was mit dem Schiff passiert war, dachte Johnny, es gäbe eine Chance, dass die Männer eine Weile am Leben bleiben und vielleicht gerettet werden könnten.

A: Sie verlieren Sauerstoff, und dann ihre Kraft, um... sie müssen Sauerstoff *produzieren*. Sie müssen dort irgendwo Sauerstoff haben. Aber das Schiff verliert nach und nach seine Energie. In etwa 48 Stunden sind sie alle tot.
J: *Und das alles wegen dieses Mannes, der durchdrehte, oder die Steuerung beschädigte?*
A: Sein Wille, sich umzubringen war so stark, dass er alle

anderen mit sich tötete.
J: *Warum wollte er das tun? Kannst du das erkennen?*
A: Er ist sehr besorgt, hat ein paar finanzielle Probleme. Ich glaube, das ist es. Er ist sehr besorgt, und seine Frau macht ihm Sorgen. Er will dem Ganzen entkommen.
J: *Kannst du andere Männer auf dem Schiff sehen? Ich stelle mir vor, dass sie alle daran arbeiten, diesen Fehler zu beheben, nicht wahr?*
A: Einige von ihnen versuchen es. Einige sind vollkommen verstört. Sie haben Angst, dass sie da nie rauskommen werden.
J: *Hat einer der Männer ein Hemd mit Namen darauf an?*

Wir hofften, dass wir mindestens einen Namen bekommen könnten, um ihn als jemanden zu bestätigen, der wirklich als an Bord gelistet war.
    Plötzlich schien es Anita unangenehm heiß zu werden. Sie fing an zu schwitzen.

A: Es ist sehr heiß auf dem Schiff. Es ist sehr heiß da drin.
J: *Oh, bist zu dem Schiff runtergegangen?*
A: Ich habe mir das Innere angesehen.
J: *Kannst du irgendwelche Namen auf den Hemden der Männer sehen? Kannst du sagen, wer einer der Männer ist?*
A: Die Männer haben nur ihre Shorts an, einige von ihnen. Ich sehe keine Namen. Es ist sehr heiß. Ich weiß keinen der Namen.

Natürlich war es enttäuschend, dass sie keine Namen sehen konnte, die überprüft werden konnten, aber zu diesem Zeitpunkt wusste niemand etwas über das Schicksal des U-Bootes. Wir mussten wie alle anderen warten, bis sie es finden und herausbekommen konnten, was passiert war. Es blieb mehrere Monate lang ein Rätsel. Es wurde sogar spekuliert, dass es von einem russischen Schiff versenkt worden sein könnte. Schließlich fand die Navy per Sonar etwas, das möglicherweise das fehlende Schiff sein könnte. Da es so tief war, dass die Menschen nicht herabsteigen konnten, schickten sie Kameras runter, von der Wasseroberfläche aus gesteuert, um zu versuchen, das Wrack zu identifizieren. Der folgende Artikel erschien am Freitag, den 3. Januar 1969 im *Corpus Christi Caller* (Texas):

Die Ursache des Verlustes der Skorpion war im Inneren

Washington: Unterwasseraufnahmen des Atom-U-Bootes USS Skorpion, das im vergangenen Mai mit 99 Männern an Bord vor den Azoren gesunken ist, haben einige Navy-Experten überzeugt, dass Probleme innerhalb des U-Bootes selbst zu dem tragischen Unfall geführt haben, wie Pentagon und Kongressquellen am Donnerstag enthüllten.

"Wäre die Skorpion *von einem Torpedo getroffen oder von einem Überwasserschiff gerammt worden, während sie sich in der Nähe der Oberfläche befand, hätte dies erkennbare Schäden hinterlassen", sagte eine Quelle. "Aber die Fotos deuten darauf hin, dass es Probleme innerhalb der* Skorpion *gab, die sie hinunter zogen."*

Es wurde davon ausgegangen, dass ein Sonderermittlungsgericht der Marine in Norfolk, Virginia, das seit Juni Aussagen aufnimmt, seine Arbeit beendet hat.

Die formelle Feststellung und die Empfehlungen des Gerichts werden vom Hauptquartier der Atlantischen Flotte in Norfolk geprüft und voraussichtlich in den nächsten Tagen an Adm. Thomas H. Moorer, Chief of Naval Operations, weitergeleitet. Eine öffentliche Erklärung wird hier bis Ende des Monats erwartet.

Quellen, die mit den Feststellungen des Gerichts vertraut sind, sagen, dass die genaue Ursache des Verlustes nicht ermittelt wurde, sondern dass die Bandbreite der möglichen Ursachen auf vier reduziert wurde.

Diese sind:

Steurerungsfehler. *Wenn das U-Boot, das nach einer Mittelmeertour in die Vereinigten Staaten zurückkehrte, schnell und tief fuhr und sein Tauchmechanismus sich plötzlich in der Position "Tauchen" verriegelte, wäre es unter die Zerfall-Tiefe getaucht, bevor mechanische Korrekturen vorgenommen werden konnten.*

Experten sagen, dass, wenn sich das Schiff-, wie angenommen, über der- 60-Meter-Tiefe befunden hätte,- wäre genut Zeit gewesen, einen solchen Fehler zu korrigieren. "Die Crew der U-Boote wird ständig darüber aufgeklärt, was sie unter solchen Umständen tun soll", sagte ein Offizier, "Aber denken Sie daran, sobald es anfängt zu sinken, geht es schnell; ein U-Boot wird gebaut, um zu tauchen."

Überschwemmung durch kleine Leckagen. Zeugen in Norfolk sagten, dass die Skorpion *winzige Risse in ihrem Rumpf und ihren Gelenkwellen hatte. Je tiefer das U-Boot vielleicht fuhr, desto größer wäre der Wasserdruck gegen die Risse gewesen, der einen plötzlichen Bruch und ein Einströmen von Wasser erzwingen könnte. Das Schiff kam zu Wartungsarbeiten, wurde aber als sicher eingestuft, um bis zu einer bestimmten klassifizierten Tiefe zu funktionieren.*

Ein Torpedo mit Fehlfunktion im U-Boot. *Von Zeit zu Zeit werden Torpedos durch Zufall aktiviert. In einem solchen Fall, holen U-Boot-Fahrer den Torpedo entweder aus dem Rohr zurück und entschärfen ihn, oder schießen ihn aus dem Rohr. Wenn es sich um einen Torpedo handelt, der dazu bestimmt ist, sich auf den Rumpf eines anderen Schiffes auszurichten, gibt es ein geheimes Verfahren, das das Schiff anwendet, um sicherzustellen, dass der Torpedo nicht auf das Startboot zielt.*

Da Fotos des Forschungsschiffes Mizar *keine Hinweise auf eine Explosion außerhalb der* Skorpion *zeigen, wird die Theorie, dass das Schiff von seinem eigenen Torpedo getroffen wurde, tendenziell ausgeschlossen. Dies schließt jedoch nicht aus, dass ein defekter Torpedo innerhalb des Schiffes explodiert sein könnte.*

Panik. *Im Falle eines der oben genannten Probleme könnten ein oder mehrere Mitglieder der Crew in Panik geraten sein und die falschen Instrumente betätigen. "Aber diese Crew galt als sehr gut ausgebildet und stabil", sagte eine Quelle.*

Es gibt also nicht viel mehr, das hinzugefügt werden kann. Wenn die Marine nicht zu einem endgültigen Ergebnis kommen konnte, wer sonst? Aber wir fragen uns, ob Anita wirklich gesehen hat, was tatsächlich an Bord dieses Schiffes passiert ist?

Kapitel 14

Der Vorhang fällt

Und so hatte sich das Experiment, das so beiläufig begann, über viele Monate erstreckt und viele neue Horizonte eröffnet. Fünf faszinierende Persönlichkeiten hatten sich uns vorgestellt, die wir sonst nicht getroffen hätten, und wir erlebten ein Abenteuer, das wir nicht für möglich gehalten hätten. In diesen wenigen Monaten sind die Einstellungen und Denkweisen vieler Menschen für immer verändert worden. Wir glauben aufrichtig, dass sie sich zum Besseren verändert haben.

Obwohl Anita noch immer anonym bleiben wollte, kamen in diesen Monaten viele Freunde ins Haus, um sich das neueste Kapitel anzuhören, wie eine fortlaufende Geschichte. Viele dieser Leute kannten sie nicht, und so wollte sie es auch. Sie hörten sich die neueste Tonbandaufnahme in einem Zustand des Staunens und der Ungläubigkeit an und kommentierten sie anschließend. Wir alle wurden zum ersten Mal einer völlig neuen Denkweise ausgesetzt. Wir wurden von neuen Ideen und Konzepten bombardiert, wie nichts vergleichbares, dem wir zuvor ausgesetzt waren. Obwohl einige verwirrt und erstaunt waren, weil ihre Glaubensstrukturen bedroht und erweitert wurden, hatten sie keine Erklärung für die Dinge, die während der Sitzungen herauskamen.

Sie alle boten viele Vorschläge für neue Dinge zum Ausprobieren, neue Wege zum Erkunden. Die Möglichkeiten schienen endlos. Vielleicht könnten wir versuchen, auf bestimmte zukünftige Ereignisse zu schauen. Sie hatte sich so gut geschlagen, rückblickend auf das Verschwinden der Skorpion und die Ermordung von Präsident Kennedy, dass sie vielleicht andere spezifische historische Ereignisse betrachten und sehen konnte, was wirklich passierte. Der Tod von Adolf Hitler im Bunker in Berlin war eine Möglichkeit, die erwähnt wurde. Es gab unzählige andere, deren Gedanken spannend und herausfordernd waren. Es schien, als stünden wir an der Schwelle zu allem Wissen, nur durch unsere eigene Vorstellungskraft begrenzt. Also, was ist inmitten von all dem passiert? Warum ging das Experiment plötzlich zu Ende, um die Bänder 11 Jahre lang in meinem Regal Staub sammeln zu lassen?

In einer dunklen Nacht im September 1968 kam alles zu einem krachenden, knirschenden Stillstand. Viele Zufälle (wenn es denn so etwas gibt) waren in dieser Nacht am Werk, um alles zu einem donnernden Höhepunkt zu bringen, der den Lauf unseres Lebens für immer verändern würde.

Johnny hatte in der Stadt in einem Liga-Spiel gebowlt und kehrte zum Dienst in der Basis zurück. Die Bowling-Maschinen hakten in dieser Nacht und er verließ das Spiel später als sonst (Zufall?). Zur gleichen Zeit hatte ein Marineoffizier den ganzen Tag im "O" (Offizier's) Club in der Basis getrunken und sich plötzlich entschieden, zu seinem Haus in der Stadt zu fahren. Bei zahlreichen anderen Gelegenheiten war dieser Mann durch Trinken in Schwierigkeiten geraten, und er sagte später, dass er sich nicht einmal daran erinnerte, was in dieser Nacht geschah.

Der Kino-Film in der Basis war zuende, und eine lange Schlange an PKW's bewegte sich von der Basis weg in Richtung Stadt. Der Offizier beschloss, die ganze Schlange zu überholen, und Johnny stand den blendenden Scheinwerfern in einer Kurve gegenüber, ohne einen Ausweg finden zu können. Es kam zu einem schrecklichen Frontalzusammenstoß, bei dem Johnny zerquetscht und in das Metall seines Volkswagen Busses gemangelt wurde.

Die volle Kraft war auf seine Beine gerichtet und die Hauptarterie in seinem Knöchel wurde durchtrennt. Er erlitt auch drei Gehirnerschütterungen. Durch Zufall (?) fuhr ein medizinischer Sanitäter im Auto direkt dahinter und war der erste am Tatort. Nur durch seine Notfallbehandlung verblutete Johnny nicht direkt am Unfallort. Was folgte, waren 45 Minuten unaussprechliche Qual, als die Notfallteams verzweifelt versuchten, ihn aus dem Auto herauszuholen. Der Arzt vor Ort war zu dem Schluss gekommen, dass die einzige Lösung darin bestünde, seine Beine im Auto zu amputieren, um ihn herauszuholen. Er zögerte, weil er Angst hatte, dass der Schock ihn töten würde. Johnny war trotz der ihm gegebenen Medikamente bei Bewusstsein geblieben, und das Morphium schien keine Wirkung zu haben.

Dann beschloss die Freiwillige Feuerwehr, eine andere Methode auszuprobieren. Wenn sie fehlschlug, dann war die Amputation die einzige Alternative. Sie hängten einen ihrer Lastwagen an die Vorderseite und ein Auto an die Rückseite des Busses an und versuchten, das Metall auseinander zu ziehen. Es gelang ihnen, und er wurde eilig an Bord eines wartenden Hubschraubers gebracht und ins Marinehospital in Corpus Christi, 112 Kilometer entfernt, geflogen.

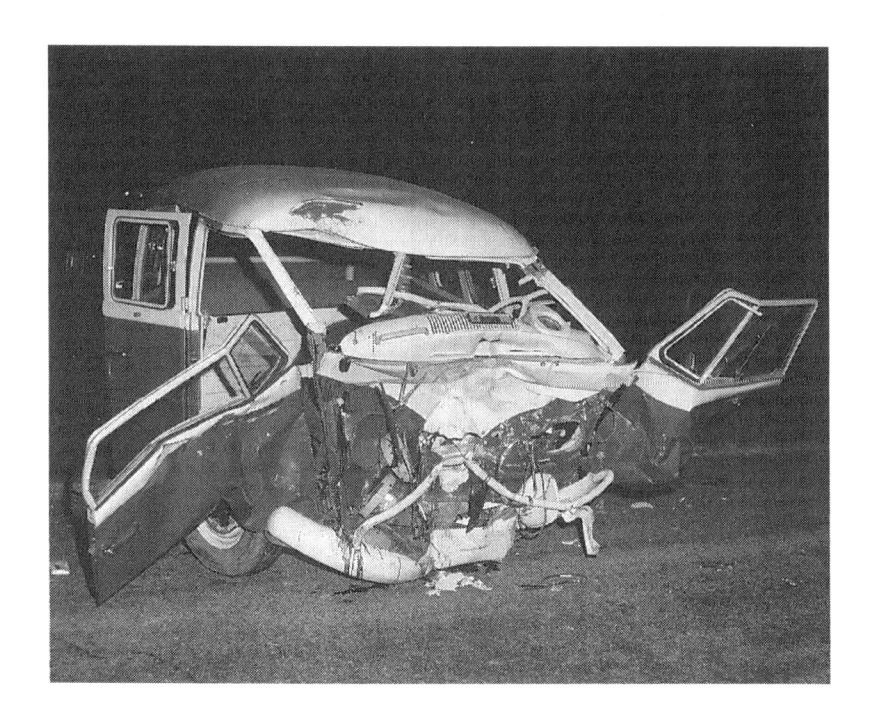

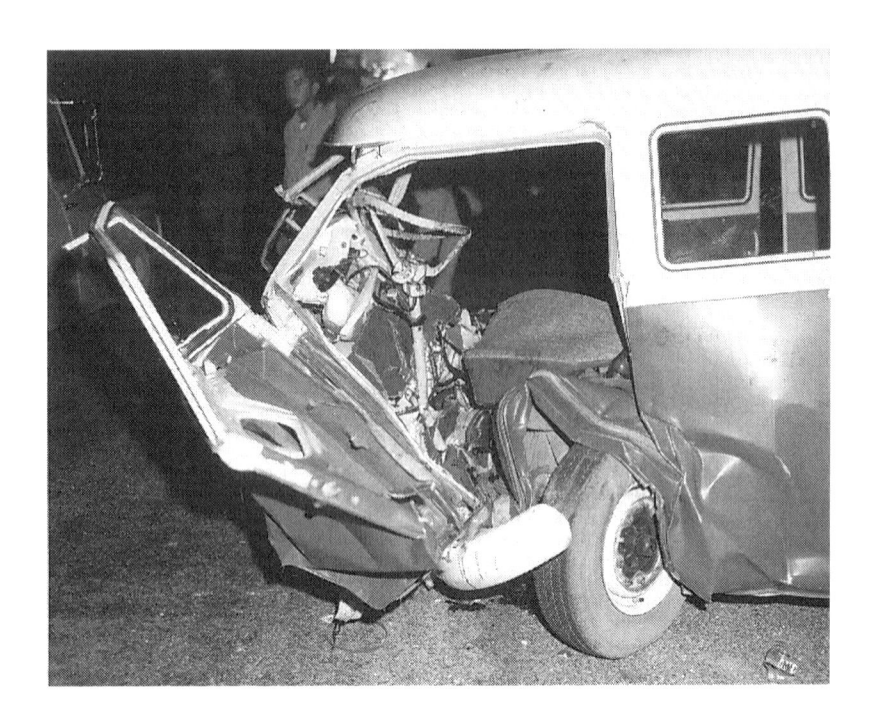

Während des hektischen Fluges verlor er sein ganzes Blut im Körper, und sein Herz blieb dreimal stehen. Sein Blut war ein seltener Typ, A negativ, und alles, was verfügbar war, war Typ O, der universelle Spendertyp. Sie gingen davon aus, dass es zu diesem Zeitpunkt sowieso egal war, sie mussten dringend etwas in ihn hineinbringen. Der Arzt begann zu verzweifeln, weil er die Nadeln nicht in Johnnys Venen bekommen konnte. Dann, wieder einmal durch Zufall (?), war ein Sanitäter an Bord, der gerade aus Vietnam zurückgekehrt war, und er fragte, ob er eine Prozedur versuchen könnte, die er während des Krieges durchgeführt hatte. Er machte einen Schnitt direkt in die Oberschenkelarterie und führte die Nadel dort ein. Später erhielt er eine Belobigung für sein Handeln in dieser Nacht.

Der Hubschrauber landete auf dem Rasen des Krankenhauses und Johnny wurde in die Intensivstation gestürzt, wo fünf Ärzte verzweifelt über ihm arbeiteten. Sein Gesicht war zerrissen, er hatte drei Gehirnerschütterungen erlitten, hatte das ganze Blut in seinem Körper verloren, und seine Beine waren wie Fensterglas zerbrochen. Die Ärzte führten nur Notfallmaßnahmen durch. Sie waren sich sicher, dass er die Nacht nicht überstehen würde.

Der Basisarzt war mit dem Hubschrauber zurückgekehrt, bevor ich benachrichtigt wurde, und ein Krankenwagen wurde angewiesen, mich zum Krankenhaus in Corpus Christi zu bringen. Der Doktor war ziemlich freundlich, aber auch offen, denn er sagte mir, dass es vielleicht schon zu spät sei. Johnny könnte tot sein, bevor wir ankamen. Selbst wenn er leben würde, hatte er zu lange zu viel Blut verloren und hatte Gehirnerschütterungen, es würde sicherlich zu Hirnschäden kommen. Er wäre mit Sicherheit nicht mehr in der Lage mental zu funktionieren. Und seine beiden Beine würden mit ziemlicher Sicherheit amputiert warden müssen. Er hatte zu viele Schäden erlitten.

Nur jemand, der eine solche Erfahrung machen musste, kann möglicherweise die Emotionen erahnen, die ich durchmachte. Hier war der Mann, den ich 20 Jahre lang geliebt hatte. Er war so schrecklich verletzt, und es gab nichts, was ich tun konnte, um zu helfen. Alles begann eine traumähnliche Qualität anzunehmen, ein unwirklicher Aspekt, als ich mit dem Krankenwagen die 112 Kilometer zum Krankenhaus fuhr.

Der Fahrer und der Sanitäter waren freundlich und verständnisvoll, aber sie konnten nicht wissen, was mir durch den Kopf ging. Ich wusste tief in mir, dass Johnny nicht sterben würde. Ich würde es mir nicht erlauben, eine Minute lang darüber nachzudenken, ob er es könnte. Ich nehme an, man könnte dies als eine typische Verleugnung der Realität angesichts einer Tragödie bezeichnen. Aber ich wusste etwas, das sie nicht wussten, und ich hielt mit aller Kraft daran fest.

Auf einem der Bänder hatten wir Anita gebeten, einen Blick in unsere Zukunft zu werfen und uns zu sagen, was wir in vielen Jahren tun werden. Sie hatte gesagt: "Ich sehe dich in einem südlichen Staat, im Wechsel der Jahreszeiten, aber die Winter sind nicht so streng wie im Norden. Ein sehr schöner Ort, kein Bauernhof, aber mit Land um Dich herum. Du wirst ein sehr langes Leben führen. Ich sehe dich, wenn ich dich betrachte, als einen sehr alten Mann. Du hast Urenkelkinder um dich herum. (Unsere älteste Tochter war zum Zeitpunkt des Unfalls erst 15 Jahre alt.) Ich sehe Güte um dich herum. Im Grunde genommen beginnen die Lektionen, dich dorthin zu führen. Du hast viel gelernt. Deshalb wirst du noch lange leben. Du wirst in diesem Leben viel erreichen. Du wirst vielen Menschen helfen."

Was wir in den Monaten, die wir an dem hypnotischen Experiment gearbeitet hatten, erlebt hatten, hatte einen bleibenden Eindruck hinterlassen. Wir wussten in unseren Herzen, dass das, was Anita in Trance berichtet hatte, wahr ist und wir glaubten es. Und wenn wir dies glauben würden, müssten wir *alles* glauben. Also wusste ich, dass er nicht sterben würde, nicht, wenn Anita ihn lebendig und wohlauf in der Zukunft gesehen hat. Also klammerte ich mich an mein Geheimnis und es gab mir Kraft, so viel Kraft, von der ich nicht einmal wusste, dass ich sie besaß.

Als ich im Krankenhaus ankam, wurde ich in ein Wartezimmer geführt. Ich werde nie den Anblick dieser fünf Ärzte vergessen, als sie zu mir kamen, und jeder mir etwas anderes erzählte, was Johnny in der Nacht töten würde. Die Verletzungen waren zu groß, zu viel Blutverlust, zu großer Schock. Die vielen Brüche in seinen Beinen hatten Knochenfragmente, Knochenmark, Blutgerinnsel und Fettklumpen in seinen Blutkreislauf abgegeben. Niemand hatte je zuvor so einen Zustand überlebt.

Ich weiß, dass die Ärzte versucht haben, mich auf das Schlimmste vorzubereiten, und sie müssen es seltsam gefunden haben, dass ich nicht emotionaler reagierte. Aber ich hielt an meinem Geheimnis in mir fest. Ich wusste Dinge, die sie nicht wissen konnten. Ich sagte:" Es tut mir leid, aber sie irren sich, er wird nicht sterben. Sie kennen ihn nicht. Wenn es einen Weg gibt, wird er ihn finden."

Die Ärzte waren für einen Moment still. Dann sagte einer von ihnen: "Nun, wenn er diese Art von Persönlichkeit besitzt, hat er vielleicht eine Chance."

Als ich Johnny auf der Intensivstation (ICU) sah, war er kaum zu erkennen gewesen. Sein Gesicht und sein Kopf waren eilig genäht worden, und zwei große Sanitäter hielten ihn auf dem Bett fest. Seine Kopfverletzungen hatten ihn im Delirium versetzt und gewalttätig warden lassen. Er hatte einen wilden Blick und stand offensichtlich unter Schock. Er wusste nicht, wer ich bin. Ich glaube nicht, dass er mich überhaupt gesehen hat.

Ich wusste, dass ich nichts tun konnte, um ihm zu helfen. Also ging ich in den Raum, den sie mir gegeben hatten, und betete: "Es gibt nichts, was jemand anderes tun kann. Er ist jetzt in deinen

Händen. Dein Wille geschehe." Und ich fiel in einen tiefen Schlaf, zuversichtlich, dass es ihm am Morgen besser gehen würde.

Am nächsten Tag dämmerte es grau und es regnete. Das Wetter passte zur Situation. Als ich die Intensivstation betrat, sah ich, dass das erste der "Wunder" geschehen war. Er hatte es durch die Nacht geschafft. Nicht mehr gefesselt, lag er schlafend da. Die Ärzte sagten, er sei immer noch auf der Kippe. Das nächste "Wunder" geschah später, als er vorübergehend wieder zu sich kam. Die Ärzte standen um das Bett herum und stellten ihm Fragen: Wusste er, wo er war? Wusste er, wer sie waren? Wusste er, wer ich bin? Dann strahlten sie mit einem breiten Lächeln: "Er ist kohärent. Sein Gehirn ist nicht betroffen!"

Als ich die nächsten Tage und Nächte an seinem Bett saß, schlief er und erwachte plötzlich mit wildem Blick und Angst. Dann, als er mich dort sitzen sah, schlief er wieder friedlich ein. Die Ärzte sagten, dass jedes Mal, wenn ein Stück Knochenmark sein Gehirn traf, es zu einem Gedächtnisverlust kommen würde, so dass die nächsten Wochen für ihn sehr verwirrend wären.

"Wunder" Nummer drei begann in der ersten Woche. Sein Gesicht begann mit erstaunlicher Geschwindigkeit zu heilen. Die Fäden wurden entfernt und die Anzeichen der Verletzungen begannen erstaunlich schnell zu verschwinden und hinterließen nur schwache Spuren von Narben.

Krankenschwestern und Sanitäter hielten am Bett an, und starrten ihn an, so dass er mich einmal bat, ihm einen Spiegel zu geben. Als er auf sein Spiegelbild blickte, sagte er: "Was schauen mich denn alle so an? Mit meinem Gesicht ist doch alles in Ordnung!"

Ich antwortete: "Deshalb starren sie dich an."

Ich sprach mit dem Arzt, der in dieser Nacht eilig das Gesicht genäht hatte, und sagte ihm: "Sie haben unter schwierigen Bedingungen wirklich gute Arbeit geleistet".

"Hören Sie zu", sagte er, mit einem verwirrten Gesichtsausdruck. "Ich verstehe es nicht. Ich erwartete, dass ich mindestens fünf plastische Operationen würde durchführen müssen. Jetzt muss ich nichts mehr tun!"

Alle schienen das Gefühl zu teilen, dass hier eine seltsame Kraft am Werk war, etwas Unnatürliches. Krankenschwestern erzählten mir, dass sie Menschen mit Verletzungen sterben sehen haben, die nicht einmal halb so schwer waren wie seine. Die Nachricht über den Wundermann auf der Intensivstation verbreitete sich schnell im ganzen Krankenhaus. Ich konnte nicht anders, als mich innerlich zu freuen, denn hatte ich nicht die ganze Zeit das Gefühl, dass Hilfe von einer höheren Quelle kommen würde? Vielleicht war ich heimlich selbstgefällig, aber ich war auch sehr dankbar darüber, dass es eine höhere Quelle *gab*, die sich um die Dinge kümmerte.

Als sich herausstellte, dass er nach alledem doch noch leben würde, machten sie sich daran, seine Beine zu retten. Sie beschlossen, sie vorerst nicht zu amputieren und sein Körper wurde geschient, was von seinen Achseln bis zu den Zehen reichte. Das sollte sein Gefängnis für acht lange Monate sein.

Nach dem ersten Monat auf der Intensivstation wurde er auf die Krankenstation verlegt. Durch die Durchtrennung der Hauptarterie am Knöchel kehrte die Zirkulation nicht zu seinem Fuß zurück und er wurde gangrän, so dass er schließlich seinen Fuß verlor. Aber das war deutlich besser, als seine beiden Beine zu verlieren!

Ein Arzt machte mich sehr stolz, als er mir sagte: "Wissen sie, sie verdienen einen Teil der Anerkennung dafür. Er muss ein sehr glücklicher Mann gewesen sein. Er wollte nicht sterben."

Johnny verbrachte über ein Jahr in diesem Krankenhaus und wurde schließlich als behinderter Veteran mit 21 Jahren Dienstzeit aus der US Navy entlassen. Sie sagten, er würde wahrscheinlich für den Rest seines Lebens im Rollstuhl sitzen. Seine Beine waren zu stark zerschmettert worden, um sein Gewicht zu tragen. Aber wieder lagen sie falsch. Sie unterschätzten den Mut meines Mannes. Er geht jetzt mit Hilfe einer Stütze und Krücken.

In den folgenden Jahren waren viele Anpassungen erforderlich. Wir zogen uns zurück, um von seiner Pension in Arkansas zu leben, an einem Ort, der eng mit Anitas Vorhersage übereinstimmte.

Einige Leute haben, ziemlich unbarmherzig, gesagt, dass das, was mit Johnny passiert ist, eine Strafe war. Eine Strafe dafür, dass er um verbotene Ecken geschaut hat, dass er nach versteckten Dingen gesucht hat, die er nicht durchblicken konnte, oder von denen er wusste. Reinkarnation! Ein Werk des Teufels!!!! Ich kann das nicht und ich werde das nicht akzeptieren. Der Gott, der uns während der hypnotischen Sitzungen gezeigt wurde, war gut, freundlich, liebevoll und äußerst geduldig. Diese Art von Gott war zu so etwas nicht fähig. Dass der Unfall aus einem bestimmten Grund passiert ist, daran habe ich keinen Zweifel. Aber als Strafe? Niemals! Ich finde eine solche Erklärung undenkbar! Ich habe mich in Zeiten der Reflexion gefragt, ob ich die Kraft gehabt hätte, mit diesen schrecklichen Ereignissen umzugehen, ohne einen kurzen Blick in unsere Zukunft geworfen haben zu dürfen. Ohne dieses Vorwissen, dass alles in Ordnung sein würde, wäre ich dann unter dem Stress und der psychischen Belastung der Pflege einer Familie und eines sterbenden Mannes zusammengebrochen? Nun weiß ich, dass die Sitzungen vielen Zwecken dienten. Sie lieferten vielen Menschen, die noch nie zuvor an solche Dinge gedacht hatten, unbekannte und aufregende Informationen. Und sie bereiteten uns auch auf Ereignisse vor, die uns sonst sicher übermannt hätten. Aus beiden Gründen haben die hypnotischen Sitzungen, die in diesen wenigen Monaten im Jahr 1968 stattfanden, unser Leben für immer verändert.

In diesen Tagen großer Sorge um die Zukunft gilt es nicht mehr als Sakrileg, den Grund des Lebens zu hinterfragen. Die letzten Tabus sind schließlich dem Geheimnis des Todes und des Jenseits entrissen.

Vielleicht gibt es andere Leute, die als Skeptiker wie wir angefangen haben. Vielleicht wird dieser Bericht über unser Abenteuer ins Unbekannte sie erreichen und ihnen helfen. Denn, sagte sie nicht, als wir mit dem vollkommenen Geist sprachen: "...ich werde lernen und den Menschen auf der Erde helfen – der Familie. Nur die Erde ist so aufgewühlt, dass Er uns gebeten hat, zurückzukehren und zu helfen. Und wir müssen den Menschen dort helfen. Er schuf sie, Er wusste beim Erschaffen, dass sie nicht tun würden, worum Er bat. Aber er fühlte sich, in seiner Güte, gezwungen, dem schönsten aller Planeten, Bewohner zu geben. Ein Tier mit Wissen, und er wusste, dass sie das Wissen nicht richtig anwenden würden."

Vielleicht erfülle ich einen kleinen Teil unserer Verpflichtung, indem ich dieses Buch schreibe.

Beim Anhören der Bänder fragt man sich:"Wo kommt das alles her?" Die erste, offensichtlichste Möglichkeit ist: "Aus dem

Unterbewusstsein". Aber man muss sich immer noch fragen: "Wie ist es überhaupt da reingekommen?" Wir geben nicht vor, es zu wissen, und auch sonst niemand. Wir können nur spekulieren und die Komplexität des menschlichen Geistes bewundern.

Und so fällt der Vorhang unseres Abenteuers, mit vielen, vielen Fragen, die immer noch unbeantwortet sind.

Nachwort

Viele Leute haben mich gefragt, was mit den Hauptfiguren in unserer Geschichte passiert ist. Sie wollten vor allem wissen, was aus Anita wurde. Sie lebte noch in Texas, als wir nach Arkansas zogen, um unser Leben neu aufzubauen. Während der Regressionen hatte sie nach vorne geschaut, um zu sehen, was sie 1970 tun würde. Sie sah sich in einem nordöstlichen Bundesstaat, in dem die Winter stärker waren. Sie beschrieb den Ort und fügte hinzu: "Mein Mann hat mir geholfen, diesen Schritt zu gehen, aber es ist noch nicht einmal alles ausgepackt und er muss wieder los. Er fliegt irgendwo in einem Flugzeug. Er ist früher gegangen, als er dachte, dass er gehen muss."

Nachdem wir uns niedergelassen hatten, schrieb ich 1970 an Anita. Ich glaubte der Vorhersage so sehr, dass ich mir sicher war, dass sie nicht mehr in Beeville wäre. Ich schrieb selbstbewusst auf den Umschlag: "Bitte weiterleiten." Innerhalb weniger Monate erhielt ich eine Antwort aus Maine. Sie waren an einen Ort versetzt worden, der ihrer Beschreibung entsprach. Sie fand es lustig, dass auch der andere Teil der Vorhersage wahr geworden war. Ihre Sachen waren gerade geliefert worden und sie war immer noch von Umzugskisten umgeben, als ihr Mann ankündigte, dass er für ein paar Monate zur Fortbildung geschickt würde. Sie müsste die Organisation des Hauses selbst übernehmen. Sie war sehr glücklich, im Osten zu sein. Sie fühlte sich dort sehr wohl. Wir blieben bis Mitte der 1970er Jahre in Kontakt, aber seitdem haben wir nichts mehr von ihr gehört.

Nach Jahren der Genesung und Rehabilitation kam Johnny aus der schweren Depression heraus, die diese Art von Tragödie begleitete. Er ist sehr aktiv in sozialen Gruppen, Amateurfunkclubs und Veteranenorganisationen, und er hilft tatsächlich vielen Menschen. Sein Leben hat sich in eine ganz andere Richtung entwickelt und er hat kein Interesse mehr an Hypnose. Er glaubt immer noch an die Reinkarnation und weiß, dass wir viele wertvolle Informationen aufgedeckt haben, aber sein Leben hat sich so sehr verändert, dass er keine hypnotischen Experimente mehr durchführen möchte.

Obwohl der Funke 11 Jahre lang ruhte, der durch die Erfahrung, die wir mit anderen teilten, entfacht wurde, kam er sofort zurück, als ich mit der Arbeit an diesem Buch begann. Meine Kinder verließen alle das Haus, heirateten oder gingen aufs College. Sie alle führten ihr eigenes Leben, und es wurde klar, dass ich etwas finden musste, um die jetzt leeren Stunden zu füllen. Ich nehme an, dass das, was ich beschloss zu tun, nicht die Antwort für die durchschnittliche Frau und Mutter war. Meine Interessen galten eher dem Bizarren. Während ich dieses Buch 1979 zusammenstellte, entdeckte ich, dass es mir Spaß machte zu schreiben, und das führte dazu, dass ich Artikel für Zeitschriften und Zeitungen zu schreiben begann, während ich versuchte, das Buch an interessierte Verleger zu vermitteln. Mein Interesse an der Reinkarnation war nie wirklich gestorben, es war nur 11 Jahre lang auf Eis gelegt worden. Es muss sich immer nur unter der Oberfläche versteckt haben. Die Wiederholung dieser Erfahrung durch das Abschreiben der Bänder und über das Experiment zu berichten, führte dazu, dass ich dieses Feld weiter erforschen wollte. Wenn Johnny nicht mehr an dieser Art von Forschung interessiert war, dann entschied ich mich, dass ich Hypnose lernen und diese Arbeit alleine machen musste. In den 1960er Jahren benutzte die populärste Technik lange Induktionsmethoden und verwendete Tests, um die Tiefe der Trance zu bestimmen. Ich mochte diesen Typ nicht, also suchte ich nach einfacheren Methoden. Ich fand heraus, dass eine schnellere Induktion durch den Einsatz von Visualisierungstechniken erreicht werden kann. Ich wurde eine Regressionistin. Dies ist ein Begriff für einen Hypnotiseur, der sich auf die Rückführung in vergangene Leben, Therapie vergangener Leben und Reinkarnationsforschung spezialisiert hat. Ich begann 1979 ernsthaft mit der Durchführung von Experimenten und habe mit Psychologen zusammengearbeitet, die dies als Instrument in der Vergangenheitstherapie einsetzten. In den letzten 30 Jahren habe ich Tausende von Personon zurückgeführt und die Fälle katalogisiert. 1986 wurde ich hypnotischer Ermittler für MUFON (Mutual UFO Network) und habe an mutmaßlichen Entführungsfällen gearbeitet. In diesen Jahren habe ich inzwischen fünfzehn Bücher über meine interessantesten und ungewöhnlichsten Fälle geschrieben. Ich habe einen solchen Reichtum an Materialien gesammelt, dass noch viel mehr Bücher darauf warten, geschrieben zu werden. Wir haben Ozark Mountain Publishing 1991 gegründet, um Wissen und Informationen über Metaphysik an Menschen auf der ganzen Welt zu vermitteln.

So ist dieses Buch die Geschichte meines Anfangs in diesem faszinierenden Bereich. Es begann alles mit der Arbeit und Neugierde meines Mannes. Ich war nur eine Beobachterin, die das Mikrofon für das faszinierende Thema hielt und zahlreiche Notizen machte. Aber ohne diesen unschuldigen und naiven Anfang wäre ich nie dazu gebracht worden, den Weg zu verfolgen, der zu zahlreichen Reisen auf dem Weg ins Unbekannte geführt hat. Ohne dieses seltsame und ungewöhnliche Ereignis in meinem Leben im Jahr 1968 wäre ich wahrscheinlich eine "normale" Hausfrau und Großmutter geworden, und keines dieser Abenteuer wäre jemals aufgezeichnet worden. Das sind die Gesetze der Chancen und... des Zufalls?

Ich glaube, wir erhalten nie mehr, als wir verkraften können. Die Informationen, die wir 1968 entdeckten, waren äußerst überraschend. Doch was ich in den folgenden Jahren in meiner Arbeit gefunden habe, ist noch komplexer geworden. Am Anfang hätte ich nicht damit umgehen können. So scheint es, dass Wissen langsam und subtil gegeben werden muss, damit es akzeptiert und nicht überwältigend gefunden wird. Es wurde gesagt, dass der Geist, sobald er durch eine Idee oder ein Konzept erweitert wurde, niemals zu seiner ursprünglichen Denkweise zurückkehren kann. So hat jede Phase meiner Arbeit zu einer weiteren Expansion geführt. Was ich 1968 entdeckt habe, erscheint heute eher einfach und rudimentär. Doch es war Teil des Ganzen, mich auf die Bühne zu bringen, auf der ich jetzt bin. In diesem Konzept ist jedes Wissen essentiell und notwendig. Ich hoffe, dass es irgendwann so sein wird und ich weiter wachsen, das Unbekannte erforschen, und meine Leser dabei mitnehmen kann.

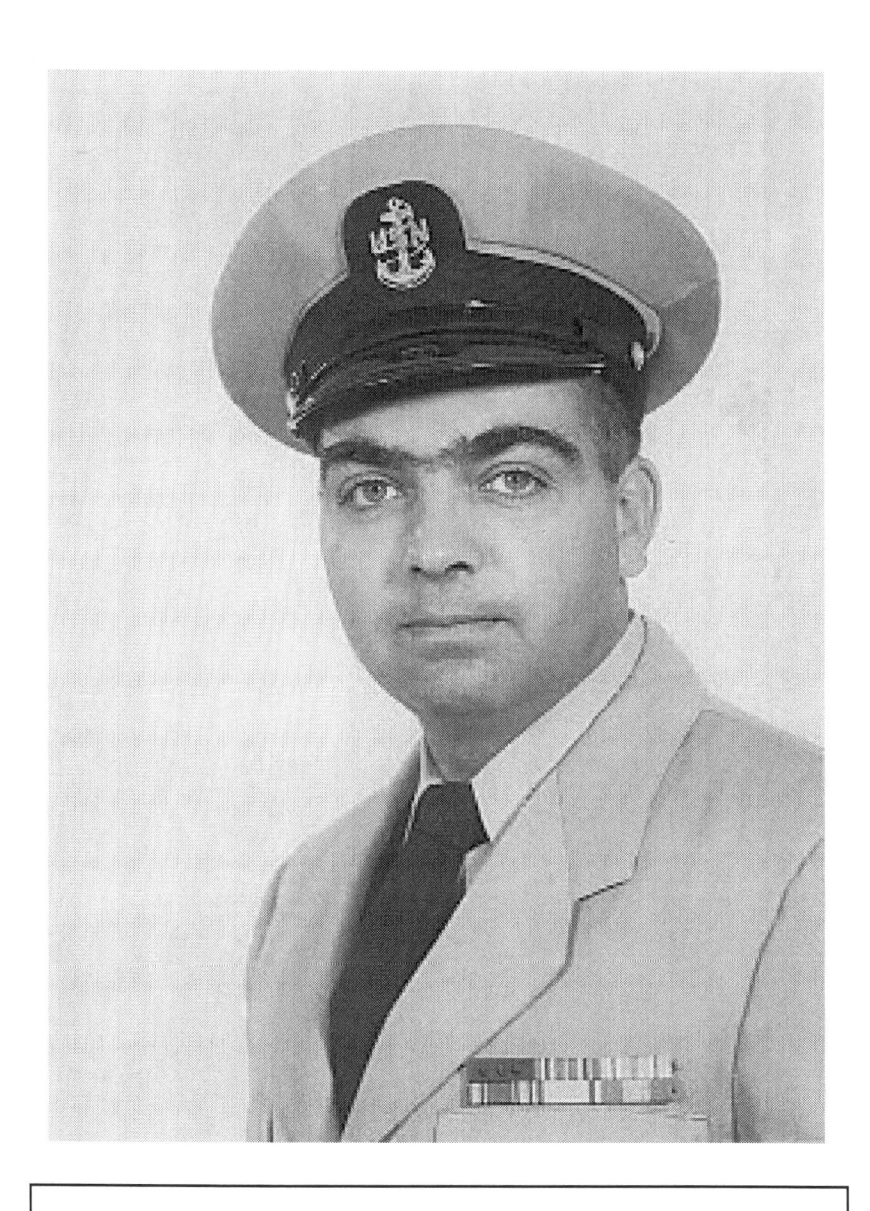

Johnny Cannon verbrachte 25 Jahre im Rollstuhl, konnte aber mit Hilfe einer Stütze und Krücken gehen. Er fuhr ein spezielles handgesteuertes Auto, während er als Veteran's Service Officer Menschen in der ganzen Grafschaft half. Er starb 1994 und erlebte tatsächlich seine Urenkel. Dieses Buch ist diesem bemerkenswerten Mann und dem gewaltigen Erbe gewidmet, das er hinterlassen hat.

Autorenseite

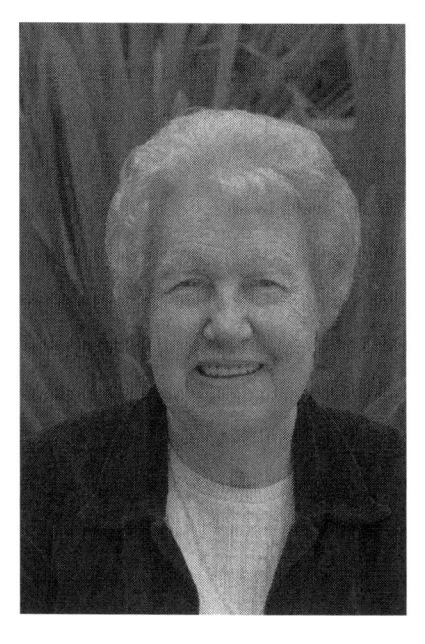

Dolores Cannon, eine regressive Hypnotherapeutin und psychische Forscherin, die "verlorenes" Wissen erfasst, wurde 1931 in St. Louis, Missouri, geboren. Sie wurde ausgebildet und lebte in St. Louis bis zu ihrer Heirat 1951 mit einem Mann, der in der Navy Karriere machte. Die nächsten 20 Jahre verbrachte sie damit, als typische Navy-Frau durch die ganze Welt zu reisen und ihre Familie zu erziehen. 1970 wurde ihr Mann als behinderter Veteran entlassen, und sie zogen sich in die Hügel von Arkansas zurück. Dann begann sie ihre Schreibkarriere und begann, ihre Artikel an verschiedene Zeitschriften und Zeitungen zu verkaufen. Seit 1968 beschäftigt sie sich mit Hypnose, seit 1979 ausschließlich mit Therapie und Regressionsarbeit. Sie hat die verschiedenen Hypnosemethoden studiert und so ihre eigene, einzigartige Technik entwickelt, die es ihr ermöglichte, die effizienteste Freigabe von Informationen von ihren Klienten zu erhalten. Dolores unterrichtete ihre einzigartige Hypnose-Technik auf der ganzen Welt.

1986 erweiterte sie ihre Untersuchungen auf das Ufo-Feld. Sie hat vor Ort Studien über vermutete Ufo-Landungen durchgeführt und die Kornkreise in England untersucht. Der Hauptteil ihrer Arbeit auf diesem Gebiet war die Ansammlung von Beweisen von verdächtigen Entführten durch Hypnose.

Dolores war eine internationale Rednerin, die auf allen Kontinenten der Welt Vorträge gehalten hat. Ihre fünfzehn Bücher werden in zwanzig Sprachen übersetzt. Sie hat mit Radio- und Fernsehzuschauern weltweit gesprochen. Und Artikel über/von Dolores sind in mehreren US-amerikanischen und internationalen Zeitschriften und Zeitungen erschienen. Dolores war die erste Amerikanerin und die erste Ausländerin, die in Bulgarien den "Orpheus Award" für den höchsten Fortschritt in der Erforschung psychischer Phänomene erhielt.

Sie hat von mehreren Hypnose-Organisationen Auszeichnungen für herausragende Beiträge und Leistungen im Leben erhalten.

Dolores sehr große Familie, hielt sie in einem festen Gleichgewicht zwischen der "realen" Welt ihrer Familie und der "unsichtbaren" Welt ihrer Arbeit.

Dolores Cannon, die am 18. Oktober 2014 von dieser Welt überging, hinterließ unglaubliche Errungenschaften in den Bereichen alternative Heilung, Hypnose, Metaphysik und Vergangenheitsrückführung, aber am beeindruckendsten war ihr angeborenes Verständnis, dass das Wichtigste, was sie tun konnte, Informationen zu teilen war. Um verstecktes oder unentdecktes Wissen zu enthüllen, das für die Erleuchtung der Menschheit und unsere Lektionen hier auf der Erde von entscheidender Bedeutung ist. Der Austausch von Informationen und Wissen war für Dolores das Wichtigste. Deshalb erstaunen, leiten und informieren ihre Bücher, Vorträge und die einzigartige QHHT®-Methode der Hypnose weiterhin so viele Menschen auf der ganzen Welt. Dolores erkundete all diese Möglichkeiten und mehr, während sie uns auf die Reise durch unser Leben mitnahm. Sie wollte, dass Mitreisende ihre Reisen ins Unbekannte teilen.

Wenn Sie mit Dolores Tochter Julia über ihre Arbeit, private Sitzungen oder ihre Trainingskurse korrespondieren möchten, senden Sie diese bitte an die folgende Adresse. (Bitte fügen Sie einen selbstadressierten frankierten Umschlag für ihre Antwort bei.) Julia Cannon, P.O. Box 754, Huntsville, AR, 72740, USA

Oder senden Sie ihr eine E-Mail an decannon@msn.com oder über unsere Website: www.ozarkmt.com

Other Books by Ozark Mountain Publishing, Inc.

Dolores Cannon
A Soul Remembers Hiroshima
Between Death and Life
Conversations with Nostradamus,
 Volume I, II, III
The Convoluted Universe -Book One,
 Two, Three, Four, Five
The Custodians
Five Lives Remembered
Jesus and the Essenes
Keepers of the Garden
Legacy from the Stars
The Legend of Starcrash
The Search for Hidden Sacred Knowledge
They Walked with Jesus
The Three Waves of Volunteers and the
 New Earth
Aron Abrahamsen
Holiday in Heaven
Out of the Archives – Earth Changes
James Ream Adams
Little Steps
Justine Alessi & M. E. McMillan
Rebirth of the Oracle
Kathryn/Patrick Andries
Naked in Public
Kathryn Andries
The Big Desire
Dream Doctor
Soul Choices: Six Paths to Find Your Life
 Purpose
Soul Choices: Six Paths to Fulfilling
 Relationships
Patrick Andries
Owners Manual for the Mind
Cat Baldwin
Divine Gifts of Healing
Dan Bird
Finding Your Way in the Spiritual Age
Waking Up in the Spiritual Age
Julia Cannon
Soul Speak – The Language of Your Body
Ronald Chapman
Seeing True
Albert Cheung
The Emperor's Stargate
Jack Churchward
Lifting the Veil on the Lost Continent of
 Mu
The Stone Tablets of Mu
Sherri Cortland
Guide Group Fridays
Raising Our Vibrations for the New Age
Spiritual Tool Box
Windows of Opportunity
Patrick De Haan
The Alien Handbook
Paulinne Delcour-Min
Spiritual Gold
Holly Ice
Divine Fire
Joanne DiMaggio
Edgar Cayce and the Unfulfilled Destiny
 of Thomas Jefferson Reborn
Anthony DeNino
The Power of Giving and Gratitude
Michael Dennis
Morning Coffee with God
God's Many Mansions
Carolyn Greer Daly
Opening to Fullness of Spirit
Anita Holmes
Twidders
Aaron Hoopes
Reconnecting to the Earth
Victoria Hunt
Kiss the Wind
Patricia Irvine
In Light and In Shade
Kevin Killen
Ghosts and Me
Diane Lewis
From Psychic to Soul
Donna Lynn
From Fear to Love
Maureen McGill
Baby It's You
Maureen McGill & Nola Davis
Live from the Other Side
Curt Melliger
Heaven Here on Earth
Henry Michaelson
And Jesus Said – A Conversation
Dennis Milner
Kosmos
Andy Myers
Not Your Average Angel Book
Guy Needler
Avoiding Karma
Beyond the Source – Book 1, Book 2
The Anne Dialogues

For more information about any of the above titles, soon to be released titles,
or other items in our catalog, write, phone or visit our website:
PO Box 754, Huntsville, AR 72740
479-738-2348/800-935-0045
www.ozarkmt.com

Other Books by Ozark Mountain Publishing, Inc.

The Curators
The History of God
The Origin Speaks
James Nussbaumer
And Then I Knew My Abundance
The Master of Everything
Mastering Your Own Spiritual Freedom
Living Your Dram, Not Someone Else's
Sherry O'Brian
Peaks and Valleys
Riet Okken
The Liberating Power of Emotions
Gabrielle Orr
Akashic Records: One True Love
Let Miracles Happen
Victor Parachin
Sit a Bit
Nikki Pattillo
A Spiritual Evolution
Children of the Stars
Rev. Grant H. Pealer
A Funny Thing Happened on the
  Way to Heaven
Worlds Beyond Death
Victoria Pendragon
Born Healers
Feng Shui from the Inside, Out
Sleep Magic
The Sleeping Phoenix
Being In A Body
Michael Perlin
Fantastic Adventures in Metaphysics
Walter Pullen
Evolution of the Spirit
Debra Rayburn
Let's Get Natural with Herbs
Charmian Redwood
A New Earth Rising
Coming Home to Lemuria
David Rivinus
Always Dreaming
Richard Rowe
Imagining the Unimaginable
Exploring the Divine Library
M. Don Schorn
Elder Gods of Antiquity
Legacy of the Elder Gods
Gardens of the Elder Gods
Reincarnation...Stepping Stones of Life
Garnet Schulhauser

Dance of Eternal Rapture
Dance of Heavenly Bliss
Dancing Forever with Spirit
Dancing on a Stamp
Manuella Stoerzer
Headless Chicken
Annie Stillwater Gray
Education of a Guardian Angel
The Dawn Book
Work of a Guardian Angel
Joys of a Guardian Angel
Blair Styra
Don't Change the Channel
Who Catharted
Natalie Sudman
Application of Impossible Things
L.R. Sumpter
Judy's Story
The Old is New
We Are the Creators
Artur Tradevosyan
Croton
Jim Thomas
Tales from the Trance
Jolene and Jason Tierney
A Quest of Transcendence
Nicholas Vesey
Living the Life-Force
Janie Wells
Embracing the Human Journey
Payment for Passage
Dennis Wheatley/ Maria Wheatley
The Essential Dowsing Guide
Maria Wheatley
Druidic Soul Star Astrology
Jacquelyn Wiersma
The Zodiac Recipe
Sherry Wilde
The Forgotten Promise
Lyn Willmoth
A Small Book of Comfort
Stuart Wilson & Joanna Prentis
Atlantis and the New Consciousness
Beyond Limitations
The Essenes -Children of the Light
The Magdalene Version
Power of the Magdalene
Robert Winterhalter
The Healing Christ

For more information about any of the above titles, soon to be released titles,
or other items in our catalog, write, phone or visit our website:
PO Box 754, Huntsville, AR 72740
479-738-2348/800-935-0045
www.ozarkmt.com

Printed in Poland
by Amazon Fulfillment
Poland Sp. z o.o., Wrocław